J. Schickert

Hilfsmittel in der Pflege

Jochen Schickert

Hilfsmittel in der Pflege

Rollstuhl, Prothese und weitere Alltagshilfen sicher anwenden

1. Auflage

ELSEVIER
URBAN & FISCHER

URBAN & FISCHER München

Zuschriften an:
Elsevier GmbH, Urban & Fischer Verlag, Hackerbrücke 6, 80335 München
E-Mail pflege@elsevier.de

Wichtiger Hinweis für den Benutzer

Die Erkenntnisse in Pflege, Orthopädietechnik und Medizin unterliegen laufendem Wandel durch Forschung und klinische Erfahrungen. Herausgeber und Autoren dieses Werkes haben große Sorgfalt darauf verwendet, dass die in diesem Werk gemachten therapeutischen Angaben (insbesondere hinsichtlich Indikation, Dosierung und unerwünschter Wirkungen) dem derzeitigen Wissensstand entsprechen. Das entbindet den Nutzer dieses Werkes aber nicht von der Verpflichtung, anhand weiterer schriftlicher Informationsquellen zu überprüfen, ob die dort gemachten Angaben von denen in diesem Werk abweichen und seine Verordnung in eigener Verantwortung zu treffen.

Für die Vollständigkeit und Auswahl der aufgeführten Medikamente übernimmt der Verlag keine Gewähr.

Geschützte Warennamen (Warenzeichen) werden in der Regel besonders kenntlich gemacht (®). Aus dem Fehlen eines solchen Hinweises kann jedoch nicht automatisch geschlossen werden, dass es sich um einen freien Warennamen handelt.

Bibliografische Information der Deutschen Nationalbibliothek
Die Deutsche Nationalbibliothek verzeichnet diese Publikation in der Deutschen Nationalbibliografie; detaillierte bibliografische Daten sind im Internet über http://www.d-nb.de/ abrufbar.

1. Auflage 2016

Der Urban & Fischer Verlag ist ein Imprint der Elsevier GmbH.

16 17 18 19 20 5 4 3 2 1

Um den Textfluss nicht zu stören, wurde bei Patienten und Berufsbezeichnungen die grammatikalisch maskuline Form gewählt. Selbstverständlich sind in diesen Fällen immer Frauen und Männer gemeint.

Planung: Regina Papadopoulos, München
Projektmanagement: Martina Gärtner, München
Redaktion: Andrea Kurz, Weilheim
Satz: abavo GmbH, Buchloe/Deutschland; TnQ, Chennai/Indien
Druck und Bindung: Drukarnia Dimograf, Bielsko-Biała/Polen
Umschlaggestaltung: SpieszDesign, Neu-Ulm
Titelfotografie: W. Krüper, Steinhagen; kleine Abbildungen: Coulourbox.de

ISBN Print 978-3-437-26034-6
ISBN e-Book 978-3-437-29696-3

Aktuelle Informationen finden Sie im Internet unter **www.elsevier.de** und **www.elsevier.com**

Vorwort und Danksagung

Aus der Sicht des Technikers bedürfen so viele Hilfsmittel gar keiner Erklärung oder Einweisung. Dass dies eine gehörige Fehleinschätzung ist, weiß jeder, der nicht Techniker ist und mit einem Hilfsmittel konfrontiert wird, z. B. bei dem Patienten, der mit der Prothese aus der Rehaklinik neu in das Heim kommt, oder dem bei der Körperhygiene die Orthese abgenommen und danach wieder angelegt werden muss. Und ja, es ist nicht selbsterklärend, warum ein Kompressionsstrumpf eine Naht trägt und ein anderer nicht.

Über Jahre habe ich – wie ich hoffe: gut – zugehört bei den Patienten, Angehörigen und Pflegenden und habe immer wieder informiert, geschult und instruiert, Skripte erstellt und bebildert. Daraus ist die Idee eines umfassenden Buchs für „Nichttechniker" entstanden.

Das vorliegende Werk erhebt nicht den Anspruch, Hilfsmittel in einer für alle Zeit gültigen Weise zu erklären. Technischer und medizinischer Fortschritt, veränderte Ansätze in der Pflege und nicht zuletzt der gesundheitspolitische Wille mit ökonomischer Erstattungsverengung werden eine Überarbeitung, ggf. mit inhaltlicher Neuausrichtung, unumgänglich machen. Bis dahin jedoch sind alle Anwender aufgerufen, eigene Erfahrungen zu sammeln.

Allen, die mit diesem Buch arbeiten, wünsche ich viel Erfolg im Umgang mit den verschiedensten Hilfsmitteln und der Umsetzung in die persönliche Praxis. Ich freue mich auf Ihre Rückmeldungen und kritischen Anmerkungen.

Das vorliegende Buch ist erwachsen aus dem unermüdlichen Diskurs mit meiner Frau Jannicke. Ihr danke ich für ihre Geduld und Zuversicht, aus der Idee ein Buch entstehen zu lassen.

Grimma, im Herbst 2015
Jochen Schickert

Benutzerhinweise

Dieses Buch bemüht sich um eine möglichst differenzierte und umfassende Darstellung von Hilfsmitteln. Es gibt Hinweise und Tipps zu deren Einsatzmöglichkeit, Verwendung, Gebrauch und Reinigung.

Da jedoch Produkte und Materialien einer steten Innovation unterliegen, ist es unmöglich, für alle marktüblichen Varianten gleichermaßen geltende Regeln festzulegen. Die Vorgabe des Herstellers oder Vertreibers hat in jedem Fall Vorrang vor den hier gemachten Empfehlungen. Die Herstellerangaben gewährleisten einen sicheren Umgang mit dem Produkt:

Herstellerangaben unbedingt beachten! Im Zweifel immer Kontakt mit dem Lieferanten aufnehmen und um Anleitung bitten!

Abbildungsnachweis

Der Verweis auf die jeweilige Abbildungsquelle befindet sich bei allen Abbildungen im Werk am Ende des Legendentextes in eckigen Klammern. Alle nicht besonders gekennzeichneten Grafiken und Abbildungen © Elsevier GmbH, München.

E102	Georg Thieme Verlag, Stuttgart
G428	Verlag Orthopädie Technik, Dortmund
J787	Colourbox.com
K115	Andreas Walle, Hamburg
K183	Eckart Weimer, Würselen
L106	Henriette Rintelen, Velbert
L138	Martha Kosthorst, Borken
L190	Gerda Raichle, Ulm
P111	Jochen Schickert, Grimma
U108	ORMED Medizintechnik GmbH, Freiburg
U244	Covidien Deutschland GmbH, Neustadt/Donau
V065	BORT GmbH, Weinstadt-Benzach
V115	Sporlastic GmbH, Nürtingen
V116	Basko Healthcare, Hamburg
V143	Thomashilfen für Behinderte GmbH & Co. Medico KG, Bremervörde
V164	Otto Bock HealthCare Deutschland GmbH, Duderstadt
V201	Alber Gmbh, Albstadt-Tailfingen
V463	Anita Dr. Helbig GmbH, Brannenburg
V481	Medi GmbH & Co. KG, Bayreuth
V595	Össur Deutschland GmbH, Frechen
V600	Julius Zorn GmbH, Aichach
V674	Spektramed GmbH, Wegberg
V675	Perpedes GmbH, Lenningen
V676	Wagner Polymertechnik GmbH, Silkerode
V677	Ofa Bamberg GmbH, Bamberg
V678	Softcompress.de, Essen
V679	FIOR & GENTZ GmbH, Lüneburg
V680	Orthotech GmbH, Gauting-Stockdorf
V681	Schein Orthopädie Service KG, Remscheid
V682	Thanner GmbH, Höchstädt/Donau
V683	Albrecht GmbH, Stephanskirchen
V684	NeaTec GmbH, Neu-Ulm
V685	Cranioform AG, Alpnach, Schweiz
V686	Handicare GmbH, Porta Westfalica
V687	Bischoff & Bischoff GmbH, Karlsbad
V688	moso®/Motion Solutions GmbH, Karlstraße 8, 42897 Remscheid
V689	RECK-Technik GmbH & Co. KG, Betzenweiler

Inhaltsverzeichnis

KAPITEL

1 Grundlagen

1.1 Einführung

Hilfsmittel sind aus dem Alltag in Medizin, Pflege sowie Physio- und Ergotherapie nicht wegzudenken. Sie unterstützen Therapien, kompensieren Defizite und reduzieren Risiken. Dabei umfasst der Begriff „Hilfsmittel" eine große Bandbreite technisch und therapeutisch unterschiedlicher Produkte, wie Rollstühle (➤ Kap. 7), Rollatoren (➤ Kap. 8), Prothesen (➤ Kap. 5), Orthesen (➤ Kap. 4) oder Kompressionsstrümpfe (➤ Kap. 3). Für alle Hilfsmittel ist es gleichermaßen wichtig, dass die **Passform** korrekt ist und der Patient die **Handhabung** verstanden hat und richtig umsetzen kann. Ein Rollator kann z. B. nur funktionieren und den Anforderungen des Patienten dienen, wenn er den Erfordernissen entsprechend angepasst und ausgewählt wurde. Des Weiteren muss der Patient die Handhabung verstanden haben, um sie im Alltag korrekt umsetzen zu können. Fehler in der Anpassung (Adaption) können Komplikationen nach sich ziehen. Bei Rollstühlen, Rollatoren, Orthesen oder Prothesen steigen durch Handhabungs- und Anpassungsfehler die Sturz- und Verletzungsgefahr und der Verlust der Kontrolle über Hilfsmittel und Körper.

Hilfsmittel, die aus diesen Gründen nicht verwendet werden, haben zum einen direkte Auswirkungen auf den Patienten, da die Ziele – z. B. die Folgen einer Erkrankung auszugleichen – nicht erreicht werden können. Zum anderen wirken sich ungenutzte Hilfsmittel auf die Kosten im Gesundheitssystem aus – z. B. durch hohe Anschaffungskosten, einen verzögerten Heilungs- oder Rehabilitationsprozess oder auftretende Folgekomplikationen.

Dieses Buch enthält Tipps und Kniffe sowie Empfehlungen zur Nutzungsfrequenz. Jedoch ist es nicht möglich, das gesamte Sortiment aller Hilfsmittel umfassend abzubilden. Dies würde weder dem Nutzer auf der Suche nach dem passenden Produkt dienen, noch für Überschaubarkeit und gebotene Aktualität sorgen. Deshalb sind die nachfolgenden Ausführungen als exemplarisch und stellvertretend anzusehen. In der Regel lassen sich geringfügige Unterschiede in der Produktausführung und im Gebrauch leicht adaptieren.

Der im Folgenden in diesem Buch verwendete Terminus ist am Sprachgebrauch der Pflegeberufe ausgerichtet. Zum besseren Verständnis sind die verwendeten Begriffe am Ende dieses Kapitels nochmals aufgeführt und grundlegende Begriffe detailliert erklärt (➤ 1.3 und Anhang).

Merke

Gebrauchsanweisungen von Herstellern und Lieferanten sehen eine regelrechte Benutzung des Hilfsmittels vor. Davon können medizinische Indikationen abweichen. Die ärztliche Verordnung ist letztlich bindend!

Unklarheiten in der Handhabung müssen mit dem Arzt geklärt werden, um mögliche Risiken der fehlerhaften Benutzung und eine Patientengefährdung auszuschließen.

Hilfsmittel, die im alltäglichen Umgang am Patienten als nicht passend erscheinen, müssen professionell korrigiert werden. Für Nachpassungen ist der Lieferant zuständig, individuell gefertigte Hilfsmittel, wie Prothesen, Orthesen oder Sitzschalen, tragen ein Sonderbau-Etikett, das neben dem Patientennamen auch den Namen und die Telefonnummer des Lieferanten vermerkt. Bei konfektionierten Produkten sind der Lieferant und dessen Kontaktdaten auf dem Lieferschein oder dem Durchschlag der Empfangsbestätigung zu finden.

1.1.1 Auswahl von Hilfsmitteln

Im Bereich der Rehabilitationstechnik, also u. a. bei Rollatoren, Rollstühlen, Liftern, sind in der **Auswahl der Hilfsmittel** oftmals nicht alle wünschenswerten Möglichkeiten auszuschöpfen. In Deutschland gilt ein stringentes Vertragswesen, das die Beziehung zwischen dem gesetzlichen Kostenträger, z. B. einer Krankenkasse, und dem Leistungserbringer, z. B. einem Sanitätshaus, regelt.

Bei den konfektionierten (vorproduzierten, nicht individuell gefertigten) Hilfsmitteln, gibt diese Vertragsbasis den Erstattungsrahmen und ggf. auch einen sogenannten „Wiedereinsatz" gebrauchter, aufgearbeiteter Hilfsmittel für den Zeitraum des Bedarfs vor. Dies gilt auch für konfektionierte Orthesen, die dann z. B. indikationsbezogen wieder eingesetzt werden. Ein Anspruch auf ein Neuprodukt entfällt in diesen Fällen (SGB V, § 139, Abs. 2). Davon ausgenommen sind Produkte,

- die zum Einmaleinsatz klassifiziert sind (Bandagen, Kompressionsstrümpfe, Immobilisationsorthesen).
- die mit Wunden in Kontakt kommen (Brustepithesen, Stomabedarf, Wundversorgung).
- die individuell gefertigt werden (Prothesen, Orthesen, Epithesen, Sitzschalen).

1.1.2 Verordnung von Hilfsmitteln

Die **Verordnung von Hilfsmitteln** orientiert sich an dem vom Spitzenverband der Krankenkassen kontinuierlich aktualisierten Katalog (www.rehadat.de).

Gängige und akzeptierte Hilfsmittelausführungen sind dort in einer Datenbank hinterlegt und können nach Produkt oder nach Produktgruppe (z. B. Bandage 05., Kompressionsgestrick 17., Prothese 24.), Lage am Körper (z. B. Fuß 02., Knie 04., Rumpf 14.), und weiteren Spezifika „ausgewählt" werden. Von dem Ort am Körper bis hin zur beabsichtigten Wirkungsweise kann so schon vom Arzt über die Hilfsmittelnummer die beabsichtigte Verwendung des Hilfsmittels vorgegeben werden. Für die jeweiligen Produkte sind in der Regel zwischen dem Kostenträger und dem Leistungserbringer Vertragspreise vereinbart.

In den nachfolgenden Kapiteln sind die Codierungen des Hilfsmittelverzeichnisses dort, wo sinnvoll, zur Orientierung mit angegeben. Ständige Anpassungen an die veränderten Gegebenheiten des Marktes können dabei Einfluss auf die Aktualität der Nennungen nehmen.

Nicht konkretisierte Positionierungen in der Hilfsmittelnummer sind mit einem „x" gekennzeichnet. Die Produkte sind im Hilfsmittelverzeichnis zu Gruppen zusammengefasst. Diese werden durch die ersten sieben Stellen der Hilfsmittelnummer spezifiziert. Produkte einer Gruppe sind unabhängig von den letzten drei Stellen der Hilfsmittelnummer gegeneinander austauschbar, da sie sich in der Funktion ähnlich sind. Die mit „x" gekennzeichneten Positionen finden sich also ausschließlich an den Stellen 8 bis 10.

Die genannten Hilfsmittelnummern bieten keine Gewähr auf Vollständigkeit, da das Hilfsmittelverzeichnis stetig fortgeschrieben und ergänzt wird. Die Festlegung des Hilfsmittelverzeichnisses regelt das SGB V § 139. [5]

1.1.3 Gewährleistung und Garantie für Hilfsmittel

Die **Gewährleistung für Hilfsmittel** entspricht den gesetzlichen Regelungen und liegt derzeit bei 24 Monaten. Sie bezieht sich auf das Produkt und Schäden daran, die nicht durch den Gebrauch oder Verschleiß entstanden sind. Eine sich verändernde Passform (z. B. aufgrund von Atrophien, Kontrakturen, Zu- oder Abnahme des Körpergewichts) deckt die gesetzliche Regelung nicht ab. Hier kommen jedoch im Bereich des Krankenkassen-Vertragswesens teilweise Vereinbarungen zum Tragen, die solche Passformgarantien im Einzelnen abweichend regeln.

Fragen hierzu beantworten die jeweiligen gesetzlichen Kostenträger, wie Krankenkassen oder Unfallversicherungsträger, oder der jeweilige Versorger. Für die Versicherten der gesetzlichen Krankenversicherung finden sich die entsprechenden Regelungen unter §§ 69 ff. SGB V, für die Unfallversicherten unter OrthVersorgUVV, Heft 3, Abschnitt 7 und für Berechtigte der Versorgungsämter unter OrthV.

1.1.4 Reinigung von Hilfsmitteln

Mit der Auslieferung eines Hilfsmittels erhält der Anwender immer schriftliche **Reinigungsanweisungen.** Idealerweise hängen diese dem Hilfsmittel als Etikett an, vergleichbar mit der Waschanleitung bei konfektionierter Bekleidung.

Grundregeln für den Fall, dass die Anweisung nicht mehr auffindbar oder unleserlich ist:

- Schuheinlagen, diabetes-adaptierte Fußbettungen, propriozeptive/sensomotorische Einlagen
  - Nicht mit der Waschmaschine waschen; solche mit Lederbezug lediglich mit einem feuchten Lappen abwischen
  - Seifen als Reinigungsmittel verwenden, jedoch auf keinen Fall Reinigungsmittel, die Alkohol oder Lösungsmittel beinhalten
  - Bei nötiger Behandlung von Einlagen mit Antimykotika können sich durch enthaltene Lösungsmittel die Verklebungen der einzelnen Bauteile und die Ledersohle lösen. Hier hilft nur die Entsorgung und Neuanfertigung nach abgeschlossener Pilzbehandlung!
  - Zum Trocknen auslegen; keine technische Trocknung, z. B. auf einem Heizkörper oder in einem Ofen, da in Einlagen thermoplastisch verformbare Anteile verbaut sind, die sich bereits bei Temperaturen ab 35 °C verformen können
- Elastische Gestricke, wie bei Kompressionsstrümpfen oder Bandagen
  - Im Wollwaschgang waschen (handwarm)!
  - Spezialwaschmittel verwenden; keine Woll- und Feinwaschmittel sowie Haarshampoos benutzen, sie sind oft mit Zusätzen versehen, welche die Fasern zerstören
  - Zum Waschen alle Klettverschlüsse verschließen und zum Schutz der Materialien die Gestricke im Waschsack oder einem Kopfkissenbezug in der Maschine waschen
  - Zum Trocknen an einem warmen Ort auf einem Handtuch flächig auslegen; nicht auf einen Heizkörper legen und nicht in direkter Sonnenexposition trocknen, da dies die Fasern zerstört
  - Nicht aufhängen, da sich hierdurch die Fasern auslängen und die Passform leidet
  - Nicht im Trockner trocknen, es zerstört die Fasern und damit die Gestricke unwiederbringlich!
- Feste Orthesenteile aus Kunststoff
  - Feucht abwischen (einschließlich fest eingebauter Polster)

  - Als Reinigungszusatz Spülmittel oder andere sanfte Seifen verwenden. Die Behandlung mit alkohol- oder lösungsmittelhaltigen Reinigern und Desinfektionsmitteln sollte nur in Ausnahmefällen und nur als Wischreinigung erfolgen. Tauch- und Sprühverfahren können Klebeverbindungen lösen und die Oberfläche von Kunststoffen verändern, Kunststoffgelenke anlösen und zu Blockaden oder Zerstörung an den Gelenken führen
  - Trocknen durch Abreiben oder Ablüften, keine technische Trocknung durch Warmgebläse, wie z. B. Ventilatoren oder Öfen, durchführen, sie kann zur Verformung der Materialien führen!
- Hilfsmittel aus Silikon
  - Mit haushaltsüblichen Mitteln ohne Zusätze (Spülmittel) abwischen und desinfizieren; Silikon-Versorgungen können für 15 Minuten in Wasser ausgekocht werden, dies ermöglicht eine rückstandsfreie Reinigung. Beispiele: Silikonliner in der Prothetik, Handorthesen aus Silikon, bei denen man die Versteifung entfernen kann, Fußorthesen, Vorfußprothesen
  - Ausnahme: Wenn andere Bestandteile wie thermoplastisch verformbare Versteifungen bzw. mechanische oder elektronische Bauteile verbaut sind.

Für wiederverwendbare Hilfsmittel, also solche, die nach der Verwendung aufgearbeitet und zur erneuten Anpassung für einen anderen Patienten zur Verfügung gestellt werden, hält das Robert Koch-Institut eine Verfahrensanweisung zur nachhaltigen Desinfektion von Medizinprodukten vor. [10]

TIPPS UND TRICKS

Verzeichnis zu den jeweils gängigen Desinfektionsmittel für die angesprochenen Anwendungen und Verfahren: www.rki.de

1.1.5 Komplikationsrisiko: Druckstellen

Die Gefahr, **Druckstellen** durch Schuhe, Orthesen, Prothesen und Bandagen zu verursachen, liegt latent in der unterschiedlichen Arbeitsweise von Körper und Hilfsmittel begründet. Der Körper baut auf Dynamik auf, Positionsveränderungen am Körper stehen immer in einem komplexen Gefüge. Beugt man z. B. die Finger, um mit der geschlossenen Hand einen gefüllten Einkaufskorb anzuheben, so findet gleichzeitig eine Streckung (Dorsalextension) und eine Neutralisierung der „Krümmung" (Deviation) im Handgelenk, eine Aufrichtung von Becken und Rücken und eine Drehung der Schulter nach hinten (Retroversion) statt. Diese Funktionsweise gilt für alle Körpergelenke. So haben z. B. Veränderungen am Fuß durch Einlagen eine Rückwirkung bis hin zu Hals und Kopf, und Lumbalbandagen nehmen über Becken und Rücken Einfluss u. a. ins Bein, die Brustwirbelsäule, Schulter, Hals und Ellenbogen. Deshalb müssen immer auch die Regionen in den Blick genommen werden, die dem eingesetzten Hilfsmittel angrenzen.

Für das Beispiel Hand und Handgelenk bedeutet dies, dass eine Handgelenksorthese, welche die Hand in Funktionsstellung bringt („Einkaufskorb anheben") an den Übergängen der Ränder am Unterarm in Ruhe durchaus sauber anliegt, mit der ersten Belastung jedoch schmerzhaft einschneiden oder drücken kann.

Druckstellen entstehen häufig an Randverläufen, an Stellen, an denen Knochen prominent hervorstehen sowie an Gurtverläufen oder dort, wo Reibung durch Bewegung auftritt.

Merke

Als **Druckgeschwür (Druckstelle)** bzw. Dekubitus wird eine lokal begrenzte Schädigung der Haut und/ oder des darunter liegenden Gewebes bezeichnet. Bei der Entstehung spielen die Faktoren Druck (ggf. Kombination mit Scherkräften), Druckdauer, Druckstärke sowie die Gewebetoleranz für Druck und Sauerstoff (Druckempfindlichkeit) eine wesentliche Rolle. Es ist zunächst eine Rötung des Gewebes sichtbar, die auch 30 Minuten nach der Druckentlastung noch vorhanden ist. Bei weiterem Tragen des Hilfsmittels wird das Gewebe erst anästhetisch, dann ischämisch und am Ende nekrotisch.

Der Untergang des Gewebes geht dabei oft kleinflächig vonstatten, kann sich jedoch binnen weniger Stunden ausbilden. [11, S. 225] Druckstellen kündigen sich meist durch lokalisierten Schmerz an. Hier muss sofort kontrolliert und ggf. gehandelt werden.

TIPPS UND TRICKS

Druckstellen vermeiden

Ein neues Hilfsmittel sollte der Patient zu Anfang nur unter besonderer Beobachtung tragen. Beginnen Sie mit kurzen Intervallen (30 Minuten), kontrollieren Sie die Hautoberfläche auf Blasen oder kleinflächige Rötungen, die länger als 30 Minuten vorhanden sind. Diese können sich potenziell zu schweren Hautdefekten entwickeln.
Legen Sie **keine Polstermaterialien** zwischen die Rötungen und das Hilfsmittel ein. Polstermaterial führt zur Druckkonzentration unter dem Polster und ist deshalb absolut kontraindiziert → Hilfsmittel ggf. nicht tragen und Techniker hinzuziehen!

Abhilfe kann eingeleitet werden, indem an der Druckstelle gleichförmig Freiraum geschaffen wird → Techniker hinzuziehen. Das Ausschneiden der druckgefährdeten Stelle aus dem Hilfsmittel kann als Notlösung kurzzeitig in Betracht gezogen werden, führt aber nahezu immer zu Fensterödemen und Randdruck → die Druckstelle wird damit meist großflächiger.

1.2 Verschlüsse

Für die unterschiedlichsten Anwendungen von Hilfsmitteln hat sich – über Jahre der Entwicklung hinweg – eine überschaubare Zahl an **Verschlusstechniken** als besonders sinnvoll erwiesen und etabliert. Die gebräuchlichsten Arten von Verschlüssen werden nachfolgend vorgestellt.

1.2.1 Klettverschluss

Das bewährteste und wohl am häufigsten angewandte Verschluss-System ist sicherlich der **Klettverschluss** oder auch Velcro-Verschluss (frz.: **vel**our et **cro**chet).

Das simple Prinzip, die Dauerhaftigkeit und die Flexibilität machen das System nahezu überall einsetzbar. Die Verschlüsse können aufgenäht, geklebt, geschweißt oder genietet werden. Sie sind dünnwandig, resistent gegen Maschinenwäsche und Desinfektion, und dabei auch kostengünstig.

So finden sich Klettverschlüsse an Kompressionsbekleidung, Wäsche, Orthesen, Bandagen, Prothesen, Schuhen, als Verbindung von Sitzflächen zu Stühlen und an Taschenverschlüssen.

In der Prothetik werden Oberschenkelschäfte mit Klettverschlüssen adaptiert sowie Kordel- oder Gurteinzüge für Linersysteme arretiert. Bandagen und Orthesen werden dadurch am Körper vergurtet, Kompressionsstrumpfhosen über das Zugband auf Taillenhöhe in Position gehalten.

1

Merke

Klettverschlüsse lassen sich durch Aufdrücken der Haken- gegen die Flauschseite gegen Scherbewegung sicher verschließen.

Bei maschinengängigen Materialien können Klettverschlüsse in geschlossenem Zustand mitgewaschen werden. Schäden an Wäschestücken und das Verfusseln des Hakenbandes werden damit vermieden. Fussel reduzieren die Wirksamkeit des Hakenbandes. Sie lassen sich jedoch mit einem feinen und stabilen Kamm einfach herausziehen oder mit einer Nähnadel manuell entfernen.

Orthesen und Bandagen werden oftmals zirkulär mit Klett verschlossen.

- Ziel ist es, Bewegung im Hilfsmittel durch die Verschlüsse soweit als möglich minimieren
- Versorgungsareal nach 15–20 Minuten auf Einschnürungen hin kontrollieren; u. U. die Verschlüsse lockern, um keine Gewebeschädigung herbeizuführen, oder großflächige Anlagen unter die Gurte adaptieren
- Bei Ödemen oder Adipositas ist über Klettverschlüsse oftmals keine zufriedenstellende Adaption herzustellen → individuelle Anfertigung eines Hilfsmittels erforderlich.

TIPPS UND TRICKS

Verschlüsse an Orthesen und Bandagen nur moderat zuziehen, um Abschnürungen und Stauungen zu vermeiden. „Moderat" bedeutet, dass sich der kleine Finger mit geringem Widerstand auf halber Länge zwischen das Befestigungsmaterial und den Verschlusspunkt schieben lässt.

1.2.2 Schnürung

Schnürungen finden sich heute vornehmlich noch im Schuhbereich, haben aber auch ihre Berechtigung an Knöchelbandagen, Korsetten, Innenschuhen, Schäften von Prothesen oder Orthesen sowie als Seilzüge. Die Schnürung (➤ Abb. 1.1a, ➤ Abb. 1.1b) dient hier der gleichmäßigen Verteilung der Zugkräfte über die gesamte Länge der Schnürleiste.

Vorteile von Schnürungen:

- Einfache Handhabung
- Geringer Verschleiß
- Wartungsfreundlichkeit
- Geringe Dicke
- Einfache und faltenfreie Anformung auf der Haut
- Geringes Gewicht
- Weltweit einheitlicher Gebrauch.

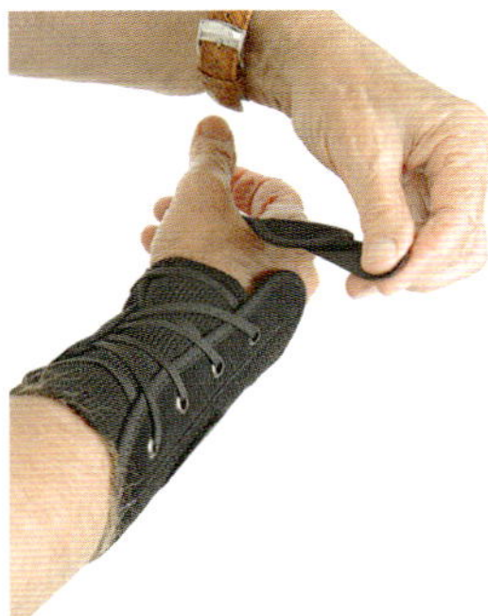

Abb. 1.1a Schnürsystem an einer Handorthese. © Copyrights by ÖSSUR hf, www.ossur.de [V595]

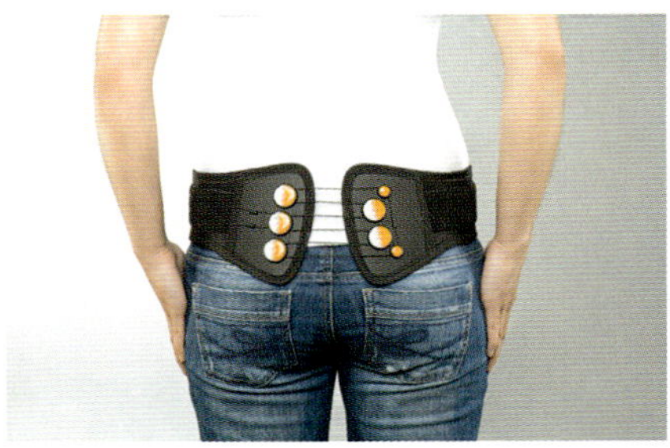

Abb. 1.1b Schnürsystem Spektramed Aktiv Ergo. [V674]

Zur Verriegelung von Schnürungen haben sich Schleifen bewährt, jedoch auch sogenannte „Wickelknöpfe", die schleifen- und knotenlosen Halt (z. B. für die Einhandbedienung) bieten.

Beachte

Über **Schnürungen** aufgebrachter Zug kann nicht in bestimmten Bereichen erhöht, bzw. in anderen reduziert werden! Durch Bewegung und den Zug auf die Senkel verteilt sich die Kraft auf alle Höhen gleichmäßig!

1.2.3 Reißverschluss

Verschiedene Ausführungen haben den **Reißverschluss** (➤ Abb. 1.2) nahezu überall einsetzbar werden lassen. Hilfsmittel wie Kompressionsstrümpfe (➤ Kap. 3), Bandagen (➤ Kap. 4), Korsette (➤ 4.6.2), Inkontinenzbadehosen oder Reha-Westen erlangen in der Handhabung neue Eigenschaften, die sich kaum durch andere Systeme ersetzen lassen. Reißverschlüsse sind

- durchgehend gearbeitet,
- zum Trennen in zwei Richtungen oder nur in eine zu öffnen,
- dünn und anschmiegsam oder grob und robust.

Grenzen des Einsatzes finden sich überall dort, wo geringe Baugröße und hohe Kraftaufnahme gefordert sind, so z. B. bei Miedern oder bei der Kompressionsbestrumpfung.

1.2.4 Haken-Ösen-Verschluss

Die Technik, mit **Haken und Ösen** Bandagen und Mieder zu positionieren, wird zusehends von einfacher zu bedienenden Alternativen wie Klett- oder Seilzugverschlüssen verdrängt. Neben Fingerkraft ist bei Haken und Ösen auch Gefühl und Ge-

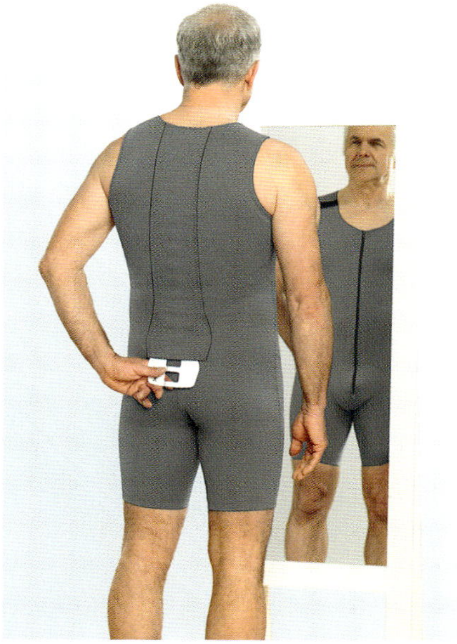

Abb. 1.2 Der Reißverschluss als durchgängige Verbindung zum Erhalt der spezifischen technischen Eigenschaften, z. B. zugelastischer Flächen. © medi, www.medi.de [V481]

schick gefordert. Dies sind Voraussetzungen, die bei Nutzern von Hilfsmitteln oft nicht vorhanden sind. Im Bereich der Wäsche wird diese Technik weiterhin eingesetzt, da sie die Möglichkeit bietet, verschiedene Weiten einzustellen, z. B. mehrreihige Ösenleisten bei BHs, und zudem eine Zugentlastung, z. B. für Reißverschlüsse, aufzubauen.

1.2.5 Pin-Verschluss

Zur Arretierung von Linern wird in der Prothetik gerne mit **Pin-Verschlüssen** gearbeitet (➤ Kap. 5). Ein Dorn („Pin") am distalen Ende des Liners wird in die Aufnahme am distalen Schaftende eingeführt. Der Mechanismus der Aufnahme ermöglicht die widerstandslose Bewegung des Pins in eine Richtung. Er sperrt gegen Zug aus der Aufnahme und ist nur durch manuelles Entriegeln über einen von außen bedienbaren Entriegelungsknopf wieder zu lösen.

Der Mechanismus bietet höchste Zuverlässigkeit und Sicherheit. Zum Einführen des Pins ist es notwendig, dass der Liner immer in exakt der selben Position angezogen wird. Sonst führen Zug und Stauchung des Liners auf der Haut beim Verkanten des Pins zu Reizungen, Rötungen oder Druckstellen.

1.2.6 Rastenverschluss

Rastenverschlüsse (➤ Abb. 1.3) werden insbesondere dort eingesetzt, wo schnell eine feste, zirkuläre Spannung aufgebaut und gehalten werden muss. Im Alltag sind sie z. B. bei Ski-Schuhen im Einsatz. Bei Hilfsmitteln werden sie im Bereich der Korsette (➤ 4.6.2), Orthoprothesen und der Sitzsysteme von Rollstühlen (➤ Kap. 7) verwandt.

Je nach Ausführung können Rastenverschlüsse zu einem einfachen Einschiebemechanismus zusätzlich über einen integrierten Transport („Ratsche") verfügen. Rastenverschlüsse nehmen hohe Kräfte auf und transportieren die Zahnleiste über einen Hebelmechanismus mit geringem Kraftaufwand in den Rastenverschluss. Dort arretiert die Zahnleiste den Verschluss, der nur durch einen Auslösemechanismus wieder gelockert werden kann. So kann auch gegen Widerstand kräftiger Zug aufgebaut werden.

Beachte

Niemals den Verschluss enger ziehen, als es die Befindlichkeit des Patienten zulässt! Eine angemessene Spannung ist dann erreicht, wenn sich die flache Hand gegen geringen Widerstand unter den Verschluss schieben lässt.

1.2.7 Rädchen-Schnellverschluss

Für die kraftvolle Bedienung mit einer Hand wird immer häufiger der **Rädchenverschluss** eingesetzt (➤ Abb. 1.4). Das als „BOA" patentierte System zieht Schuhöffnungen (➤ 4.3) ebenso eng, wie gesamte Prothesenschäfte (➤ Kap. 5) oder Handorthesen (➤ 4.8). Durch das Drehen des Justierrädchens nach rechts zieht der Rastenmechanismus die Nylonkordel enger. Durch das Abziehen des Rädchens

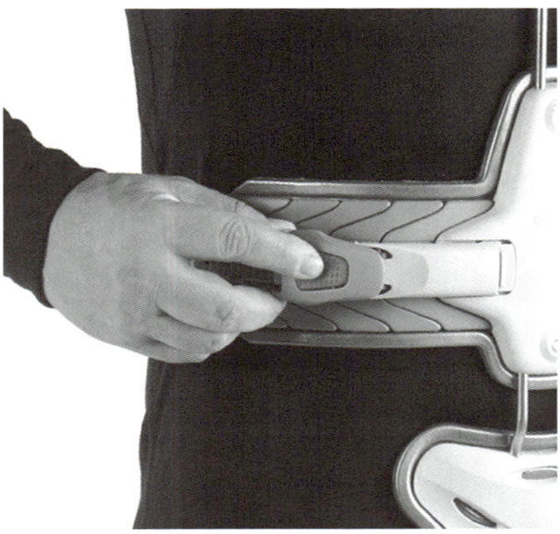

Abb. 1.3 Rastenverschlüsse nehmen hohe Kräfte auf und können sicher und kraftsparend bedient werden. Beispiel: Dorso Arexa. © Ottobock [V164]

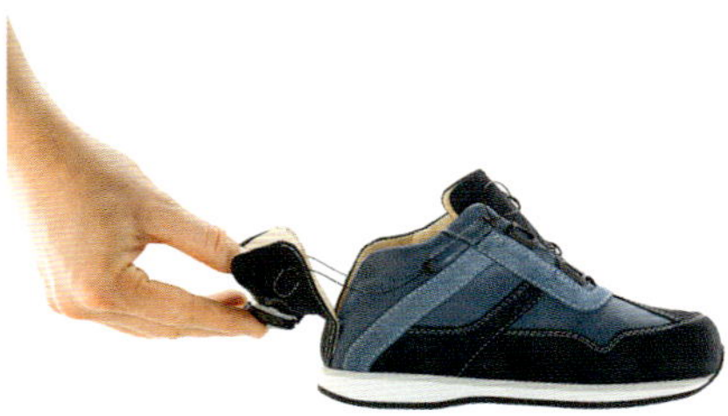

Abb. 1.4 Der Verschluss mittels Rasten-Rädchen ermöglicht eine einhändige Bedienung auch bei unvollständiger Oppositionsfunktion der Finger. Das Andrücken des Rades und Drehen im Uhrzeigersinn „schnürt" den Verschluss zu. Das Abheben des Rades ermöglicht die sofortige komplette Öffnung. Beispiel: Perpedes Schuh. [V675]

vom Chassis wird die Arretierung gelöst. Zum erneuten Arretieren wird das Rädchen wieder auf das Chassis gedrückt.
Vorteile des Rädchenverschlusses:
- Der Umgang ist schnell zu erlernen
- Er kann auch von kognitiv oder manuell eingeschränkten Patienten leicht und fehlerfrei bedient werden
- Das System arbeitet verschleißarm und dauerhaft
- Die Funktion kann aufgrund des simplen Aufbaus kaum versagen
- Einzelne Teile können nach Defekt oder Verschleiß erneuert werden.

1.3 Methoden der Einordnung

1.3.1 Lokalisation und Bewegungsbestimmung am Körper

Lokalisationen am Körper werden anhand einer allgemein gültigen Nomenklatur beschrieben. Im Wesentlichen kann der Körper auf drei Ebenen betrachtet werden. Diese ermöglichen eine einheitliche Einordnung von Richtungen und Positionen am Körper (➤ Abb. 1.5):
- Die **Frontale** zeigt die Ebene, die den Körper parallel zur Stirn, also von medial nach lateral, teilt
- Die **Sagittale** teilt den Körper von anterior nach posterior
- Die **Transversale** verläuft parallel zur Bodenebene durch den Körper. [1]

Verbindlich festgelegte Positionen und Richtungen am Körper ermöglichen allen an Pflege, Therapie und medizinischer Versorgung Beteiligten eine eindeutige, schnelle und sehr konkrete Kommunikation (➤ Abb. 1.6). Der gegenseitige Austausch wird durch die gemeinsame Fachsprache (Terminus) unmissverständlich und nachvollziehbar (*siehe* Anhang).

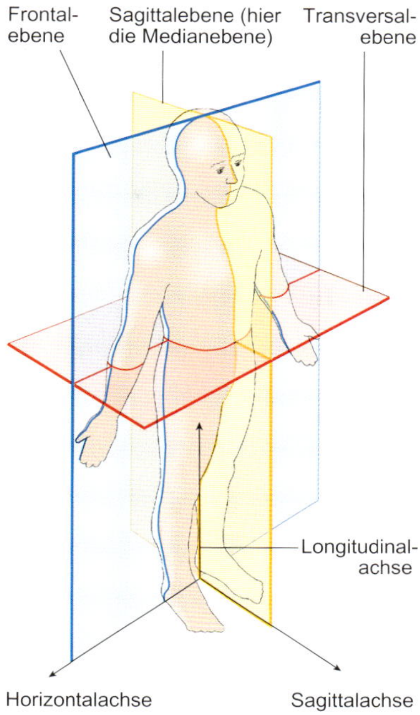

Abb. 1.5 Ebenen des Körpers: Frontale, Sagittale, Transversale. [L190]

Bodenunterstützungsfläche

Um sich im Raum zu bewegen, ist für den Menschen das Verlassen und Wiedererlangen einer festen Position im Stehen oder Sitzen wichtig. Eine sichere Position erlangt der Körper durch die Ausrichtung des Körperschwerpunkts über der **Bodenunterstützungsfläche** (➤ Abb. 1.7). [3]

Im Stand wird der **Körperschwerpunkt** als Konzentration aller im Körper wirkenden Kräfte (Vektoren) angenommen. Er befindet sich ungefähr auf Höhe des Bauchnabels in der Mitte des Körperquerschnitts. Der aufgerichtete Körper steht dann stabil, wenn dieser Schwerpunkt über dem Boden die Grenzen der Unterstützungsfläche nicht verlässt. Die Bodenunterstützungsfläche ist bei einem frei stehenden, gesunden Menschen durch die Fläche zwischen den beiden Fußaußen-

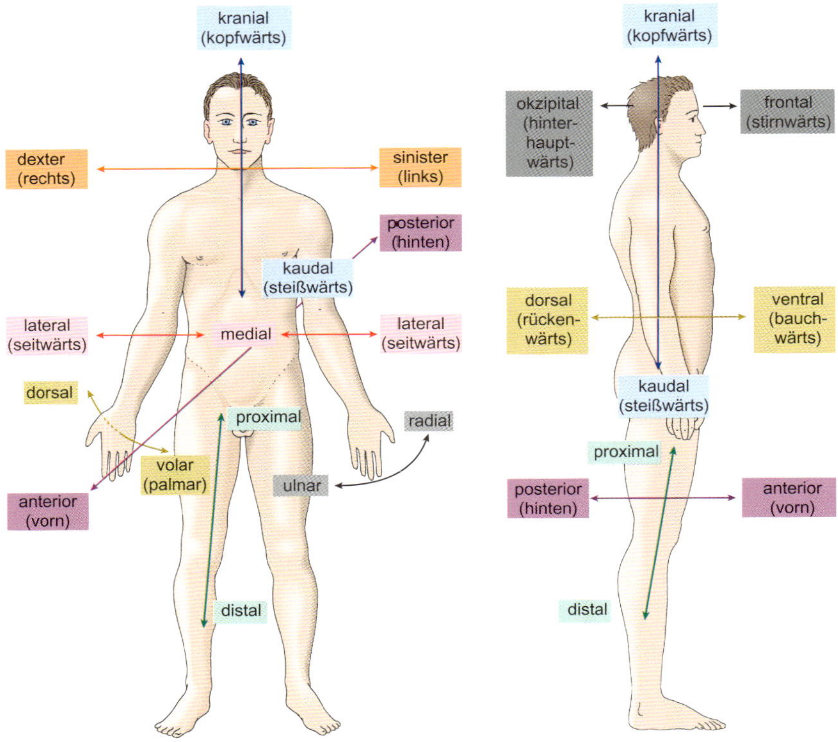

Abb. 1.6 Richtungsbezeichnungen am Körper. [L190]

kanten begrenzt. Gerät der Schwerpunkt über die Grenzen der Fläche, droht der Körper aus dem Gleichgewicht zu geraten und zu kippen.

Menschen mit Einschränkungen und Behinderungen nutzen Hilfsmittel, um ihrer Instabilität durch das Vergrößern der Bodenunterstützungsfläche entgegenzuwirken.

Neutral-Null-Methode

Die Bewegungsumfänge an Körpergelenken werden nach einem international gültigen Standard bestimmt. Die Methode wird als **„Neutral-Null"** bezeichnet. Dabei werden mit einem Goniometer die jeweils möglichen Ausschläge von der neutralen Körperstellung, also der Position im Stand mit anliegenden Armen, in Grad gemessen. Für eine einfache Lesbarkeit wird zuerst die sich vom Körper entfernende Bewegung und dann die sich dem Körper nähernde Bewegung notiert. Beispiel Knie: die „maximale Streckung – lotrechte Stellung – maximale Beuge" wird folgendermaßen notiert „5–0–140".

Merke

Gelenkbewegungen werden mit der Neutral-Null-Methode dargestellt. Diese Methode geht von der physiologisch neutralen Stellung eines Körpergelenks aus und zeigt die davon ausgehenden maximal erreichbaren größten Ausschläge der jeweiligen Bewegung an (z. B. Extension – Neutral – Flexion bzw. Außenrotation – Neutral – Innenrotation).

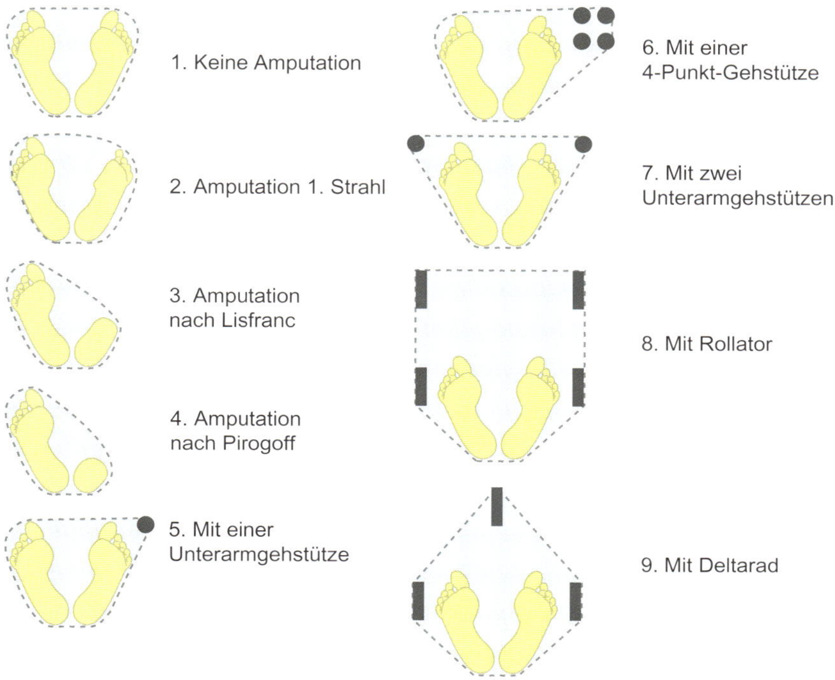

Abb. 1.7 Anhand der eingezeichneten Bodenunterstützungsfläche wird erkennbar, welche Vorteile unterschiedliche Versorgungen mit sich bringen. Es wird allerdings auch deutlich, welche Schwierigkeiten sie bergen. Die jeweils schwarzen Umrisse und Punkte zeigen die durch den menschlichen Körper und das Hilfsmittel genutzte Kontaktfläche zum Boden, blau hinterlegt wird die Fläche erkennbar, innerhalb derer sich der Schwerpunkt des Benutzers bewegt. [L138]

Zudem wird unterschieden, ob der Wert durch den Patienten selbst oder mit Unterstützung der untersuchenden Person, also „aktiv“ oder „passiv“ erreicht worden ist.

Diese Unterscheidung ist dann wichtig, wenn z. B. mit einer Versorgung Schmerzen auftreten. Bei einer Beinprothese können Schmerzen z. B. dadurch ausgelöst werden, wenn der Aufbau der Prothese von einer passiv erreichbaren Hüftstreckung ausgeht, diese aktiv aber nicht zu erreichen ist. Dadurch wird die Lendenwirbelsäule u. U. kompensatorisch in eine dauerhafte Hyperlordose gezwungen.

Um die Wirkungsweise von Bandagen, Orthesen und Prothesen abschätzen zu können, ist es wichtig, den Zusammenhang zwischen den limitierenden Eigenschaften der Hilfsmittel und den vorgefundenen Bewegungsmöglichkeiten des Körpers herzustellen. Ungewollte Einschränkungen, z. B. eine Armschlinge zur Entlastung einer Unterarmfraktur, die bei andauernder Anwendung u. U. zur Schultersteife/frozen shoulder führt [11, S. 536], können neue medizinische oder therapeutische Probleme nach sich ziehen.

Die gängigen Gelenke und ihre regelrechten Bewegungsausmaße zeigen ➤ Abb. 1.8 (Fuß), ➤ Abb. 1.9 (Knie), ➤ Abb. 1.10 (Hüfte), ➤ Abb. 1.11 (Rücken), ➤ Abb. 1.12 (Schulter), ➤ Abb. 1.13 (Ellenbogen und Handgelenk) sowie ➤ Abb. 1.14 (Unterarm und Finger). [18]

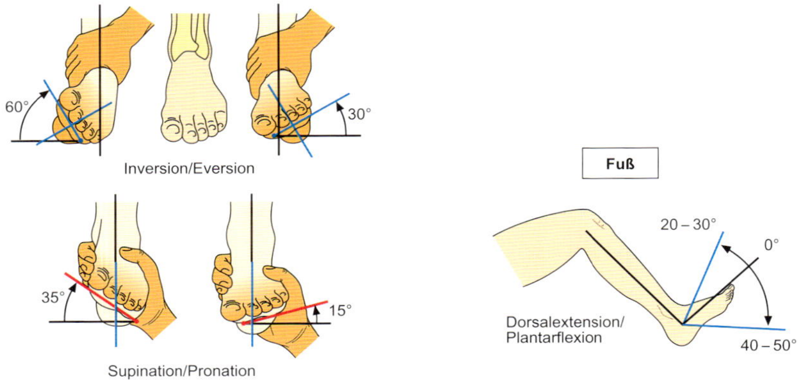

Abb. 1.8 Bewegungsumfänge am Fuß. [L106]

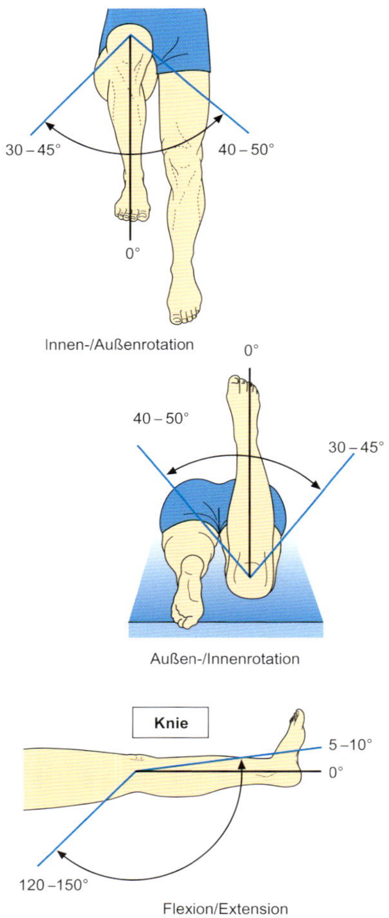

Abb. 1.9 Bewegungsumfänge am Knie. [L106]

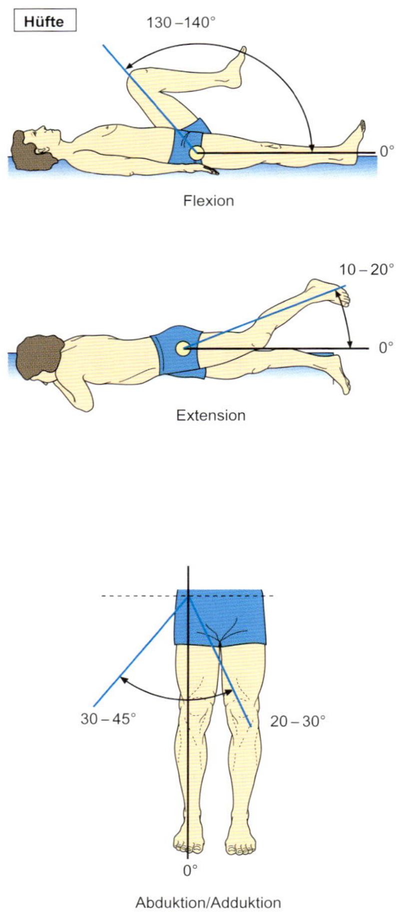

Abb. 1.10 Bewegungsumfänge an der Hüfte. [L106]

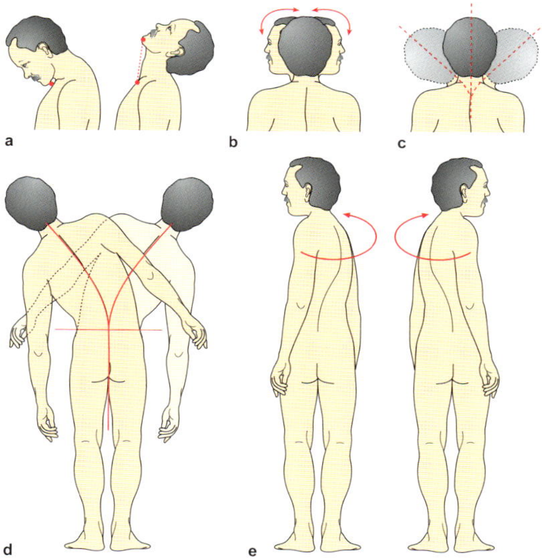

Abb. 1.11 Bewegungsumfänge Rücken (Seitbeuge im Stand, Inklination, Reklination). [L106]

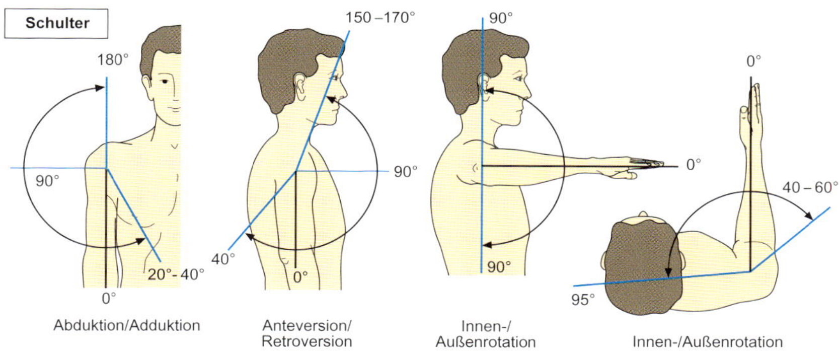

Abb. 1.12 Bewegungsumfänge an der Schulter. [L106]

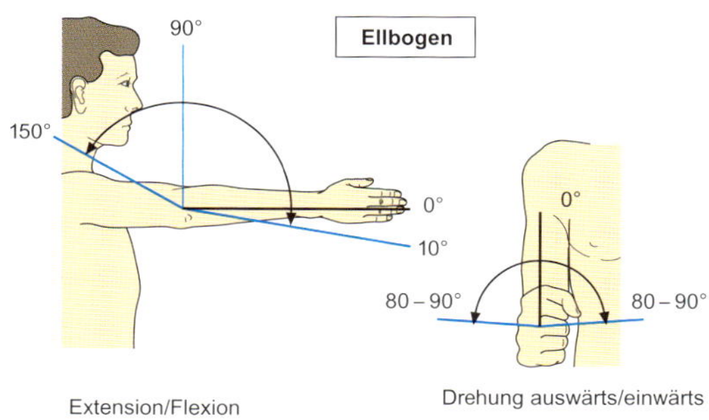

Abb. 1.13 Bewegungsumfänge an Ellenbogen und Handgelenk. [L106]

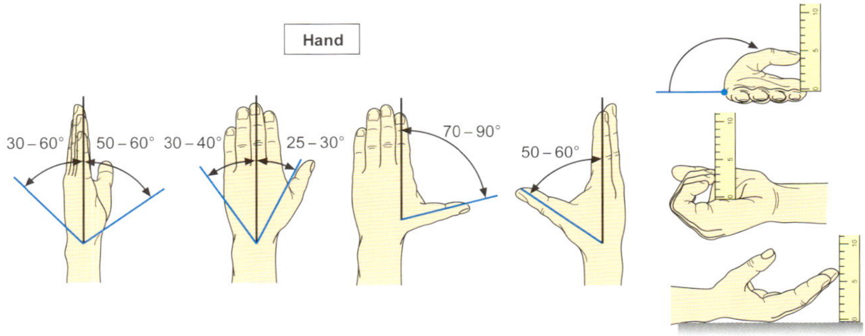

Abb. 1.14 Bewegungsumfänge an Unterarm und Fingern. [L106]

1.3.2 Einteilungen, Klassifikation und Systematik

Orthesen und Prothesen werden der Übersichtlichkeit wegen nach **international einheitlichen Kriterien** gegliedert. [4]

Die Schemata (➤ Abb. 1.15a, ➤ Abb. 1.15b, ➤ Abb. 1.15c) lassen eine **Klassifikation** unabhängig von technischen Spezifika, wie z. B. Redressions- oder Lagerungsorthese, zu. Sie geben das zu versorgende Niveau wieder. Von der zu versorgenden Höhe (➤ Abb. 1.16) kann auf den Umfang der Versorgung geschlossen werden, jedoch ist sie nicht der alleinige Indikator für die Ausführung des Hilfsmittels. Persönliche Faktoren und Umfeldfaktoren, wie Compliance, Fähigkeiten in der

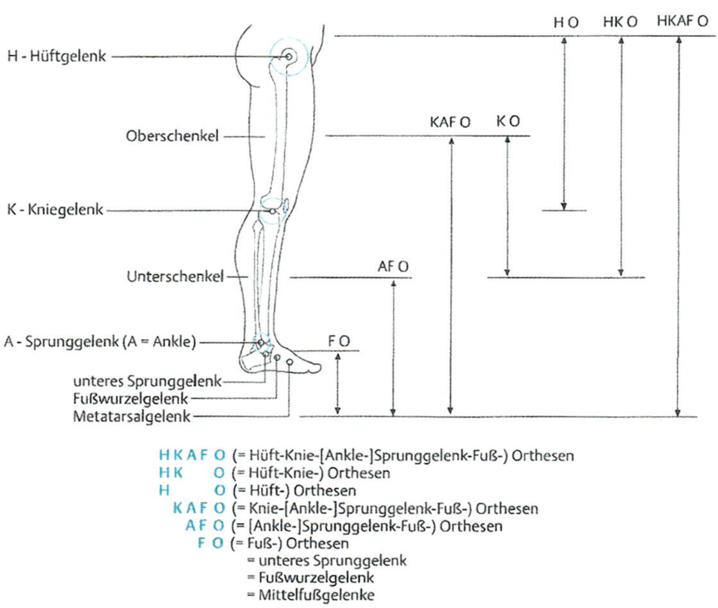

Abb. 1.15a International gültige Einteilung von Versorgungshöhen für Orthesen am Körper: Bein und Hüfte. [E102]

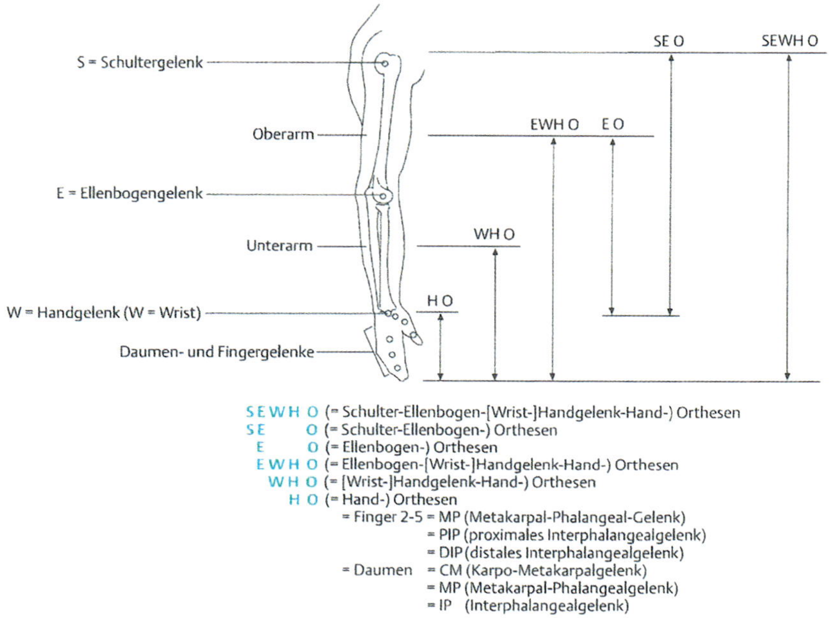

Abb. 1.15b International gültige Einteilung von Versorgungshöhen für Orthesen am Körper: Arm und Schulter. [E102]

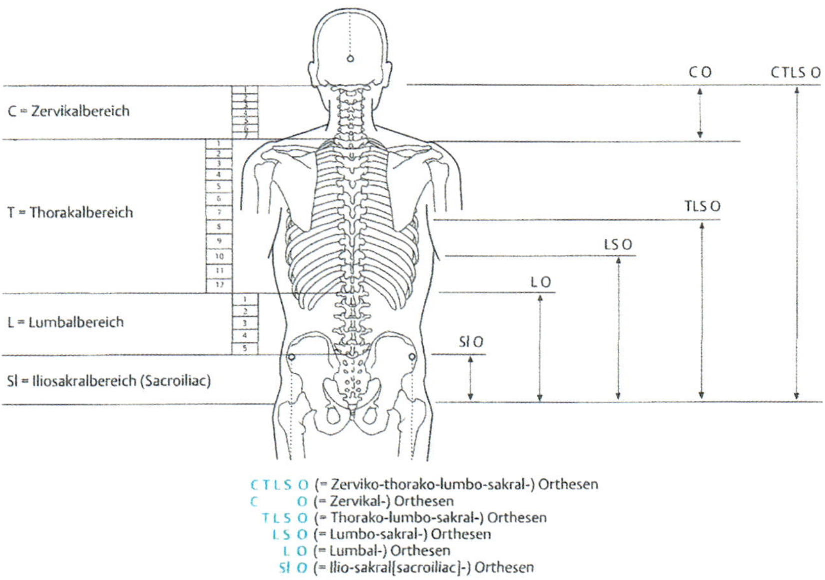

Abb. 1.15c International gültige Einteilung von Versorgungshöhen für Orthesen am Körper: Rumpf und Beckenbereich. [E102]

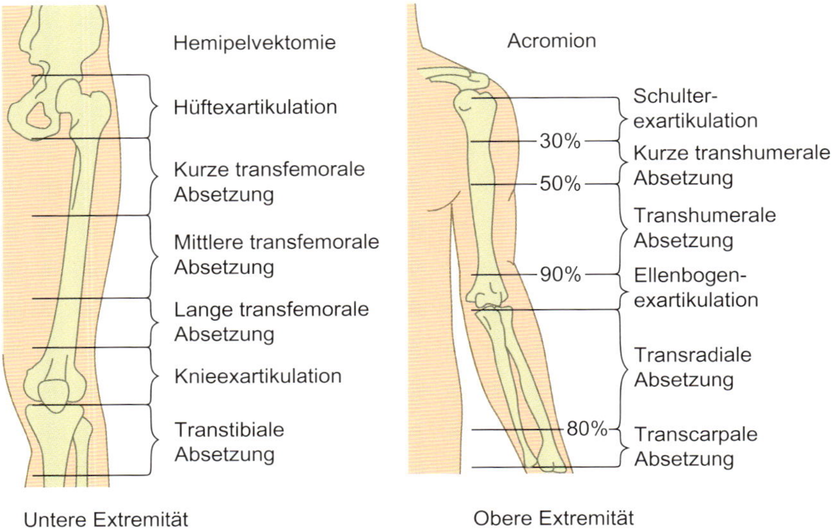

Abb. 1.16 International gültige Einteilung von Amputationshöhen für Prothesen am Körper. [L138]

Handhabung, therapeutische und pflegerische Ziele, müssen ebenso Berücksichtigung finden. Die Klassifikationen bieten in diesem Zusammenhang die Grundlage für die Einordnung der Spezifika (an welchem Gelenk soll z. B. eine Immobilisierung oder Redression vorgenommen werden).

Für die **Kompressionstherapie** sind weitestgehend einheitliche Maßhöhen am Körper in Verwendung. Die Höhen werden immer in Abhängigkeit zu einer gleichbleibenden Bezugsebene abgenommen. An der unteren Extremität ist es i. d. R. die Bodenebene oder das Stumpfende, an der oberen Extremität das Handgelenk oder das Stumpfende. Vielfach werden für konfektionierte Bandagen und Orthesen von den Herstellern abweichende Positionen gefordert. Allerdings bleibt es unerlässlich, sich für Verlaufskontrollen auf ein einheitliches und verbindliches Schema festzulegen. Die Messtechnik aus der Kompressionstherapie hat sich hier durch ein leicht reproduzierbares System mit den folgenden beispielhaften Übersichten etabliert.

TIPPS UND TRICKS

Die Tafeln (➤ Abb. 1.17a, ➤ Abb. 1.17b, ➤ Abb. 1.17c) können für den Praxisbedarf im Internet z. B. unter www.juzo.com abgerufen werden.

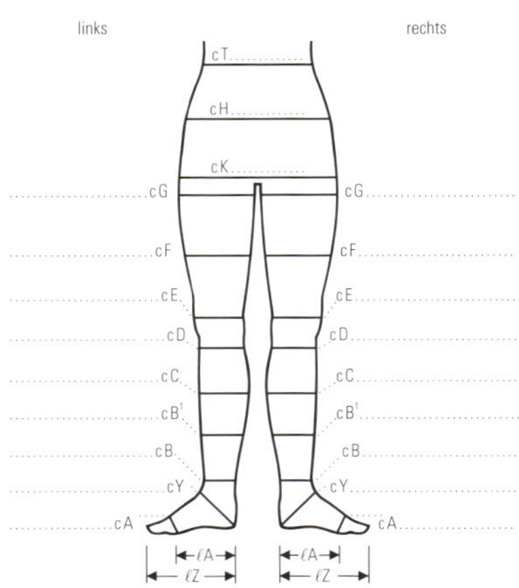

Abb. 1.17a Maßschemata: Bein und Hüfte. © Julius Zorn GmbH [V600]

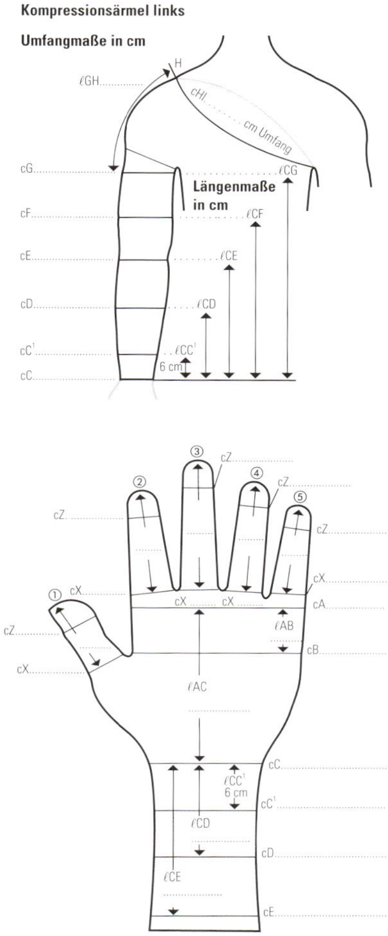

Abb. 1.17b Maßschemata: Hand, Arm, Schulter, Rumpf. © Julius Zorn GmbH [V600]

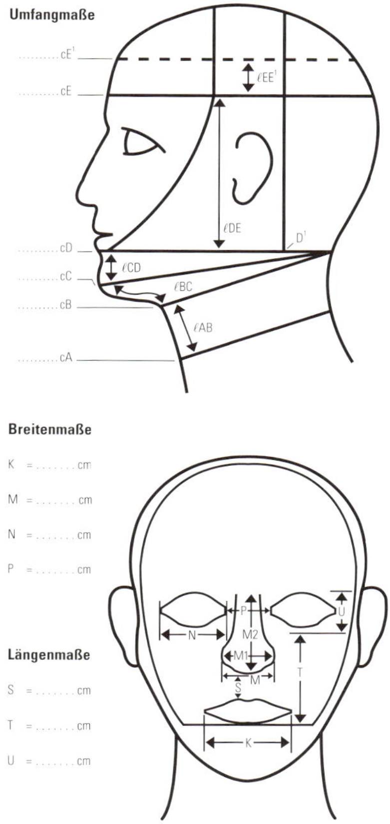

Abb. 1.17c Maßschemata: Gesicht und Hals; Maßhöhen werden mit l bezeichnet, die Umfangsmaße zu den jeweiligen Höhen mit c. © Julius Zorn GmbH [V600]

1.3.3 Maßpunkte am Körper, Körpertopografie

In der Praxis haben sich feste **Maßschemata am Körper** bewährt. Unterschiedliche Personen, die am Patienten Maße abnehmen, können so ihre gemessenen Werte vergleichbar machen, um z. B Verläufe von Schwellungen oder Gewichtsveränderungen mit begleitenden Volumen- und Umfangsschwankung zu dokumentieren.

Aus Gründen der einfachen Reproduzierbarkeit werden die Positionen aus der Kompressionsbestrumpfung angewandt: sie sind leicht wiederzufinden, kaum zu verwechseln und ergeben sich in ihrer Schematik fast von selbst aus der Körpertopografie. Die Maßpunkte werden in Abhängigkeit zu einer Prominenz von Knochen, topografischen oder tastbaren Besonderheiten als „Fixpunkten" ermittelt. Als Längenmaße lassen sich Fußlänge, Fußbreite, als Umfänge Zehenumfänge

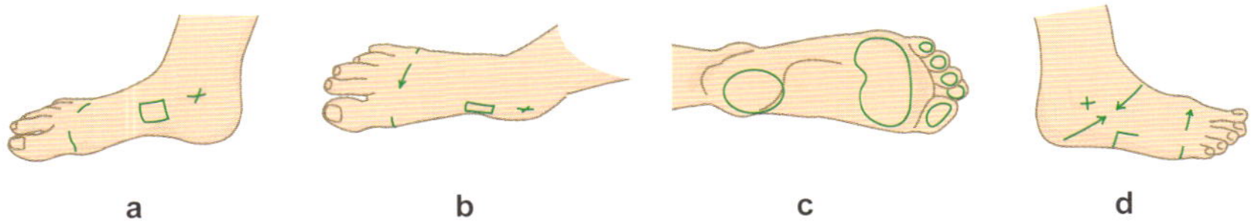

Abb. 1.18 Strukturen am Fuß: Zehenenden, Caputi metatarsale I und V, Basis metatarsale V, Tuberositas Os naviculare, Fersenbein, Tuberositas Os calcanei, Sulcus lateralis Os naviculare, Bisgaard-Kulissen. [L138]

über den Zehengelenken, Umfang des Vorfußes (= a), Umfang des Mittelfußes (= h), Umfang Ferse zu Rist (= y) leicht auffinden (➤ Abb. 1.18).

Die **Längen am Bein** werden in Abhängigkeit zum lateralen Malleolus (Spitze des Außenknöchels), zum Kniespalt (am leichtesten medial zu tasten) und zum Trochanter major (großer Rollhügel) festgelegt (➤ Abb. 1.19). Außerdem jeweils zugehörig zu den Umfangsmaßen: an der jüngsten Stelle der Fessel (= b), am Wadenansatz (= b1), auf höchster Wölbung des Wadenmuskels (= c), in der Mulde unter dem Tibiaplateau (= d), auf Höhe der Kniebeugefalte mittig über der Patella (= e), auf der distalen Erhebung des Muskelbauchs des M. quadrizeps femoris (= f) und auf Höhe des proximalen Scheitelpunktes der Muskelbauchwölbung des M. quadrizeps femoris (= g).

Für die **Längenbestimmung an der Hüfte** sind die Distanzen zwischen den beiden ventralen vorderen oberen Darmbeinstacheln (Spina iliaca anterior superior), die Weite von Achsel zu Achsel, die Taillenweite, die Beckenweite in der Grube der kleinen Glutäen oberhalb der großen Rollhügel (alle medial-lateral) und die Weite auf Höhe des distalen Sternums (anterior-posterior) ausschlaggebend (➤ Abb. 1.20). Zudem werden die Längen in Bezug zu den Umfängen festgelegt. Sie werden als „Abschlussweite" auf Höhe der Gesäßfalte (= AW), als Hüftweite auf der Spitze des Gesäßes (= HW), als Leibweite auf der Bauchspitze (= LW), als Taillenumfang durch die Tailleneinziehung (= TW), als

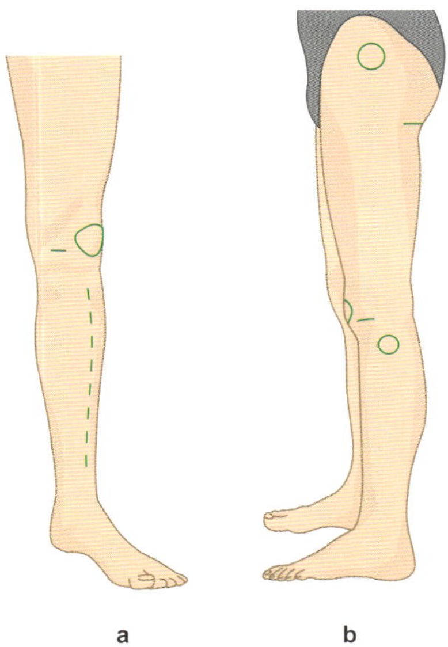

Abb. 1.19 Strukturen am Bein: Fessel, Malleoli medialis und lateralis, Muskelbauch Unterschenkel, Tibiakante, Caput fibularis, Patella, Tibiaplateau, Gelenkspalt des Knies, Muskelbauch Oberschenkel, Trochanter major, Gesäßfalte. [L138]

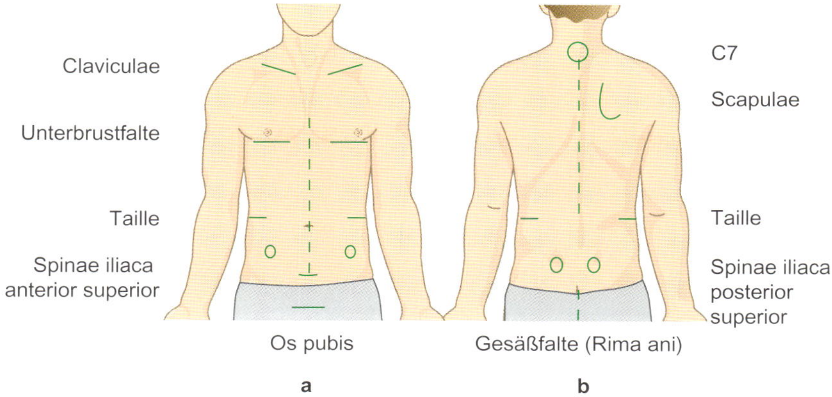

Abb. 1.20 Strukturen an Hüfte und Rumpf: Crista illiaca, Spina iliaca anterior superior/inferior und posterior superior, Glutaeusmulde, Bauchnabel, Dornfortsätze, Rippen, Brustansatz, Brustwarzen, Sternum, Ossa scapulae, Ossa claviculae, Mohrheimsche Gruben, Acromeon, M. sternocleidomastoideus. [L138]

Umfang am Brustansatz in der Erhebung zur Brust (= BW), als Brustumfang über den Mamillen (ggf. über BH) gemessen.

Leicht auffindbare Strukturen als Maßpunkte an Hand, Arm, Hals und Kopf zeigen ➤ Abb. 1.21 und ➤ Abb. 1.22.

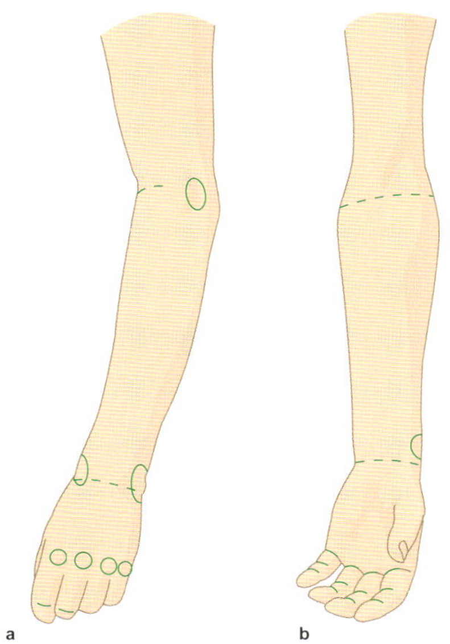

Abb. 1.21 Strukturen an Hand und Arm: Phalangen, Gelenkfalten DIP, PIP, MCP, Styloideus radialis und ulnaris, Muskelbauch Unterarm, Brachialissehne, Caput ulnaris, Muskelbauch Oberarm. [L138]

Merke

Die **Maßpunkte am Körper** orientieren sich an leicht auffindbaren Strukturen der Körperoberfläche. Sie müssen reproduzierbar sein und folgen einem Maßschema.

Bewährt haben sich die Schemata der Hersteller von Bandagen, Orthesen und Kompressionsstrümpfen.

1.3.4 Lageänderung im Raum mit Hilfsmitteln

Der Einsatz von Hilfsmitteln bringt neue Anforderungen mit sich. Dies zeigt sich eindrucksvoll, wenn sich der Patient ohne Hilfsmittel aus der Liegeposition oder mit Hilfsmittel aus der Sitz- in die Stehposition manövrieren soll.
Beispiele:

- Für amputierte Patienten fehlt – neben der Funktion zum Abstützen – mit der fehlenden Extremität oft einfach deren Gewicht, um ausreichend Schwung für die Lageänderung zu generieren
- Plegischen Patienten ist oftmals eine oder mehrere Extremitäten mangels willentlicher Steuerung geradezu „im Weg"

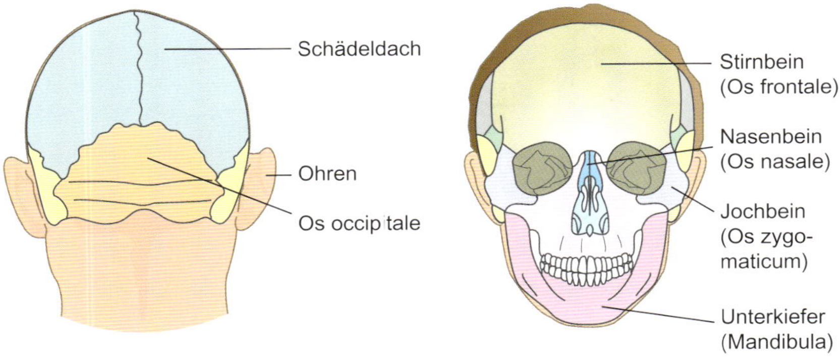

Abb. 1.22 Strukturen an Hals und Kopf. Von dorsal: Os occipitale, Schädeldach, Ohren; von ventral: Kinnspitze, Verlauf der Mandibula, Lippenränder, Nasenlöcher, Nasenspitze, Begrenzung der Augenhöhle, Augenbrauen/Stirnverlauf, Begrenzung der Ohren, Ossa occipitale. [L138]

- Para- oder Tetraplegien erfordern zudem oft den Einsatz von zusätzlichen Hilfsmitteln und Liftern, da ein eigenständiges Aufstehen des Patienten nicht möglich ist.

Patienten, die z. B. aus Gründen des Alters, ohne weitere körperliche Einschränkung der Bewegungsfähigkeit auf Rollator oder Rollstuhl zurückgreifen, kann meist ein höheres Maß an Eigenständigkeit auch

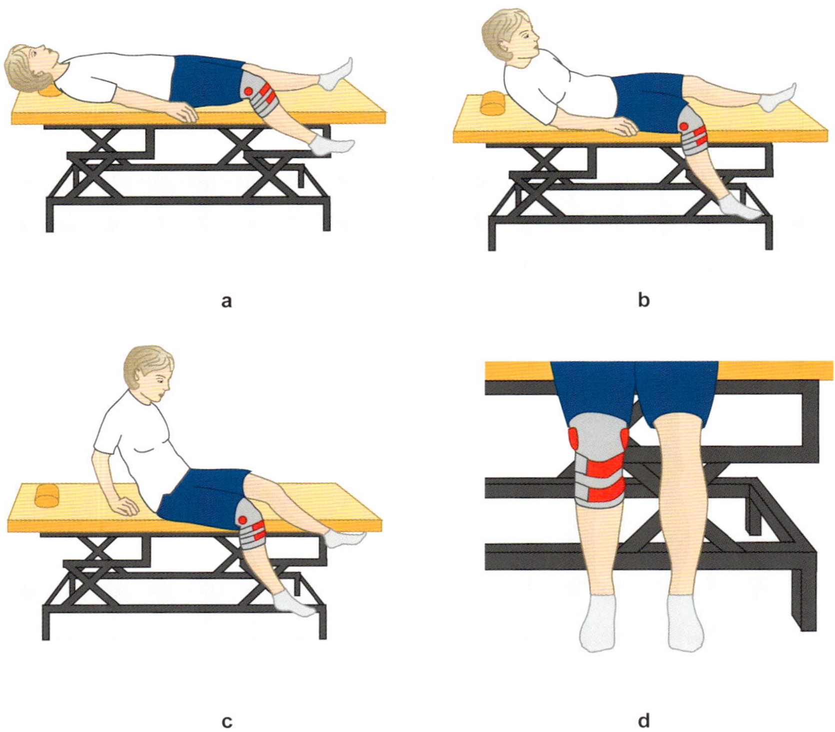

Abb. 1.23 Aus dem Liegen zum Sitzen kommen. [L138]

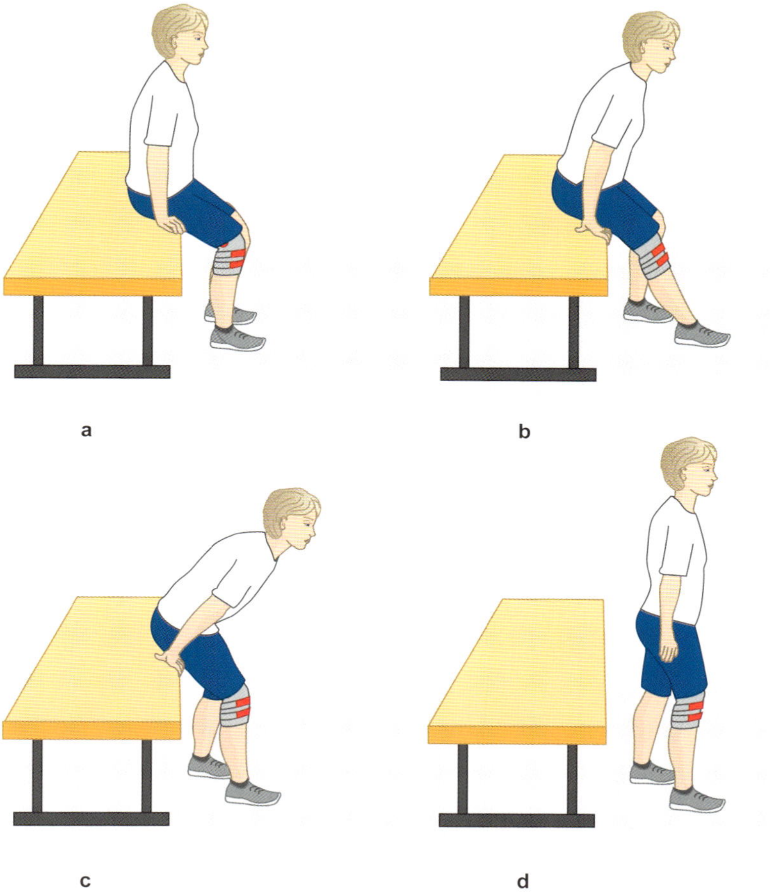

Abb. 1.24 Aus dem Sitzen aufstehen. [L138]

beim Aufstehen eingeräumt werden. Bei ihnen hat meist kein plötzliches, isoliertes Versagen zu der Einschränkung geführt, sondern schleichende Prozesse, die sie langsam in die Situation haben „hineinwachsen" lassen.

Die Anleitungen (➤ Abb. 1.23 und ➤ Abb. 1.24) zeigen Möglichkeiten auf, wie bei unterschiedlichsten Einschränkungen die Liege- oder Sitzposition verlassen und der Stand erreicht werden kann. Amputierte Patienten sollten in jedem Fall bereits in der Sitzposition die Prothese anlegen; in dieser Position kann dies ohne Ablenkung, konzentriert und sicher erfolgen.

KAPITEL

2 Einlagen

Einlagen sind eines der am häufigsten eingesetzten Hilfsmittel und für viele Menschen aus dem Alltagsleben nicht wegzudenken.

Hauptaufgaben von Einlagen:

- Schmerzlinderung
- Stabilisierung gegen Überlastung und Stoßabsorption
- Förderung der physiologischen Aufrichtung des Körpers (je nach Gestaltung)
- Verbesserung des Gangbilds
- Redression von Abweichungen
- Lastverteilung.

Einlagen werden ausschließlich im festen Schuhwerk getragen. Sie sind so breit wie der Fuß, und ca. 12 bis 15 mm länger als der Fuß. Eine stabile Fersenkappe am Schuh und ein mit Klett (➢ 1.2.1) oder Schnürung (➢ 1.2.2) verschließbarer Einstieg sorgen dafür, dass der Fuß auf der Einlage die beabsichtigte Position nicht verlässt und die Mechanismen der Einlage wirken können. Aus Sandalen rutschen Einlagen meist heraus und der Fuß ist durch die Riemen nur unzureichend gefasst.

Schuhe für eine effektive Einlagenversorgung sollten zur stabilen Ferseneinfassung zudem einen rigiden Sohlenübergang von Rück- zu Mittelfuß besitzen und dann zum Vorfuß weich abrollen. Der Verzicht auf Absätze und Sohlenkonstruktionen, die sich zum Boden hin verjüngen, ist dringend zu empfehlen. Ballerinas und Slipper sind gänzlich ungeeignet für die Einlagenversorgung.

TIPPS UND TRICKS

- Schuhe regelmäßig wechseln, Einlagen nach dem Tragen herausziehen und immer separat trocknen lassen!
- Einlagen nur mit einem feuchten Tuch abwischen, zum Trocknen nicht auf die Heizung legen (Verformungsgefahr)!
- Der Zuschnitt einer Einlage bemisst sich anhand des Fußes. Findet die korrekt zugearbeitete Einlage nicht ausreichend Platz im Schuh, muss für ein passendes Paar Schuhe gesorgt werden!

2.1 Einlagen zur Bettung und Entlastung

Weichbettungseinlagen, thermoplastische Einlagen und Leder-Einlagen dienen der **Bettung und Entlastung** bei:

- Überlastung
- Knöchernen oder ligamentären Veränderungen (Senk-Spreizfuß, leichter Knick- oder Hohlfuß)
- Schmerzen (Fersensporn, Überlastung der Mittelfußknochen).

Die Einlagen tragen zur Reduktion der Beschwerden bei. Sie sind in nahezu jedem Schuh tragbar und in Anwendung und Komfort unproblematisch.

Wichtig im Alltag

- Einlagen in geschlossenen wie in offenen Schuhen, dann jedoch fest eingebaut, tragbar

- Innenvolumen und die Breite der Schuhe sollten ausreichend und dem Fuß entsprechend sein
- Einlagen mit und ohne Socken tragbar; ihre Topografie ist soweit reduziert, dass auch Volumenschwankungen unproblematisch aufgefangen werden.

HILFSMITTELNUMMER
08.03.01.0–3999 [9]

2.2 Schaleneinlagen

Die Indikation für **Schaleneinlagen** wird häufig bei Kindern gestellt. Die Einlagen haben hochgezogene Ränder (Schale) und führen so das Fersenbein umfassend im Rückfußbereich.

Die Form führt zu einer guten Unterstützung, nimmt dem Fuß jedoch Aktivität. Dies kann unter Umständen zu Druck an den Kanten führen, da der Fuß passiv und nicht in die aktive Aufrichtung geführt wird. Schuh, Einlage und Fuß funktionieren nicht in einer Symbiose, sondern verschieben sich daher immer wieder im natürlichen Bewegungsablauf gegeneinander. Der Einsatz sollte möglichst nicht dauerhaft sein, ggf. kann frühzeitig die Versorgung mit propriozeptiven Einlagen (➤ 2.3) für einen längeren Zeitraum angegangen werden.

Wichtig im Alltag

- Schaleneinlagen ausschließlich in geschlossenen, festen, absatzlosen, höchstens knöchelhohen Schuhen tragbar
- Schuhe müssen über ausreichend Innenvolumen verfügen
- Breite der Einlage richtet sich nach der Breite des Fußes → Schuh entsprechend auswählen
- Einlagen erst rutschfest im Schuh positionieren, dann Schuh anziehen.

HILFSMITTELNUMMER
08.03.03.0–2999 [9]

2.3 Propriozeptive Einlagen

Propriozeptive Einlagen haben eine individuell gestaltete und sehr ausgeprägte Topografie (➤ Abb. 2.1). Sie wirken nicht bettend, sondern aktivierend. Die Einlagen werden aufgrund ihrer Eigenschaften auch „afferenzverstärkende Einlagen“ oder „sensomotorische Einlagen“ genannt.

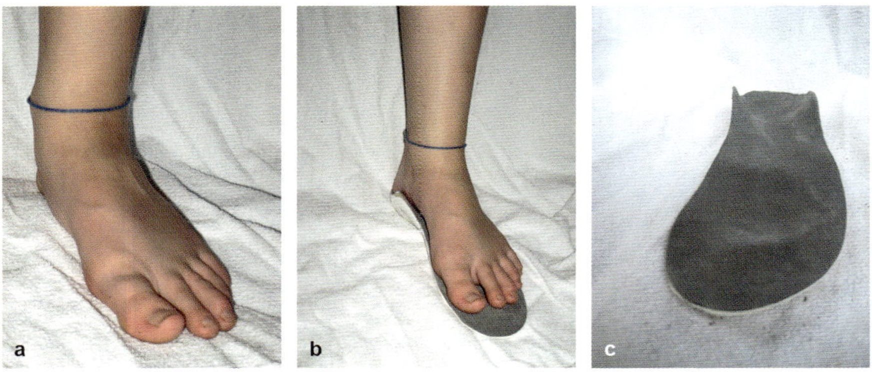

Abb. 2.1 Wirkungsweise propriozeptive Einlage. [P111]

Die Sohlenmanipulationen zielen auf Reize in der Tiefe von Muskulatur, Bändern und Sehnen ab. Sie regen die Tiefensensibilität an, diesen Vorgang bezeichnet man als Propriozeption. Die gesteuerte Wahrnehmung führt zu einer verbesserten Kontrolle von Tonus und Physiologie. So können auch milde Formen der Spastik „gebrochen" und tonusarme Füße mobilisiert werden.

Diese Form der Fußversorgung erfordert viel Erfahrung und Einfühlungsvermögen, da die Adaption des Körpers an den gewonnenen Einfluss als Prozess begriffen werden muss. Einmal gefundene Veränderungen sind daher nicht zwingend von längerer Dauer. Es können immer wieder Korrekturen an den Einlagen nötig werden.

Wichtig im Alltag

- Propriozeptive Einlagen ausschließlich in geschlossenen, festen, absatzlosen, höchstens knöchelhohen Schuhen tragbar
- Schuhe müssen über ausreichend Innenvolumen verfügen
- Breite der Einlage richtet sich nach der Breite des Fußes → Schuh entsprechend auswählen
- Einlagen erst rutschfest im Schuh positionieren und dann Schuh anziehen.

TIPPS UND TRICKS

Tragedauer mehrmals täglich für mindestens eine Stunde unterbrechen, um den Füßen die Möglichkeit zu geben, die gewonnenen Informationen aktiv umzusetzen.

HILFSMITTELNUMMER

08.00.03.0701 [9]

2.4 Stoßabsorber

Zur Minderung von Auftrittsstößen können Gelkissen als **Stoßabsorber** unter der Ferse eingesetzt werden. Diese nehmen die Kräfte durch ihre zähviskose Verformung auf und entlasten empfindliche Strukturen des Fußes oder des Haltungsapparats. Sie können in speziellen Ausführungen auch zur Entlastung bei Fersensporn herangezogen werden.

Wichtig im Alltag

- Stoßabsorber werden meist lose im Schuh getragen
- Positionierung erfolgt auf der Brandsohle des Schuhs bündig mit der Fersenumfassung
- Fersenkappe muss dabei so hoch schließen, dass ein Herausschlüpfen der Ferse aus dem Schuh vermieden wird
- Schuhe, deren Fersenfassungen nicht ausreichend rigide sind, wie z. B. bei Segeltuchschuhen, Ballerinas oder Slippern, sind ungeeignet. Hier besteht bei nicht ausreichender Stabilität eine erhöhte Verletzungsgefahr durch Umknicken (Torsionsverletzung)!

HILFSMITTELNUMMER

08.03.06.0xxx [9]

2.5 Ausgleich von Beinverkürzungen

Der **Ausgleich einer Beinlängendifferenz** kann im Schuh bis ca. 5 mm aus Kork oder Kunststoffpolster erfolgen (➤ Abb. 2.2). Ist darüber hinaus (> 5 mm) ein Ausgleich nötig, wird dieser sinnvoller unter dem Schuh angebracht, um das Innenvolumen des Schuhs nicht wesentlich zu mindern.

Wichtig im Alltag

Die **Anforderungen an den Schuh** entsprechen denen der Stoßabsorber:

- Hochschließende Fersenkappe, damit die Ferse nicht aus dem Schuh schlüpfen kann
- Stabile Fersenfassung
- Keine Segeltuchschuhe, Ballerinas oder Slipper wegen der erhöhten Verletzungsgefahr durch Umknicken (Torsionsverletzung)!

HILFSMITTELNUMMER
08.03.06.1xxx [9]

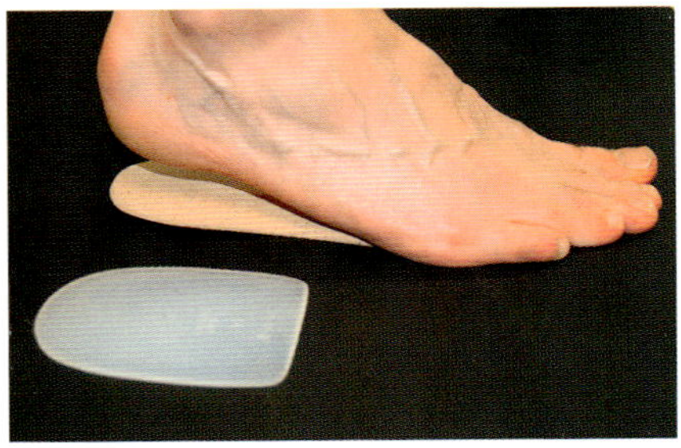

Abb. 2.2 Beinlängenausgleich zum Herausnehmen aus unterschiedlichen Materialien (hinten: Kork, vorne: Silikon). [P111]

KAPITEL

3 Kompressions-bestrumpfung

Eine **Kompressionsbestrumpfung** ist die Basistherapie bei Venenleiden und Erkrankungen des Lymphsystems sowie bei anderen Erkrankungen; sie wird auch zur Prophylaxe eingesetzt. Aufgrund der Herstellung bezeichnet man Kompressionsbestrumpfungen auch als Kompressionsgestricke, welche auch Rumpf- oder Kopf-Versorgungen umfassen.

Kompressionskleidung übt einen definierten Druck über die textile Fläche auf das Körpergewebe und die tiefer liegenden Gefäße aus. In der **Phlebologie** werden im Bein zuvor erweiterte Venen auf ihren normalen Durchmesser zusammengepresst, noch nicht zerstörte Venenklappen schließen wieder und werden ihrer Funktion als Rückstauventil gerecht. Der Rückfluss des Blutes zum Herzen ist gewährleistet, da es sich nicht mehr im Bein staut. Die Entstauung funktioniert nur in Bewegung, nicht in Ruhe.

Grundsätzlich erhöht sich durch den äußeren Druck die Fließgeschwindigkeit des Blutes. Die Schwellung nimmt ab, weil die Gewebeflüssigkeit wieder verstärkt in die Gefäße aufgenommen wird und besser abfließen kann. [8]

In der **Lymphologie** wird über die Anlage des Gewebes unter Druck die Entstauung des Gewebes aufrechterhalten, ein Rückfluss der Lymphe nach erfolgter Entstauungstherapie in periphere Körperregionen wird damit unterbunden.

Neben Kompressionsgeweben können intermittierende oder apparative Kompressionstherapien (➤ 3.9) oder Kompressionsverbände eingesetzt werden.

3.1 Kompressionsklassen

Die **Ausführung der Kompressionsbestrumpfung (Kompressionsklassen)** ist in der Norm RAL-GZ 387 1/2 geregelt. Diese beschreibt die Parameter für die Herstellung von Kompressionsgestricken (➤ Tab. 3.1). Dadurch sind Kompressionsgestricke auch bei unterschiedlicher qualitativer Ausstattung in ihrer Wirkung vergleichbar. Die Dicke des Materials, Eleganz oder Oberfläche haben keine Auswirkung auf die Kompression der Bestrumpfung und können nach Bedarf und Geschmack/Vorliebe des Patienten ausgewählt werden.

Die Kompressionsstrümpfe werden nach ihrer Versorgungshöhe klassifiziert. Ein Strumpf A–D reicht z. B. am Bein von der Ferse bis kurz über die Wade, am Arm von den Fingerknöcheln (von den MCP-Gelenken) bis kurz vor die Ellenbogenbeuge. [7] [8]

Tab. 3.1 Kompressionsklassen nach RAL-GZ 387. [8]

Kompressionsklasse	Kompressionsintensität	Kompression	
		in kPA	**in mmHG**
Klasse I	leicht	2,4–2,8	18–21
Klasse II	mittel	3,1–4,3	23–32
Klasse III	kräftig	4,5–6,1	34–46
Klasse IV	sehr kräftig	6,5 und größer	49 und größer

3.2 Indikation

Ziel der Kompressionsbestrumpfung ist es, ein durch die Maßnahme definiertes Volumen zu halten. Sie wirkt dabei rein passiv über die Elastizität des Gestricks, wobei ein vorgegebener Zug bestimmt durch die Kompressionsklasse von peripher nach proximal sinkt. Ein Beinstrumpf entwickelt z. B. am Fuß seine höchste Spannung, diese lässt zum Oberschenkelabschluss hin auf 20–60 % nach.

Es lassen sich zwei unterschiedliche Techniken in der Herstellung von Kompressionsgestricken erkennen:

- Die Technik des „Rundstrickens" in der Phlebologie
- Bei Lymph- oder Lipödemen und der Herstellung von Verbrennungsbandagen wird der „Flachstrick" bevorzugt.

Beide unterscheiden sich wesentlich in ihren grundlegenden Eigenschaften und sind gemäß ihrer Indikation (➤ Tab. 3.2) nicht ohne Weiteres austauschbar.

Tab. 3.2 Indikationen für die Kompressionsbestrumpfung. [26]

Indikationen	Relative Kontraindikationen	Kontraindikationen
Varikose • Varikose primär und sekundär • Varizen in der Schwangerschaft • Die Sklerosierungstherapie unterstützend • Nach venenchirurgischen Eingriffen	• Ausgeprägte nässende Dermatosen • Unverträglichkeit auf Kompressionsstrumpfmaterial • Schwere Sensibilitätsstörungen der Extremität • Fortgeschrittene periphere Neuropathie (z. B. Diabetes mellitus) • Primär chronische Polyarthritis	• Fortgeschrittene periphere arterielle Verschlusskrankheit • Dekompensierte Herzinsuffizienz • Septische Phlebitis • Phlegmasia coerulea dolens
Thromboembolie • Thrombophlebitis (superfiziell) sowie Zustand nach abgeheilter Phlebitis • Tiefe Beinvenenthrombose • Zustand nach Thrombose • Postthrombotisches Syndrom • Thromboseprophylaxe bei mobilen Patienten		
Chronische Veneninsuffizienz (CVI) • CVI der Stadien I bis III nach Widmer bzw. C_{1S}-C_6 nach CEAP • Ulkusprävention • Leitveneninsuffizienz • Angiodysplasie		
Ödeme • Lymphödeme • Ödeme in der Schwangerschaft • Posttraumatische Ödeme • Postoperative Ödeme • Zyklisch idiopathische Ödeme • Lipödeme ab Stadium II • Lipo-Lymphödeme • Phlebo-Lymphödem • Stauungszustände infolge Immobilitäten (arthrogenes Stauungssyndrom, Paresen und Teilparesen der Extremität)		
Andere Indikationen: • Zustände nach Verbrennungen • Narbenbehandlungen		

3.3 Handhabung

Das **Maßnehmen für die Bestrumpfung** (➤ 1.3.3) und das **Anziehen** werden in entstautem Zustand vorgenommen. Einen guten Entstauungszustand findet man noch vor dem Aufstehen am Morgen vor. Bei Schichtarbeitern kann dies jedoch ebenso der Nachmittag sein! Die Schwerkraft (Gravitationskraft) verhindert bereits bei der ersten Mobilisation den kompletten venösen Rückfluss aus der unteren Extremität. In der Folge erhält man die Maße eines gestauten Beines, die zu einer nicht ausreichend wirksamen Kompressionsbestrumpfung führen. Für das Anmessen und Anlegen von Flachstrickbestrumpfung bei Lymphödem ist es zudem unabdingbar, dass die Abnahme der Maße direkt nach einer manuellen Entstauungstherapie vorgenommen wird und das Anlegen später ausschließlich im entstauten Zustand nach der Nachtruhe erfolgt.

Kompressionsgestricke sind in der Handhabung sehr empfindlich. Die meisten Materialien reagieren auf den Kontakt mit fetthaltigen Hautpflegemitteln mit Materialversagen.

TIPPS UND TRICKS

Vor dem Anziehen eines Kompressionsgestricks für eine saubere, fettfreie und trockene Haut sorgen → nach der Körperpflege und dem Eincremen warten, bis die Creme rückstandslos eingezogen und die Haut trocken ist. Bei Wunden eine angemessene Wundabdeckung wählen, um die Verschmutzung des Materials und ein Anhaften des Strumpfs an der Wunde durch eintrocknendes Wundsekret zu vermeiden.

Für das **Fremdanziehen** von Kompressionsstrümpfen an Arm und Bein ist es wichtig, dass die jeweilige Extremität ein Widerlager besitzt. Am Bein arbeitet die Hilfsperson am besten mit dem – z. B. im Bett – liegenden Patienten. Am Arm kann die Hilfestellung im Stehen erfolgen, indem sich der Patient an einer Tischkante, einem Türgriff oder dem Gürtel der Hilfsperson fest- und gegenhalten kann.

Das **An- und Ausziehen** erfolgt zum Schutz des Materials mit speziellen Handschuhen. Auf diese Weise werden Laufmaschen verhindert und die Handhabung erleichtert (➤ Abb. 3.1). Die Handschuhe sind im Fachhandel für Kompressionsbestrumpfung erhältlich und nach den Handumfangsgrößen des Nutzers sortiert. Die griffige Oberfläche der Handschuhe ermöglicht das Positionieren der Bestrumpfung mit der flachen Hand. Dadurch bedarf es nur eines geringen Kraftaufwands beim Anziehen der Bestrumpfung. Arm- und Beinstrümpfe werden bis zum größten distalen Umfang (am Fuß die Ferse, am Arm der Muskelbauch des Unterarms, am Beinstumpf die kolbige Ausdehnung) auf links gezogen und entweder mit einer Anziehhilfe oder direkt auf die Haut gezogen. Der umgeschlagene Anteil wird in kurzen Abschnitten (ca. 4–6 cm) etagenweise nach proximal auf die Haut gezogen (➤ Abb. 3.2).

Merke

Handhabung von Kompressionsgestricken

- Fettfreie, trockene Hautverhältnisse und eine entstaute Gewebesituation schaffen
- Immer mit speziellen Handschuhen an- und ausziehen
- Zum Anziehen den Strumpf bis zum größten distalen Umfang auf links drehen und dann in Etagen nach proximal aufziehen
- Für Gegendruck beim Anziehen von Beinstrümpfen sorgen (z. B. Bett als feste Unterlage). Bei Armstrümpfen den Patienten mit dem zu bestrumpfenden Arm wahlweise am Gürtel der Hilfsperson, einem Türgriff oder einer Tischkante gegenhalten lassen.

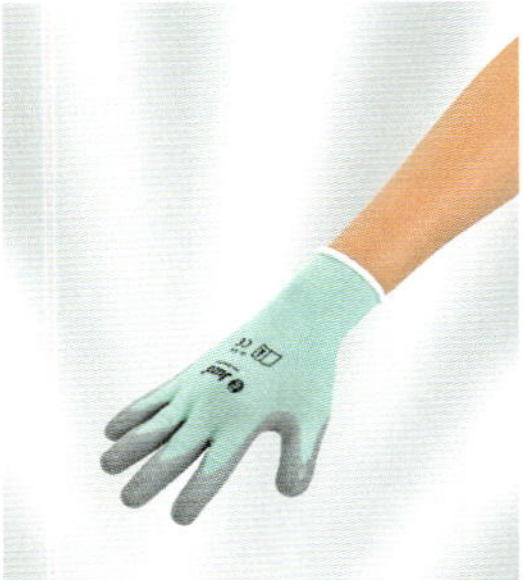

Abb. 3.1 Spezielle Handschuhe für das An- und Ausziehen von Kompressionsgestricken vereinfachen die Handhabung. © Julius Zorn GmbH [V6C0]

Keinesfalls darf die Hilfsperson oder der Patient die Bestrumpfung wie eine herkömmliche Socke durch Hochziehen der Gesamtlänge anziehen. Wird die Bestrumpfung am Abschlussbündchen des Strumpfs gehalten, so wird das Gestrick unnötig in die Länge gezogen (elongiert), der Strumpf wird „zu lang". Diese Handhabung strapaziert die elastischen Fasern und die angelegte Kompression kann nicht kontrolliert wirken. Dies führt zu

- frühzeitigem Verschleiß und
- unkomfortablem und fragwürdigen Sitz.

Zum **Ausziehen** wird der proximale Bund „auf links" umgeschlagen und der Strumpf nach distal abgezogen.

Die Industrie bietet vielfältige **Anziehhilfen** an:

- Anziehen von Kompressionsstrümpfen mit Anziehrahmen (➤ Abb. 3.3)
  a. Kompressionsstrumpf mit der Ferse nach hinten zum Benutzer ausrichten und auf links soweit mit den flachen Handflächen über den Rahmen schieben, bis die Fersenausformung über die Rahmenkante zieht. Dabei den Strumpf **nicht** aufrollen!

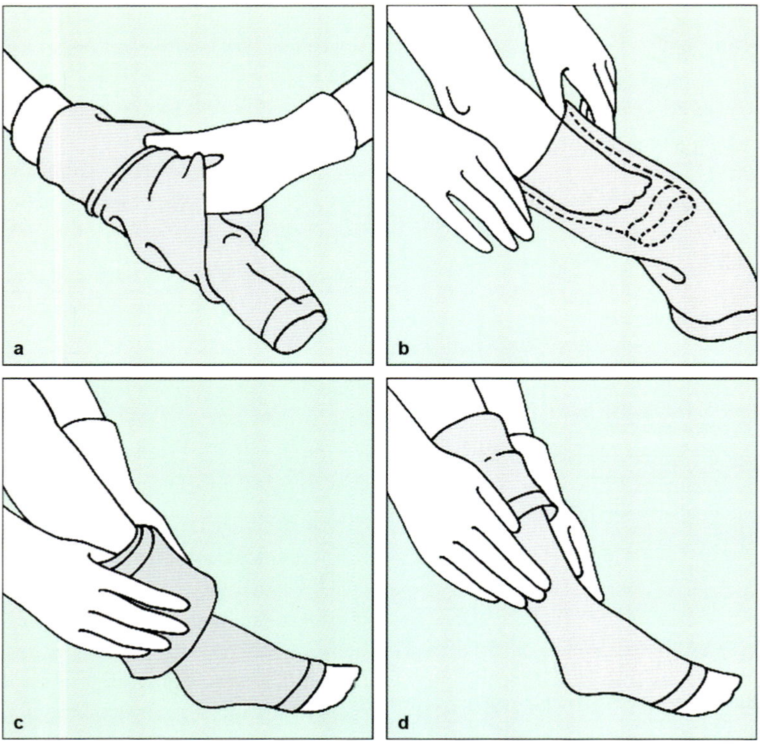

Abb. 3.2 Fremdanziehen von Kompressionsstrümpfen am Bein. © Julius Zorn GmbH [V600]

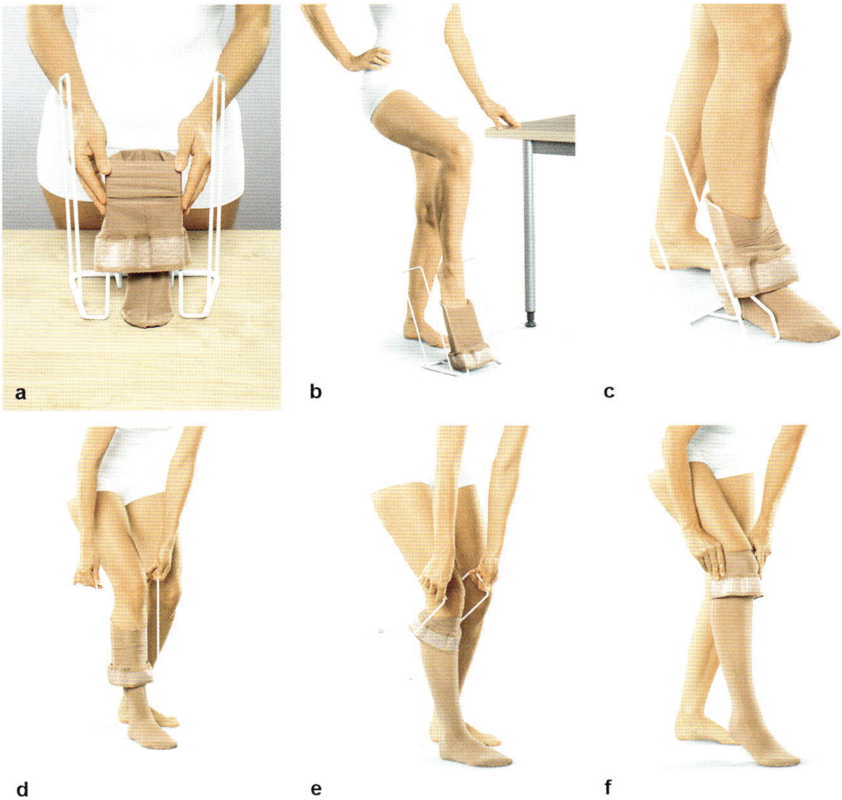

Abb. 3.3 Anziehen von Kompressionsstrümpfen mit Anziehrahmen. © medi, www.medi.de [V481]

b. Im Stehen den Rahmen mit der Ferse zum Patienten ausrichten und mit dem plantar flektierten Fuß mit Schwung in die entstandene Tasche bis zur Spitze einfahren
c. Fuß bis zur Ferse einführen
d. Strumpf mit dem Rahmen gleichmäßig über den Unterschenkel bis kurz unterhalb des Knies nach oben ziehen
e. Oberhalb der Wade den Rahmen nach hinten aus dem Strumpf ziehen
f. Strumpf gleichmäßig über Knie und Oberschenkel mit den Handflächen nach oben schieben, den Haftrand dabei vorher auf links schlagen und erst nach Erreichen der Endposition auf rechts (auf die Haut) umschlagen

- An- und Ausziehhilfe für Beinstrümpfe mit und ohne Spitze: Mediven Butler (➢ Abb. 3.4)
- Anziehhilfe für Beinstrümpfe ohne Spitze (➢ Abb. 3.5).

Die **Ausziehhilfe** für Beinstrümpfe funktioniert ähnlich wie ein Schuhauszieher (Strumpf von oben auf links gedreht zum Fuß hin ziehen, Ausziehhilfe unter den Strumpf in Richtung Ferse schieben und Strumpf damit vom Fuß ziehen ➢ Abb. 3.6).

Zum Anziehen von Armstrümpfen gibt es im Handel ebenfalls Anziehhilfen (Armbutler ➢ Abb. 3.7).

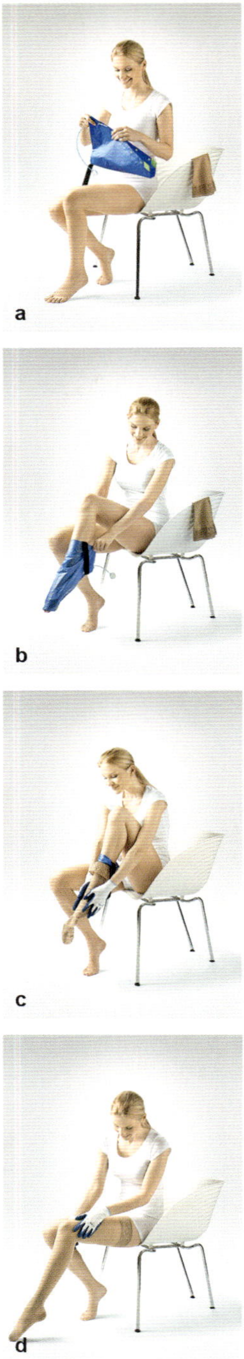

Abb. 3.4 Anziehhilfe von Beinstrümpfe mit Anziehseide. [V677]

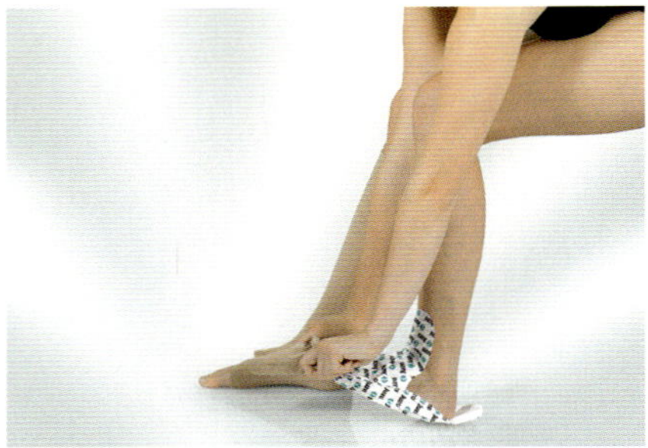

Abb. 3.5 Anziehhilfe für Beinstrümpfe ohne Spitze: Slippie. © Julius Zorn GmbH [V600]

3.4 Pflege von Kompressionsgestricken

Kompressionsgestricke werden von den Patienten dauerhaft getragen. Sie nehmen alle Absonderungen des Körpers, wie Schweiß und Hautschuppen, auf und verschmutzen sehr schnell. Kompressionsstrümpfe sollten deshalb nach Möglichkeit täglich, zumindest aber jeden zweiten Tag gewaschen werden.

- Handelsübliches Feinwaschmittel ohne Weichspüler benutzen, besser: ein Spezialwaschmittel aus dem Fachhandel
- Waschmittel ohne Waschmittelzusätze wie optische Aufheller, Weichspüler oder Fleckenmittel verwenden
- Zum Trocknen den Kompressionsstrumpf in ein Frotteehandtuch einwickeln und ausdrücken – nicht auswringen
- Den Kompressionsstrumpf anschließend liegend (z. B. auf einem Handtuch) trocknen lassen
- Kompressionsstrumpf nicht auf einem Heizkörper, in einem Ofen oder bei direkter Sonneneinstrahlung trocknen, da die Fäden des Gestricks sensibel auf UV-Exposition und Wärme reagieren → vorzeitiges „Altern" des Materials: Sprödigkeit der Fasern und frühzeitiges

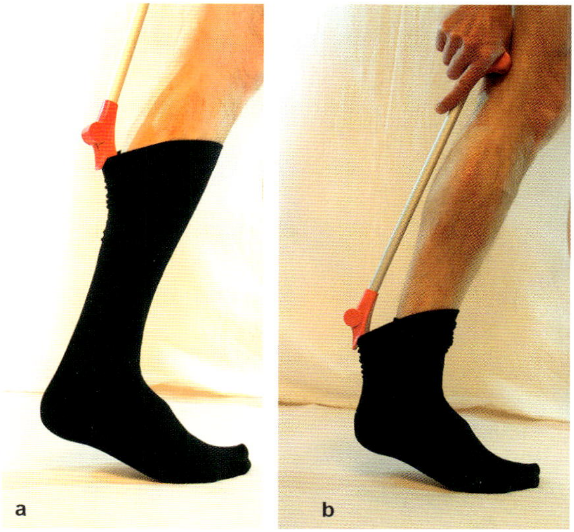

Abb. 3.6 Ausziehhilfe für Beinstrümpfe nach dem Prinzip eines „Schuhlöffels" mit Haken. [P111]

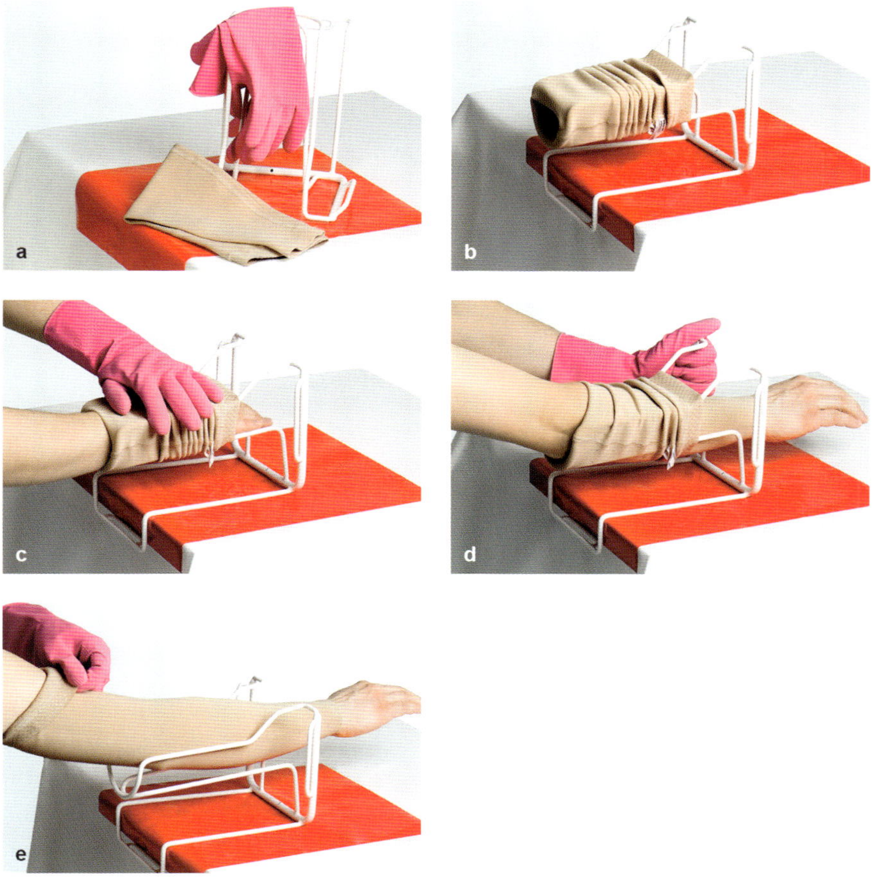

Abb. 3.7 Armbutler zum Anziehen von Armstrümpfen. © medi, www.medi.de [V481]

Versagen der Elastizität → das Gestrick verliert seine Wirkung
- Strümpfe niemals aufhängen, da dies ein Auslängen der elastischen Fasern bewirkt → die Dehnfähigkeit und damit die komprimierende Wirkung nimmt ab
- Überstehende Fäden oder Schlingen keinesfalls abschneiden, da sonst Löcher und Laufmaschen entstehen können → ggf. Reparatur im Fachhandel oder Sanitätshaus.

3.5 Medizinische Antithrombosestrümpfe

Medizinische Antithrombosestrümpfe (Medizinische Thromboseprophylaxestrümpfe, MTPS) zählen zu den Rundgestricken. Sie üben einen sehr geringen Arbeitsdruck aus, der nicht durch Kompressionsklassen definiert ist. Ihr Einsatz ist ausschließlich auf die temporäre postoperative Anwendung im Liegen ausgelegt. Für die Mobilisation bieten sie keine ausreichende prophylaktische Wirkung und müssen durch Kompressionsbestrumpfungen nach RAL-GZ 387 (➤ Tab. 3.1) ersetzt werden (vgl. Anwendungsrichtlinie der Fa. Medi unter www.medi.de/klinik/produkte/klinische-kompression/thromboseprophylaxe/anwendung-mtps/ letzter Zugriff 20.8.2015).

Auch bei Strümfen zur Thromboseprophylaxe ist auf Faltenfreiheit zu achten und eine kontinuierliche Inspektion zu gewährleisten, um Druckulzera zu vermeiden. Regelmäßiger Wechsel der Strümpfe ist unter hygienischen Gesichtspunkten zu empfehlen. Dabei sollte regelmäßig die Übereinstimmung der gewählten Strumpfgröße mit den aktuellen Körpermaßen des Patienten überprüft und ggf. die Bestrumpfung neu abgestimmt werden (Schwellungsrückgang, Entstauungswirkung durch Lagerung).

Die mehrmalige Verwendung der MTPS und häufiges Waschen beschleunigen den Alterungsprozess und reduzieren damit die Wirksamkeit des Materials.

HILFSMITTELNUMMER

keine [9]

3.6 Phlebologische Kompressionsbestrumpfung (Rundgestricke)

Patienten mit phlebologischen Indikationen werden mit rundgestrickten Kompressionsstrümpfen versorgt. Sie unterscheiden sich in Wirkung und Aussehen deutlich von Flachgestricken, wie sie in der Versorgung der Lymphologie sowie der Narben- und Verbrennungsversorgung zum Einsatz kommen. **Rundgestricke** besitzen keine Naht. Auf jeder Höhe des Strumpfs findet sich dieselbe Anzahl Maschen. Umfangsveränderungen werden demnach alleine über die Größe der Maschen abgebildet. Die Veränderung des Maschenbildes bildet die nach kranial abnehmende Kompressionswirkung ab und lässt sich leicht am veränderten Dehnverhalten auf der Haut erkennen. Das Gestrick wirkt vom Fuß zu den Oberschenkeln hin immer lichter (➤ Abb. 3.8).

Die Möglichkeiten der Formgebung sind aufgrund der Herstellungstechnik begrenzt. Ausgeprägte Überhänge, Wülste, plastische Weichteildefekte und Umfangssprünge am Bein sind kaum einzufassen und führen zwangsläufig zu Einschnürungen, schlechter Passform und zum Verrutschen (Migration) des Strumpfs auf dem Bein. Auch sind adipöse Patienten nur bedingt zufriedenstellend mit rundgestrickten phlebologischen Bestrumpfungen versorgbar.

Es empfiehlt sich in diesen Fällen, die Diagnostik auf die Indikation für flachge-

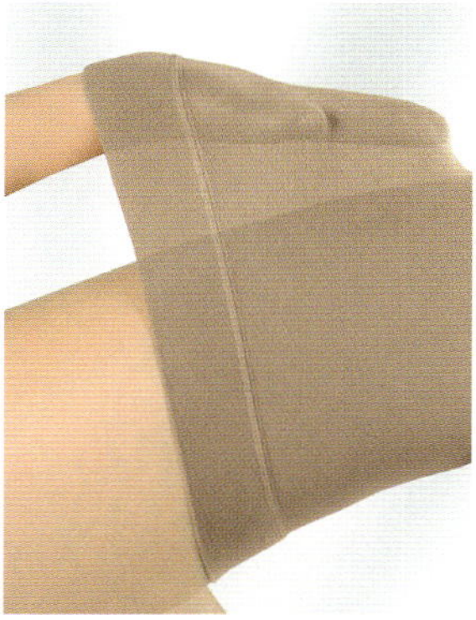

Abb. 3.8 Typisch für Rundgestricke ist die leicht durchscheinende textile Struktur. © Julius Zorn GmbH [V600]

strickte Kompression zu überprüfen, um eine wirksame, ausreichende und risikofreie Kompression dauerhaft herzustellen.

HILFSMITTELNUMMERN
- 17.06.08.xxxx bis 17.06.13.xxxx Bein
- 17.10.03.xxxx Arm [9]

3.7 Lymphologische Kompressionsbestrumpfung (Flachgestricke)

Bestrumpfungen für die **Lymphtherapie** werden als **flache Gestricke** hergestellt und dann dem geforderten Zuschnitt folgend vernäht. Sie besitzen daher mindestens eine Naht (➤ Abb. 3.9). Durch dieses Verfahren leisten sie einen höheren Arbeitsdruck als Rundgestricke und fassen auch sehr anspruchsvolle Oberflächentopografien ein (Wülste, Überhänge, Gelenkfurchen, Weichteildefekte nach plastisch-chirurgischen Plastiken).

Maßabnahmen für die Bestrumpfung und das Anziehen werden nur in entstautem Zustand vorgenommen. Eine Therapie mit Kompressionswickeln ist u. U. im Vorfeld nötig, um ein statisches Volumen zu erreichen.

Das Anziehen von Strumpfsegmenten ist durch die Herstellung vorgegeben:
- Im Beinbereich erst Bermuda- oder Radlerhose anziehen, dann die Unterschenkel- oder Beinversorgungen
- Am Arm erst den Armstrumpf und dann den Handstrumpf über den Armstrumpf ziehen.

Beachte

Das Umkehren der Reihenfolge beim Anziehen setzt voraus, dass entsprechende Änderungen bereits in den Herstellungsprozess mit geänderten Materialzugaben eingeflossen sind.

Das Anmessen von flachgestrickter Bestrumpfung zur Behandlung von Lymph- oder Lipödemen sollte ausschließlich von dafür ausgebildeten Spezialisten übernommen werden, da die technische Umsetzung

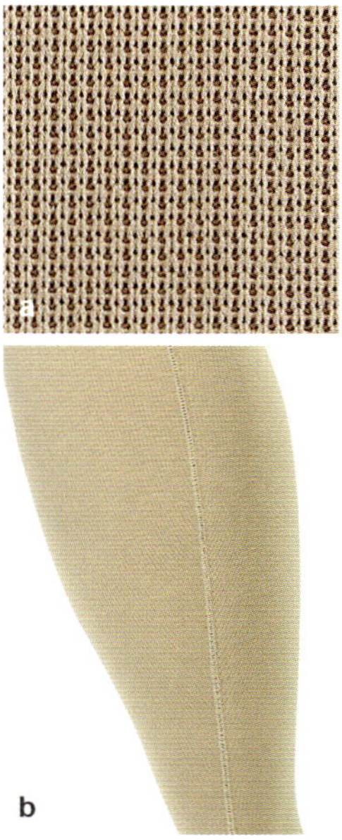

Abb. 3.9 Flachgestricke zeigen ein enges und gleichmäßiges Maschenbild. © Julius Zorn GmbH [V600]

von Maßen zum fertigen Gestrick große Erfahrung voraussetzt.

HILFSMITTELNUMMERN
- 17.06.14.xxxx bis 17.06.19.xxxx Bein
- 17.07.xx.xxxx Hand
- 17.10.04.xxxx Arm
- 17.11.xx.xxxx Rumpf
- 17.17.xx.xxxx Kopf [9]

Zur **Vorbereitung** einer lymphologischen Kompressionstherapie ist im Rahmen der therapeutischen manuellen Entstauung der Erhalt des erzielten Erfolges bis zur endgültigen Versorgung durch kontinuierliches und korrektes Bandagieren notwendig (➤ Abb. 3.10).

Wird die erfolgreiche Entstauungstherapie nicht durch flächiges Bandagieren gehalten, so nähert sich der Umfang der Extremitäten umgehend wieder der ödematösen Ausgangssituation an.

Kurzzügige Bandagen bringen die nötige Kompression auf und sorgen für die Aufrechterhaltung der Entstauung. In der nächsten Sitzung setzt die Therapie dort an und kann den Erfolg weiter vorantreiben, bis ein Status erreicht ist, der konstant bleibt. Erst zu diesem Zeitpunkt kann Lymphkompressionsbekleidung angemessen und gefertigt werden. Bis zur endgültigen Versorgung mit dem Gestrick wird die Bandagierung weiter fortgeführt.

Das Aussetzen der Bandagenkompression ist lediglich zur Körperhygiene gestattet. Sinnvoll ist das Ab- und Anlegen im Liegen, um den Rückfluss der Lymphe zu verhindern.

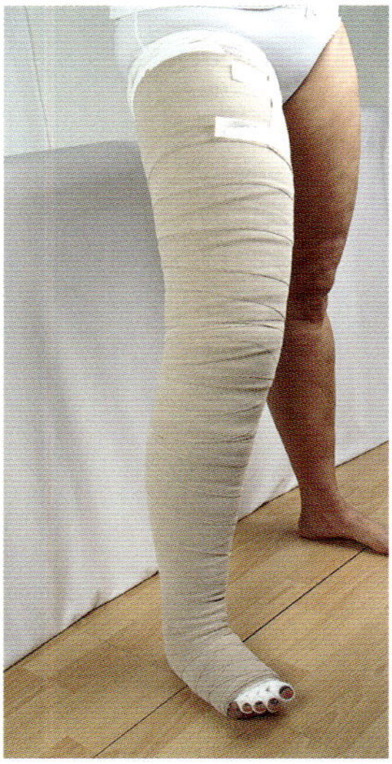

Abb. 3.10 Die Bandagenkompression funktioniert im Alltag nur, wenn sie korrekt ausgeführt wird. Eine gut verständliche Anleitung, die sich auch an Pflegende, Angehörige und Patienten richtet, findet sich unter www.softcompress.de (letzter Zugriff 24.9.2015). [V678]

3.8 Spezielle Kompressionsbestrumpfung

Verbrennungs- und Narbenkompressionsbandagen sind ebenso Flachgestricke, werden jedoch in erster Linie nicht zur „Entstauung" von Gewebe genutzt. Ihre großflächige Auflage und der Andruck auf das Gewebe beeinflussen die Heilung der Verbrennungsregion durch die Verminderung der Blutzirkulation positiv. Eingearbeitete Pelotten, z. B. aus Silikon, lokalisieren den Druck und können so die Hypertrophie von Kollagenfasern und die Bildung von Keloiden gering halten. [27]

Beim **Anlegen** von Verbrennungsbandagen ist zu beachten, dass ein Überziehen, wie bei unbeschadeter Haut nicht möglich und auch nicht erwünscht ist.

- Gestricke soweit möglich auf der Haut positionieren und mit Klett oder Reißverschluss verschließen
- An Armen oder Beinen kann u. U. das Überziehen notwendig werden → Anziehhilfe, z. B. aus Ballonseide, verwenden, um eine möglichst lange Strecke der Hautoberfläche vor Scherkräften und Reibung zu schützen.

Um eine erfolgreiche Narbenkompression zu erreichen, sollten die Gestricke nahezu 24 Stunden pro Tag getragen und nur zur Körperpflege ausgezogen werden. Handschuhe und Kopfversorgungen werden zusätzlich zur Nahrungsaufnahme ausgezogen. Bis zur Ausheilung von Narben vergehen rund 24 Monate, je nach Schwere der Verbrennung auch mehr.

Reinigung dieser Kompressionsgestricke:

- Handwäsche bei maximal 30 °C, soweit der Hersteller dies nicht anders vorgibt
- Feinwaschmittel oder spezielle Waschmittel für Kompressionsgestricke ohne Additive, wie Duft- oder Pflegezusätze verwenden
- Nasse Kompressionsbekleidung nur ausdrücken (z. B. eingewickelt im Geschirr- oder Handtuch)
- Zum Trocknen auf einem Handtuch auslegen, dabei direkte Wärmequellen, wie z. B. Heizkörper, Öfen oder direkte Sonneneinstrahlung, zum Schutz der elastischen Fasern vermeiden.

Beachte

Bei der Versorgung von Kindern ist in regelmäßigen Abständen die Passform der Kompressionsversorgung zu überprüfen, um Faltenbildung und Beeinträchtigung des Wachstums zu vermeiden.

HILFSMITTELNUMMERN

- 17.06.06.xxxx Bein
- 17.07.01.xxxx Hand
- 17.10.02.xxxx Arm
- 17.11.01.xxxx Rumpf
- 17.17.01.xxxx Kopf [9]

EMPFEHLENSWERTE ADRESSEN

Bundesinitiative für Brandverletzte e. V.
Dorfstr. 16d, 31020 Salzhemmendorf
Tel.: 05153/964429, Fax: 05153/1039
brandverletzte@brandverletzte-leben.de,
www.brandverletzte-leben.de

Elterninitiative brandverletzte Kinder – Paulinchen e. V.
Segeberger Chaussee 35, 22850 Norderstedt
Tel.: 040/52950666, Fax: 040/52950688
info@paulinchen.de, www.paulinchen.de

Phoenix Deutschland – Hilfe für Brandverletzte e. V.
Dorfstr. 12, 19273 Amt Neuhaus-Sückau
Tel.: 038841/61180, Fax: 038841/61181
ikoch@phoenix-deutschland.de,
www.phoenix-deutschland.de

3.9 Apparative Kompressionstherapie

Die intermittierende Kompression durch Luftdruckmanschetten ist kein Ersatz für die Kompressionstherapie. Sie kann jedoch sinnvoll drainierend unterstützen, besonders dann, wenn eine durchgängige Drainage gefordert ist, z. B. postoperativ.

Die heute üblichen gradienten Mehrkammer-Systeme (➤ Abb. 3.11) befördern durch einen wechselnden Druckaufbau (distal höher als proximal) den Transport von Lymphe und venösem Blut in Richtung suffizienter proximaler Regionen.

Kontraindiziert sind diese Systeme bei:

- Dekompensierter Herzinsuffizienz
- Ausgedehnter Thrombophlebitis
- Thrombose oder Thromboseverdacht
- Erysipel
- Schwerer, nicht eingestellter Hypertonie
- Akutem Weichteiltrauma der Extremitäten
- Neuropathie
- Okkludierenden Prozessen im Lymphabstrombereich.

Der Einsatz von System und Manschette wird jeweils mit dem Fachberater und den behandelnden Ärzten abgestimmt, um die Therapie nach den individuellen Parametern des Patienten zu gewährleisten (www.boesl-med.de/kompression/kompression.htm letzter Zugriff 24.7.2015).

Beachte

Anwender von Geräten zur Kompressionstherapie beachten immer die Anleitung durch den Hersteller und die Einsatzempfehlung des verordnenden Arztes!

Die intermittierende Kompressionstherapie ergänzt i. d. R. therapeutische und bestrumpfende Maßnahmen.

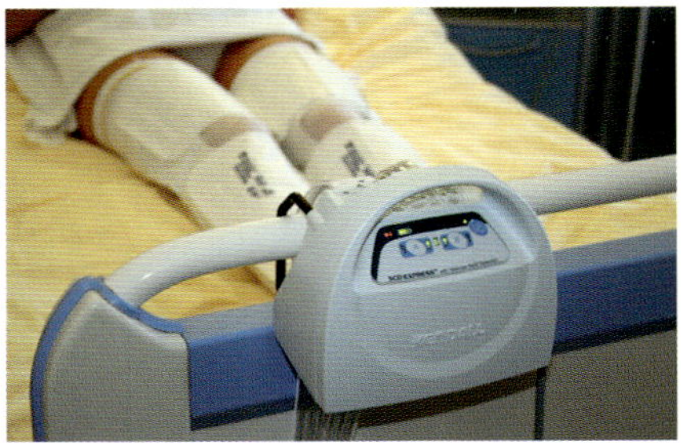

Abb. 3.11 Apparative Kompression. [U244]

HILFSMITTELNUMMER

17.99.01.xxxx [9]

KAPITEL

4 Bandagen und konfektionierte Orthesen

4.1 Merkmale von Bandagen und Orthesen

Bandagen und konfektionierte **Orthesen** waren im Hilfsmittelverzeichnis des Spitzenverbandes der gesetzlichen Krankenkassen in Deutschland bis Juni 2008 unter der Gruppe „05, Bandagen“ zusammengefasst. Erst danach wurden die konfektionierten Orthesen der Produktgruppe „23, Orthesen“, in der auch die individuell gefertigten Orthesen geführt werden, zugeordnet. Aufgrund ihrer ähnlichen Anwendung werden im Folgenden die konfektionierten Orthesen gemeinsam mit den konfektionierten Bandagen behandelt.

4.1.1 Unterscheidung von Bandagen und Orthesen

Orthesen unterscheiden sich im Wesentlichen von Bandagen durch die Integration von rigiden Bauteilen (= steife Bauteile aus Metall oder Kunststoff). Dies können Versteifungen sein, die z. B. bei Handorthesen von der Handfläche über das Handgelenk bis zum Unterarm reichen. Ebenso gibt es gelenkige Führungen mit steifen Schenkeln in textilen Knieorthesen sowie Immobilisationsorthesen aus Gewirken für Ellenbogen oder Knie (3-Panell-Knie-Immobilisation) mit eingearbeiteten Versteifungen aus Spezialaluminium.

Bandagen sind flexibel, i. d. R. aus Gestricken oder 3-D-Distanzgewirken, und integrieren ausschließlich elastische und flexible Anteile, wie Zügel, Gurte oder Inlays aus Silikon, z. B. bei Patellabandagen zur Führung der Kniescheibe.

4.1.2 Wirkungsweise von Bandagen und Orthesen

Alle Bandagen und Orthesen wirken stabilisierend. Stabilität vermitteln sie dem Patienten subjektiv bereits durch das Anlegen von geringer Kompression. Diese wirkt nach Traumen gleichzeitig ödementstauend. Die Wahrnehmung der Stabilität nennt man Propriozeption. Sie führt zu einer veränderten Bewegungsführung, z. B. durch reduzierte Bewegungsumfänge und Einschränkung der Kraftausübung.

Folgende Arten der Stabilisation werden unterschieden:

- **Limitierung** = Einschränkung des Bewegungsumfangs, um die Belastung auf Weichteile oder Skelett in der endgradigen Bewegungsführung zu verhindern, z. B. um bei Verletzung des vorderen Kreuzbandes am Knie durch eine Einschränkung in Extension und Flexion die Zugbelastung auf die Struktur des vorderen Kreuzbandes temporär durch eine Knieorthese zu reduzieren
- **Führung** = Unterstützung der Bewegung in der Physiologie, z. B. bei vorhandenem Risiko der Patellaluxation durch eine Patellaführungsbandage
- **Extension** = Streckung einer Extremität, z. B. zur Positionierung des Kniegelenks in Streckung nach erfolgter Patellarepositionierung

- **Flexion** = Beugung einer Extremität, z. B. als Lagerungsorthese für den Ellenbogen bei Sulcus-ulnaris-Syndrom
- **Reklination** = Zurückhalten eines Körpersegments, z. B. das aufgerichtete Halten des Rumpfes durch ein 3-Punkt-Korsett nach einem operativen Eingriff an der Wirbelsäule
- **Redression** = Drängen in eine Position, z. B. um durch einen beständigen Zug ein kontraktes Gelenk zu öffnen
- **Kompression** = Zirkulären Druck ausüben, z. B. um über eine Lendenwirbelsäulenbandage den intraabdominalen Druck zu erhöhen und damit die Wirbelsäule von abdominal in der Aufrichtung zu unterstützen
- **Reposition** = Zurückhalten in einer physiologischen Position, z. B. um das Schultergelenk beim apoplektischen Patienten gegen die Subluxationstendenz zu halten
- **Fixieren** = Halten eines Körpersegments, z. B. das Halten einer Fraktur durch eine Zweischalen-Schiene zur Unterstützung der Frakturheilung alternativ zur Anlage eines Gipsverbandes.

4.2 Bandagen und Orthesen an Fuß und Knöchel

4.2.1 Mittelfußbandage

Mittelfußbandagen bestehen aus einem Kompressionsgestrick oder festem unelastischen Material und werden mit oder ohne Pelotte zur Behandlung des Spreizfußes unter der Socke direkt auf der Haut getragen.

Die Auswahl und Größe orientiert sich am Umfang des Mittelfußes. Die Bandage wird mit der Pelotte zentral hinter den Köpfchen der Mittelfußknochen (Ossa metatarsalia) II bis IV positioniert (➤ Abb. 4.1). Der Patient stellt den Fuß fest darauf ab. Dann verschließt er die Bandage auf dem Fußrücken mit moderater Spannung.

Die Bandage ist, wenn vom Hersteller nicht anders angegeben, bei 30° waschbar.

HILFSMITTELNUMMERN
05.01.01.0xxx (elastisch) bis 05.01.01.2xxx (unelastisch) [9]

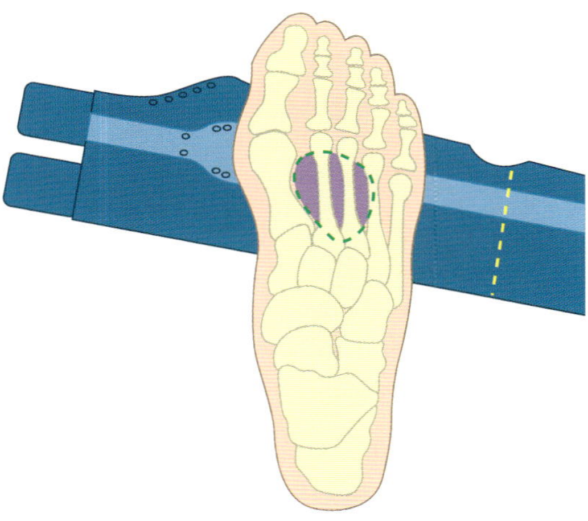

Abb. 4.1 Mittelfußbandage positionieren. [L138]

4.2.2 Sprunggelenkbandage

Sprunggelenkbandagen (➤ Abb. 4.2) sind aus einem zweizügigen Kompressionsgestrick (d. h. dehnbar in Richtung Schuss und Kett) entsprechend der Kompressionsklasse 2 (➤ Tab. 3.1) hergestellt.

Folgende Funktionselemente können in die Bandage eingearbeitet sein:

- Pelotten, z. B. in den Bisgaard-Kulissen
- Zügel, die bestimmte Bewegungen einschränken
- Fersenkissen zur Erlangung der Plantarflexion des Fußes.

Materialkompression und Pelotten wirken gewebeentstauend. Die Einschränkung der Bewegung führt zu einer herabgesetzten lokalen Belastung von Sehnen oder Bändern, das Fersenkissen wirkt entlastend an der Achillessehne.

Die Bandagen sind bei 30° waschbar. Sie werden ähnlich einer Socke angezogen und zum Ausziehen auf links nach distal abgezogen.

HILFSMITTELNUMMER

05.02.01.xxxx [9]

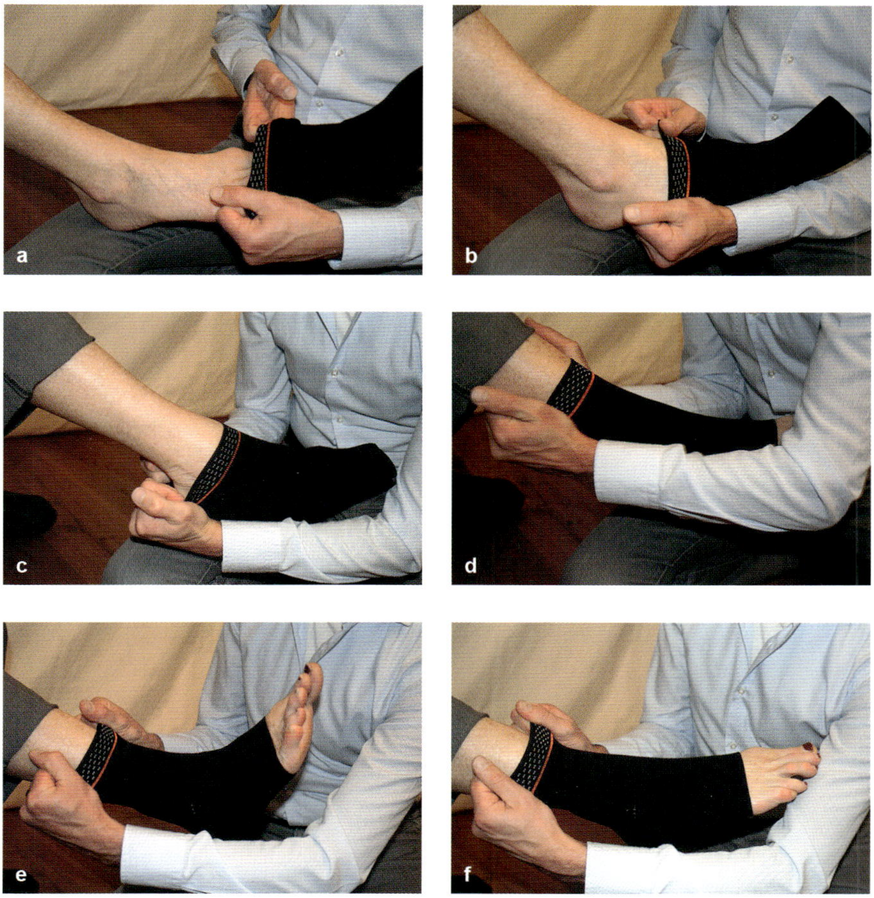

Abb. 4.2 Sprunggelenkbandage anziehen. [P111]

4.2.3 Immobilisationsorthesen an Unterschenkel und Fuß

Zur vollständigen oder teilweisen Immobilisation des unteren und/oder oberen Sprunggelenks werden in der Akutphase **Immobilitätsorthesen,** sogenannte „Walker", eingesetzt. Diese verfügen entweder über klettbare Textilmanschetten oder ein zweischaliges Chassis mit befüll- und entleerbaren Luftkammern, die im Innenpolster eingearbeitet sind.

Man spricht von „ROM-Walkern", wenn die Orthese im oberen Sprunggelenk in der Bewegung (limitiert) freigegeben werden kann (ROM = „range of motion", Bewegungsausmaß). Luftkammersysteme sind hingegen in der Regel nicht beweglich und können über Keilsysteme in oder unter der Orthese im Plantarflexionswinkel angepasst werden.

- **ROM-Walker** (➤ Abb. 4.3)
  - Bei Verletzungen, die eine, wenn auch begrenzte, Bewegung im oberen Sprunggelenk zulassen
  - Nicht in Plantarflexion fixieren, da so das Bein funktional um die bodenwärts gestellte Fußspitze verlängert und die Sohlenfläche nach dorsal gekippt wird. Gehen ist damit unmöglich
  - Entstauung von Ödemen kann nur durch zusätzliche Kompressionsbestrumpfung erzielt werden
- **Luftkammer-Systeme** (➤ Abb. 4.4)
  - Ermöglichen eine dauerhaft stabile Positionierung von Unterschenkel und Fuß bei gleichzeitiger Entstauung von Schwellung durch das Befüllen der Luftkammern
  - Zirkulär angeordnete Luftkammer-Systeme passen sich unterschiedlichsten Oberflächenverhältnissen durch gleichmäßig geregelten Druck flächig an
  - Weichen, bündchenfreien Frottee-Strumpf mit der frottierten Seite zur Haut auf der trockenen Haut aufziehen
  - Wunden mit geeigneter Wundauflage abdecken, sodass sie nicht mit dem Strumpf verkleben
  - Luftkammern über die Entlüftungspumpe („–") oder das Entlüftungsventil („–") entleeren.

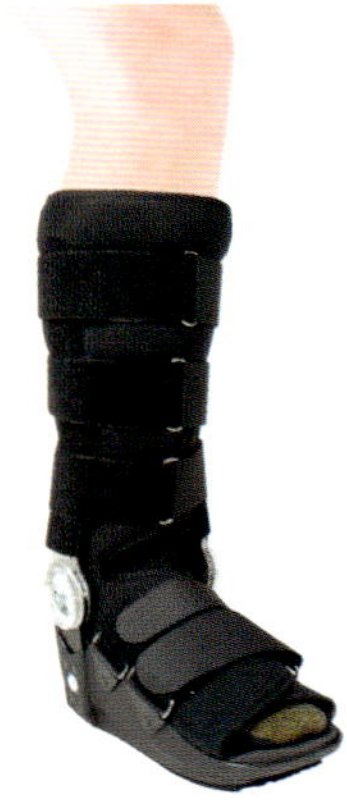

Abb. 4.3 ROM-Walker: Fuß und Unterschenkel, lassen graduelle Bewegung im oberen Sprunggelenk zu. © Copyrights by ÖSSUR hf, www.ossur.de [V595]

Der Patienten zieht den Walker in der Sitzposition im teilbelasteten Zustand an. Zuerst positioniert er den Fuß auf der Sohle und gegen die Wadenanlage. Dann verklettet er das Polster darüber. Soweit Teil der Orthese, fixiert der Patient den Deckel auf dem Fußrücken mit dem mittleren Gurt in der formschlüssigsten Position, anschließend folgen die weiteren Verschlüsse. Diese werden abwechselnd festgezogen, sodass fußrückenseitig noch gerade ein kleiner Finger teilweise unter die Klettverschlüsse zu schieben ist. Beim Luftkammersystem pumpt der Patient nun der Anleitung folgend die Polster über die außenliegenden Ventile auf.

Das Ausziehen erfolgt in Sitzposition ausschließlich über das Lösen der Klettvergurtungen.

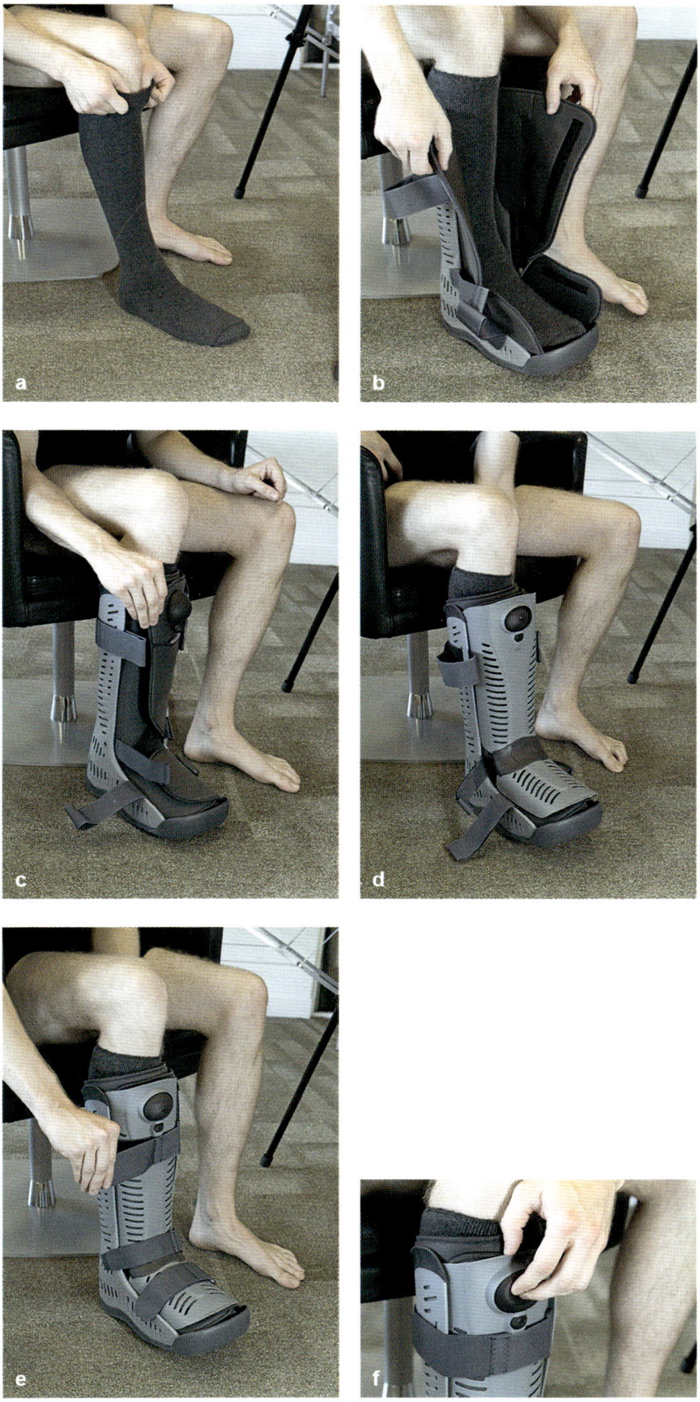

Abb. 4.4 Air-Walker umfassen Unterschenkel und Fuß komplett und fixieren durch zirkulären Luftkammerdruck die Position von Unterschenkel und Sprunggelenk. © Copyrights by ÖSSUR hf, www.ossur.de [V595]

Merke

Walker sind zur umgehenden und temporären Mobilisierung konzipiert, sie eignen sich nicht zur dauerhaften Lagerung oder als Versorgung im Bett.

HILFSMITTELNUMMERN

- 23.06.01.0xxx (bewegungslimitierend einstellbar)
- 23.06.01.1xxx (nicht einstellbar immobilisierend) [9]

4.3 Schuhe

4.3.1 Verbandschuhe

Verbandschuhe (➤ Abb. 4.5) werden nach postoperativen Eingriffen oder kleineren Traumata, ggf. zur akuten konservativen Versorgung von Fußulzera, z. B. bei Diabetes mellitus, eingesetzt. Je nach Ausstattung verfügen sie über eine Entlastungseinlage oder können mit einer solchen ausgestattet werden. In diesem Fall arbeitet der Techniker lokale Entlastungszonen ein.

Verbandschuhe bieten ausreichend Platz für den Verband, auch bei starken Schwellungen. Die Schuhe sind unterschiedlich konzipiert. In der Regel ist der Einstieg sehr weit zu öffnen, die Zunge des Schuhs bis zu den Zehen aufzuklappen oder der Schuh sogar (zusätzlich) an der Ferse zum Einsteigen zu öffnen. Die Verschlüsse lassen sich durch Kletten individuell und nach Tagesform des Patienten einstellen. Wenn möglich trägt der Patient im Schuh eine Socke, z. B. ohne Bündchen („Diabetiker-Socken"). Die Verschlüsse werden nur soweit unter Zug gesetzt, dass der Schuh ohne Abstand zum Fuß und dennoch locker anliegt. Die Zehen liegen frei von Druck im Schuh. So kann zum einen vermieden werden, dass Druckulzera auftreten. Diese entstehen ggf. durch punktuellen Druck oder aufgrund von Scherkräften, verursacht durch zu viel Bewegungsspielraum des Fußes im Schuh. Zum anderen werden Gangunsicherheiten durch Rutschen im Schuh unterbunden.

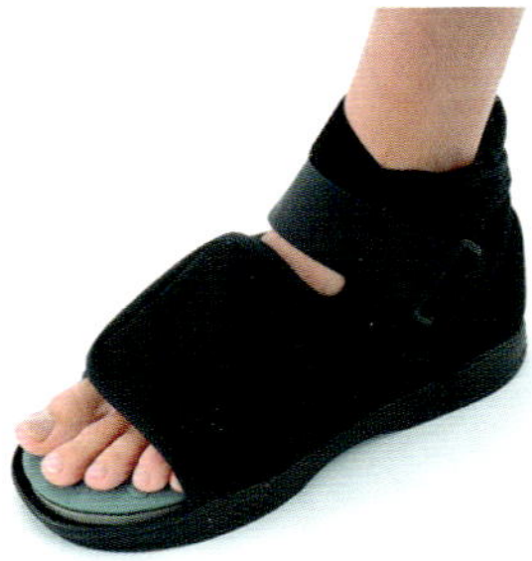

a

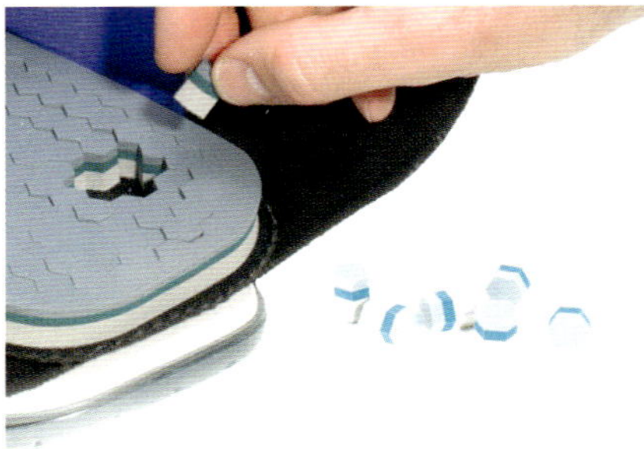

b

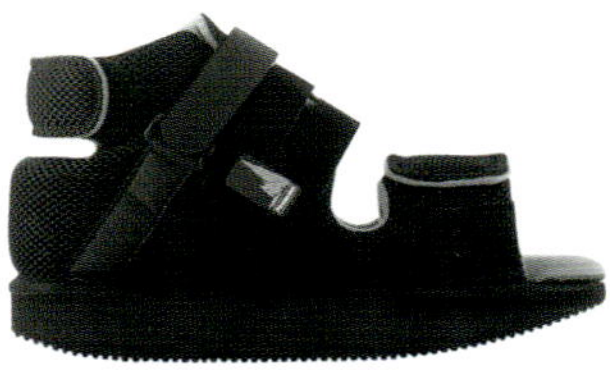

c

Abb. 4.5 Verbandschuhe.
a) Verbandschuh am Fuß © Copyrights by ÖSSUR hf, www.ossur.de [V595]
b) Sohle eines Postoperation-Verbandschuhs mit individuell anpassbarer Druckentlastung © Copyrights by ÖSSUR hf, www.ossur.de [V595]
c) Schuh mit Abrollsohle [V679]

Beachte

Das Rezept für einen Verbandschuh wird nur für den jeweils betroffenen Fuß ausgestellt und über die gesetzliche Krankenkasse finanziert. Um dem Patienten eine symmetrische Wahrnehmung zu ermöglichen und die Schuhhöhe und Gangdynamik anzugleichen, ist es sinnvoll, auf eine beidseitig gleiche Schuhversorgung hinzuwirken. Die Kosten für den nicht verordneten Verbandschuh trägt der Patienten dann allerdings selbst.

Soweit in der Pflegeanleitung nicht anders bezeichnet, sind die Schuhe bei mindestens 30 °C in der Maschine waschbar.

HILFSMITTELNUMMERN

- 31.03.03.3xxx Kurzzeitverbandschuhe
- 31.03.03.4xxx Langzeitverbandschuhe [9]

4.3.2 Entlastungsschuhe

Entlastungsschuhe (> Abb. 4.6a, > Abb. 4.6b) verteilen die Körperlast an der Fußsohle partiell, sodass sich Be- und Entlastungszonen ergeben. Keilabsätze unterstützen die Wirksamkeit. Ein Vorfußentlastungsschuh verfügt z. B. über einen „Negativabsatz", ist also zu den Zehen hin höher als zur Ferse. Über dieses Prinzip lassen sich die axialen Körperkräfte günstig in die Belastungszonen lenken. Um dem Prinzip zu folgen, ist es nicht notwendig, Segmente der Sohle abzutrennen. Oftmals führt dies zu unerwünschten Reaktionen: Kürzt man die Sohle eines Vorfußentlastungsschuhs zu weit proximal, werden die Zehen zum Greifen angeregt. Diese Reaktion ist allerdings unerwünscht nach z. B. einer Hallux-Rigidus-Operation.

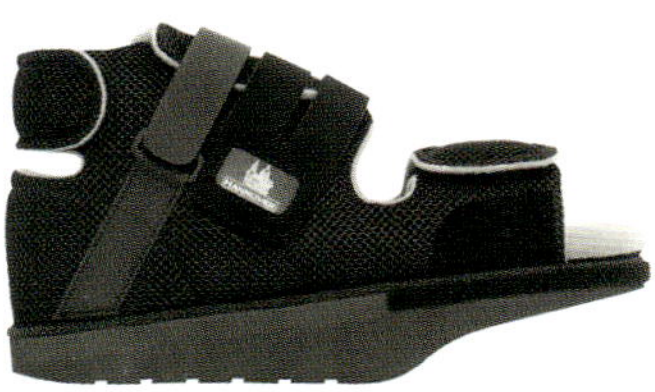

Abb. 4.6a Vorfußentlastungsschuh. [V679]

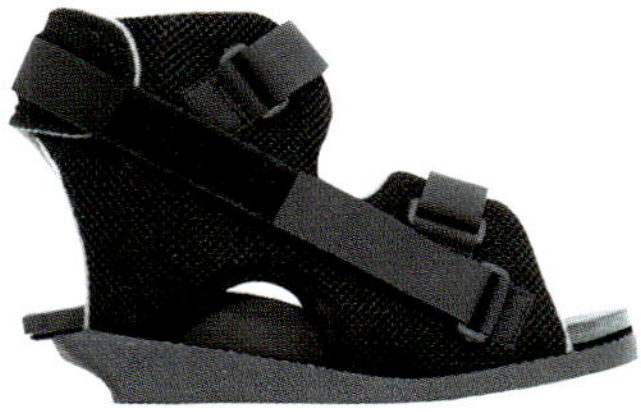

Abb. 4.6b Rückfußentlastungsschuh. [V679]

Beachte

Verschlüsse nur soweit unter Zug setzen, dass der Schuh ohne Abstand zum Fuß und dennoch locker anliegt, um Druckbelastung zu vermeiden.

Bei Entlastungsschuhen entstehen aufgrund der geometrisch notwendigen Bauhöhe hohe Absätze. Patienten sollten nach Möglichkeit einen Begleitschuh mit Höhenausgleich für die nicht zu versorgende Seite privat erwerben. Den Schuhen liegt eine Pflegeanleitung bei. Soweit dort nicht anders bezeichnet, sind Entlastungsschuhe bei 30 °C in der Maschine waschbar.

HILFSMITTELNUMMER

31.03.03.5xxx [9]

4.3.3 Therapie- und Stabilschuhe

Unter **Therapieschuhen** sind im Hilfsmittelverzeichnis alle Schuhe der Gruppe 31.03.03.xxxx zusammengefasst. Davon abweichend werden in der Praxis meist Stabilschuhe darunter verstanden.

Stabilschuhe (> Abb. 4.7) werden bei Bandverletzungen des Sprunggelenks oder der Achillessehne eingesetzt. Sie sind meist stiefelhoch gearbeitet, mit einem Einstieg,

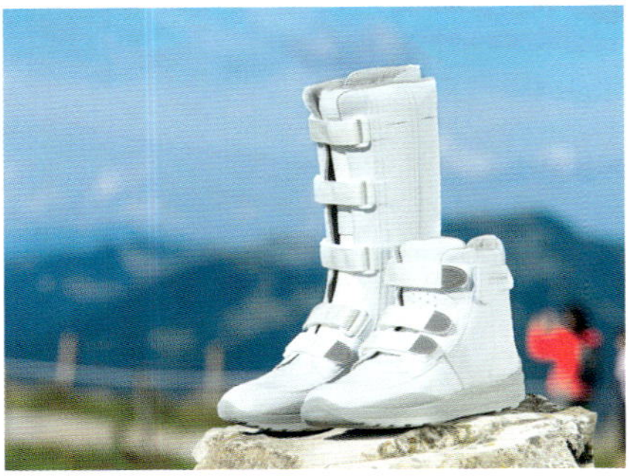

Abb. 4.7 Adipromed-Schuh unpaarig: Vario-Stabil. [V680]

der sich weit zehenwärts öffnen lässt und einer Schnürung, die ungefähr auf Fesselhöhe durch Agraffen oder Ösen am Unterschenkel weitergeführt wird.

Durch den Einsatz der Schuhe wird zumindest das untere, meist auch das obere Sprunggelenk fixiert, bei einer Achillessehnenverletzung in rückbaubarer Plantarflexion. Die Versteifung wird durch den Techniker eingebaut und angepasst. Sie sollte auch nur durch diesen oder den Arzt revidiert werden. Ihr Einsatz ist vom Fortgang der Heilung abhängig.

Stabilschuhe werden vergleichbar einem Konfektionsschuh getragen und gehandhabt. Je nach Indikation sind für die Versorgung Schuhpaare ungleicher Höhe möglich. Die Pflege der Schuhe entspricht derjenigen von Lederschuhen.

HILFSMITTELNUMMERN

- 31.03.03.0xxx (unpaarig)
- 31.03.03.1xxx (paarig) [9]

Für den Einsatz bei schlaffen Lähmungen lassen sich speziell dafür ausgerüstete Stabilschuhe einsetzen. Sie sind in der Handhabung mit den bereits beschriebenen Stabilschuhen vergleichbar. Der Techniker kann diese Schuhe bei Bedarf verändern und nachpassen.

HILFSMITTELNUMMER

31.03.03.2xxx [9]

Auswahlkriterien für Schuhe

Passende Schuhe lassen dem Fuß ausreichend Platz (➤ Abb. 4.8, ➤ Abb. 4.9). Die Innenlänge des Schuhs übersteigt die des Fußes (beim Erwachsenen um 1,5 cm). Die Innenbreite des Schuhs entspricht der Breite des Fußes:

- Breite und Länge werden am einfachsten durch das Herausnehmen der Innensohle überprüft
- Ersatzweise kann zur Orientierung durch das Aufstellen des Fußes auf den Schuh geprüft werden. So kann zumindest erkannt werden, ob Fuß und Schuh überhaupt zueinander passen: als Daumenregel sollte der Schuh die Fußspitze um ca. 2 cm, die Fußkanten seitlich jeweils um ca. 0,5 cm überragen
- Im Zweifelsfall den Techniker mit geeignetem Messgerät Maß nehmen lassen.

Der Schuh muss leicht an- und auszuziehen sein. Die Öffnung zum Einstieg sollte so viel Platz bieten, dass beim Anziehen auf dem Fußrücken keine Einschnürungen entstehen.

Schuhe sind dann als ausreichend stabil anzusehen, wenn sie über eine feste Fersenkappe verfügen, die über die Ferse bis zu den Bisgaard-Kulissen greift und der Sohlenübergang von Rückfuß zu Mittelfuß so rigide gestaltet ist, dass ein Verwringen

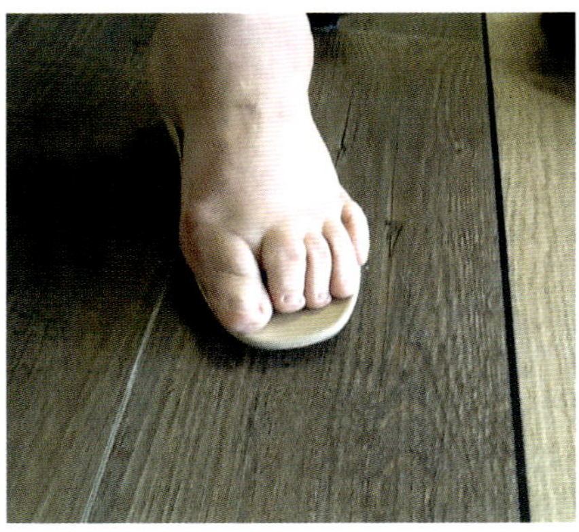

Abb. 4.8 Fuß auf zu schmaler Einlage. [P111]

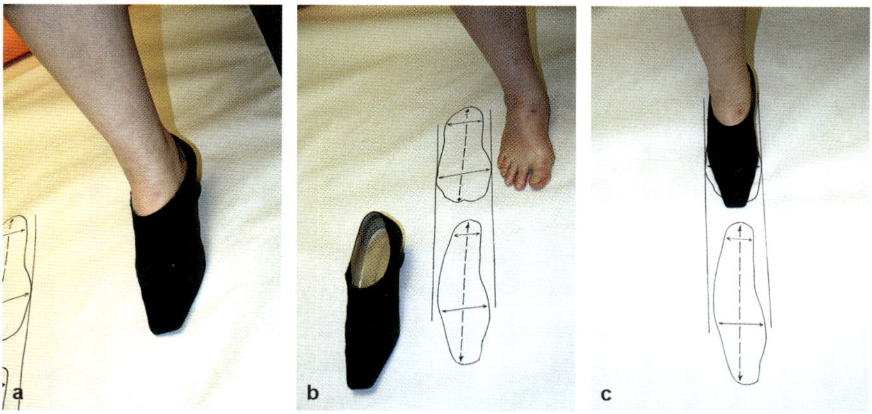

Abb. 4.9 Zu schmaler Schuh. [P111]

des Schuhs von Mittel- zu Rückfuß nicht möglich ist.

4.3.4 Orthesen- und Prothesenschuhe

Patienten mit einer individuellen **Orthesen- oder Prothesenversorgung** können oft keine handelsüblichen Schuhe tragen. Dies ist technisch bedingt, da Orthesen und Prothesen über ausnehmend rigide Vorfußhebel verfügen, die das Einsteigen in einen normalen Schuh nicht oder nur mit Mühe möglich machen. Eine dorsale Extension in den Zehengrundgelenken ist mit der Versorgung nicht möglich und ein nach ventral weiter zu öffnender Schuh steht nicht zur Verfügung. Orthesen finden zudem aufgrund ihres Volumens nicht ausreichend Platz im Schuh.

Bei der Schuhauswahl ist grundsätzlich darauf zu achten, dass der Spitzenhub ausreichend hoch gezogen ist, und somit sowohl das Abrollen, als auch das Durchschwingen des Beines ohne Kontakt der Spitze mit dem Boden gewährleistet ist (➤ Abb. 4.10). [2]

Orthesen- und Prothesenschuhe (➤ Abb. 4.11) bieten die Möglichkeit, den Schuhrist bis kurz vor den Zehenansatz zu öffnen. Dabei haben sie eine hohe Steifigkeit im Rückfuß und um die Ferse, sodass ein sicheres Gehen und Stehen ermöglicht wird. Andere Systeme bieten einen Einstieg von dorsal durch eine verriegelbare Fersenöffnung.

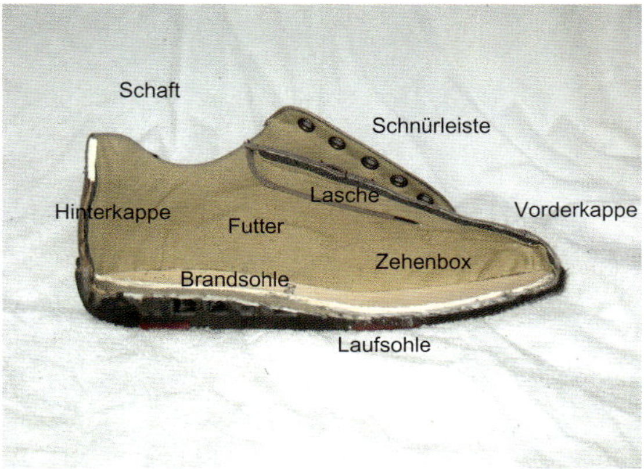

Abb. 4.10 Schematische Darstellung eines Schuhquerschnitts. [P111]

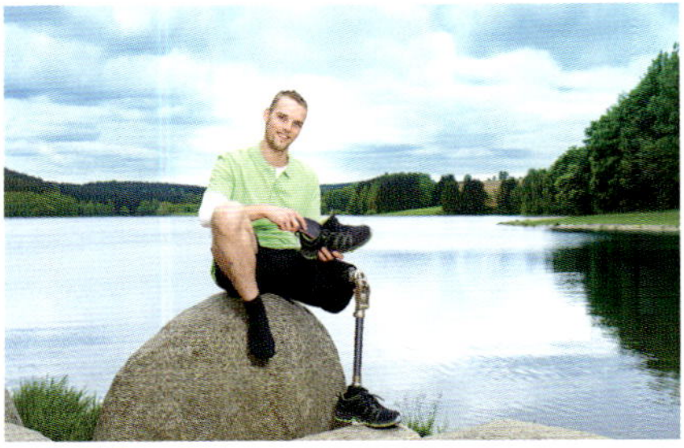

Abb. 4.11 Prothesenschuh mit einfachem Einstieg. © medi, www.medi.de [V481]

Unterschiedliche Verschluss-Systeme können je nach den Fähigkeiten des Patienten (zum Handling des Verschluss-Systems) ausgewählt werden: Klett, BOA (➤ Abb. 4.12a) oder Schnürung (➤ Abb. 4.12b).

Die Rigidität der Sohle des Schuhwerks sollte sorgfältig ausgewählt werden, um zu verhindern, dass dynamische Eigenschaften von Prothesenfuß oder Orthese durch die Konstruktion des Schuhwerks reduziert oder unterbunden werden.

HILFSMITTELNUMMER
31.03.03.7xxx [9]

4.3.5 Diabetiker- und Rheumatikerschuhe

Erkrankungen wie **Diabetes mellitus** und **polyarthritische Rheumatitis** erfordern

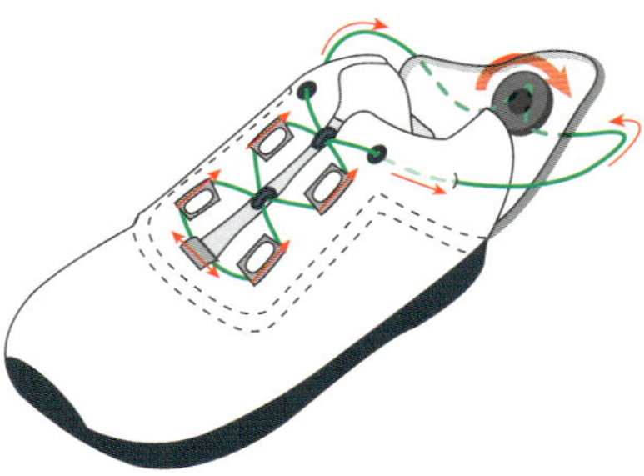

Abb. 4.12a Orthesenschuh: BOA-System und Einstieg über die Fersenöffnung. [L138]

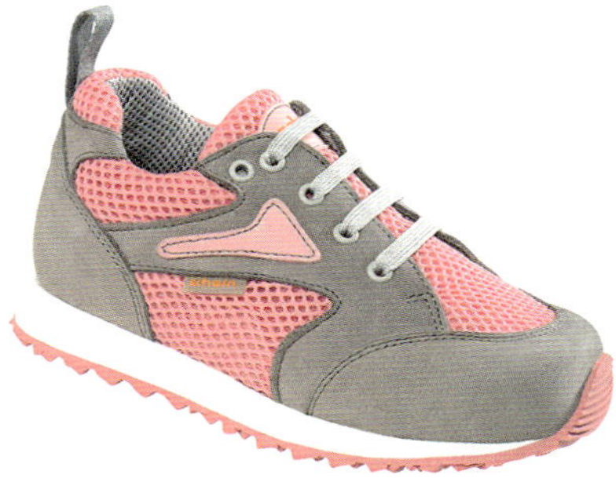

Abb. 4.12b Orthesenschuh: Schnürverschluss und weit bis zum Zehenansatz hin zu öffnende Zunge. [V681]

eine besondere Sorgfalt in der Auswahl des Schuhwerks (➤ Abb. 4.13a). Eine **individuelle Versorgung mit orthopädischen Maßschuhen** ist bei erheblichen Defekten zwingend erforderlich. Dies ist z. B. bei tiefen Ulzera oder ausgeprägter skelettaler Abweichung aus der Fußphysiologie der Fall.

Sind noch keine derartigen Defekte an den Füßen vorhanden, sollte möglichst bereits im Frühstadium darauf geachtet werden, dass

- eine individuell gefertigte Sohle für Entlastung der Druckspitzen sorgt.
- das Schuhinnenvolumen ausreichend bemessen ist.
- der Fuß nicht beengt wird (ausreichend Vorfußbreite und Fußlänge).
- die Zehenbox (➤ Abb. 4.13b), also der Zehenraum, auch in der Abrollung den Fuß nicht einengt, dies gilt insbesondere bei beginnenden Zehenfehlstellungen.
- die Ferse stabil geführt wird.
- die Sohlenkonstruktion eine zurückversetzte Abrollung besitzt, um die Belastung der Hyperextension auf die Zehengrundgelenke zu vermeiden.
- der Spitzenhub der Schuhe mindestens 1,5 cm beträgt, um ein erleichtertes Durchschwingen des Beines bei verminderter Hüft- und Kniebeweglichkeit problemlos zu ermöglichen.

Patienten, die konfektionierte Diabetiker- und Rheumatiker-Schuhe tragen, sollten auf synthetische Strümpfe und solche mit elastischen Bündchen verzichten. Unter dem Begriff „Diabetiker-Socken“ sind geeignete Strümpfe im Fachhandel erhältlich, die ein gesundes Fußklima ermöglichen, keine Nähte und einschnürenden Bündchen aufweisen und spannungs- und faltenfrei am Fuß sitzen.

Das Anziehen der Schuhe wird durch einen langen Schuhanzieher/Schuhlöffel erleichtert.

HILFSMITTELNUMMER
31.03.08.0xxx [9]

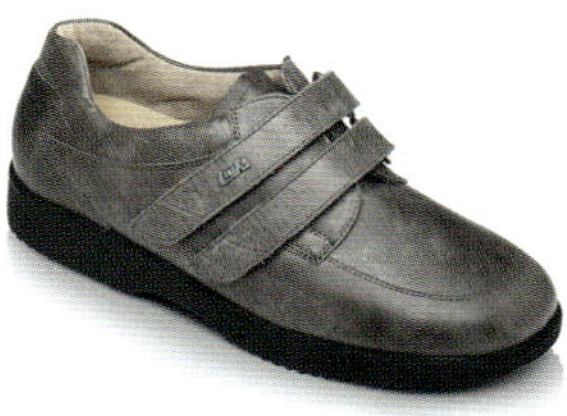

Abb. 4.13a Spezielle Diabetiker- und Rheumatiker-Schuhe: Thanner Rheumaticus mit elastischer Zehenbox. [V681]

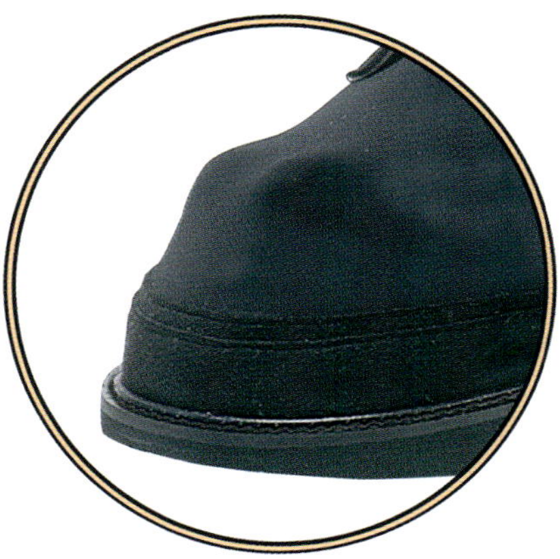

Abb. 4.13b Zehenbox soft. [V682]

4.3.6 Orthopädische Maßschuhe

Orthopädische Maßschuhe (➤ Abb. 4.14a, ➤ Abb. 4.14b, ➤ Abb. 4.14c, ➤ Abb. 4.14d, ➤ Abb. 4.14e) kommen immer dann zum Einsatz, wenn Fußdeformitäten, systemische Erkrankungen oder erhebliche Längenwachstumsdifferenzen eine Schuhversorgung unmöglich machen oder eine spezielle Bettung zur Druckentlastung, z. B. bei Diabetes mellitus, gefordert wird. Die orthopädischen Maßschuhe werden nach einem Modell gefertigt, dem sogenannten „Leisten“. Dieser wird entweder nach Maß oder nach Gipsabdruck gefertigt und stellt die Grundlage für das handwerklich gefertigte Schuhpaar dar. Jedes Paar Schuhe ist somit ein Unikat.

Die Höhe der Schuhschäfte ist abhängig von den medizinischen und biomechanischen Anforderungen an das Schuhwerk. Sie werden vom Orthopädieschuhtechniker im Einzelfall bestimmt.

Die **Ausstattung** der Schuhe richtet sich nach den Anforderungen durch

- medizinische Indikationen, z. B. Halbschuh, Stiefel,
- Handling, z. B. Verschluss-System,
- Compliance, z. B. Lederqualität, farbliche Gestaltung, und den
- Richtlinien aus dem Hilfsmittelverzeichnis zum Bau von orthopädischen Schuhen.

Gemeinsamkeit aller orthopädischen Maßschuhe ist, dass sie den Herstellungsrichtlinien folgend über ein ausgeprägtes individuell hergestelltes Fußbett verfügen. Die Innen- und Außenmaterialien sind vorzugsweise qualitativ unterschiedlich abgestimmte Leder, die in aufwendigen Verfahren von Hand verarbeitet werden. Badeschuhe werden aus wasserresistenten Materialien gefertigt.

4

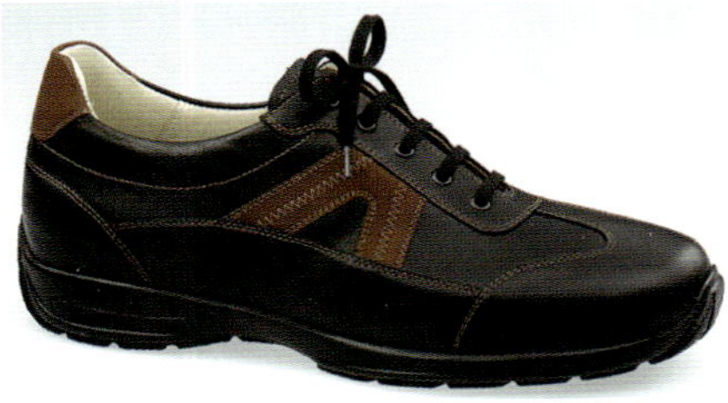

Abb. 4.14a Orthopädischer Straßenschuh. [V682]

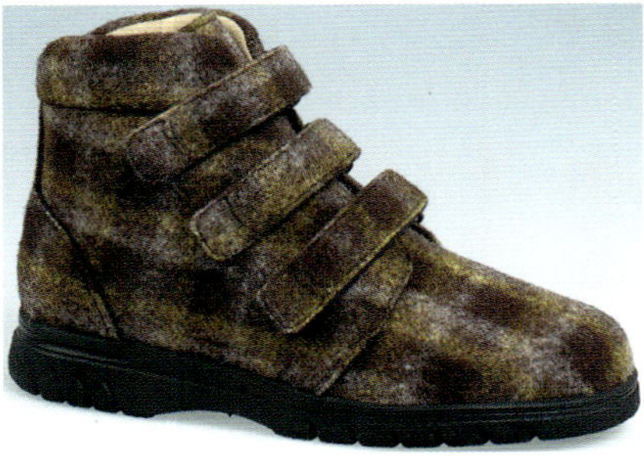

Abb. 4.14b Orthopädischer Hausschuh. [V682]

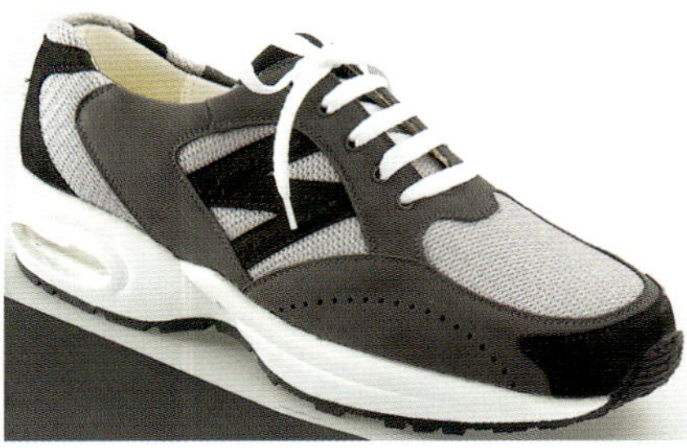

Abb. 4.14c Orthopädischer Sportschuh. [V682]

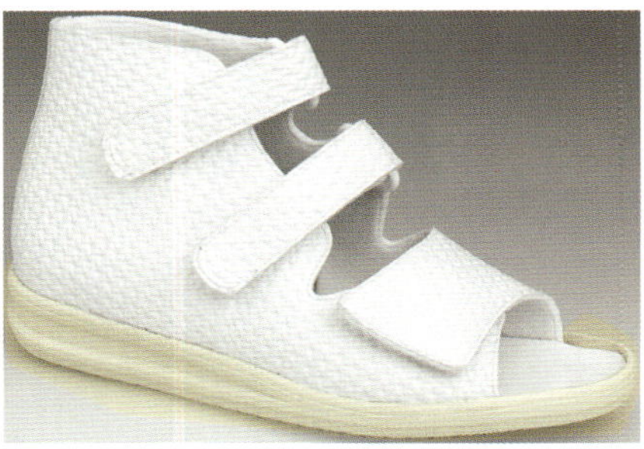

Abb. 4.14d Orthopädischer Badeschuh. [V682]

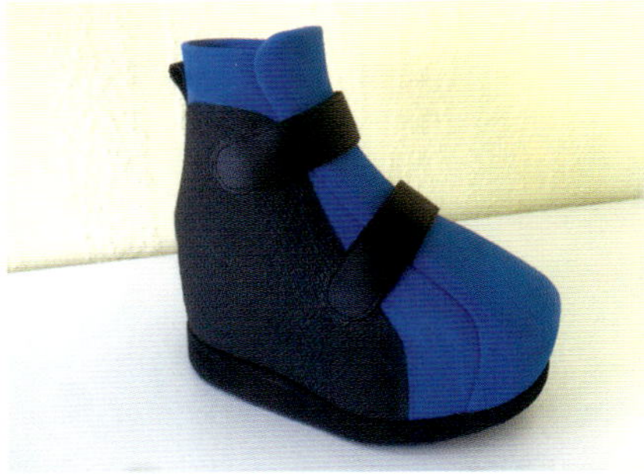

Abb. 4.14e Orthopädischer Interimsschuh. [P111]

Der jeweilige Schuhtyp wird den Anforderungen entsprechend gewählt und vom Arzt verordnet. Unterschiedliche Vertragsvereinbarungen zwischen Kostenträger und Orthopädieschuhtechniker können einen uneinheitlichen Leistungsanspruch für Patienten darstellen. So können z. B. die Zeiträume bis zur Zweit- oder Wiederholungsversorgung oder der Umfang von Erstausstattungen geringfügig voneinander abweichen.

Orthopädische Maßschuhe werden mit Baumwollstrümpfen getragen. Patienten mit Diabetes mellitus, rheumatischer Polyarthritis, Polyneuropathien oder vergleichbaren Erkrankungen verwenden am besten „Diabetiker-Socken" aus dem Fachhandel, um die Haut nicht durch Einschnürungen oder Nähte zu schädigen.

HILFSMITTELNUMMERN

- 31.03.01.0xxx Orthopädischer Straßenschuh
- 31.03.01.1xxx Orthopädischer Hausschuh
- 31.03.01.2xxx Orthopädischer Sportschuh
- 31.03.01.3xxx Orthopädischer Badeschuh
- 31.03.01.4xxx Orthopädischer Interimsschuh [9]

4.3.7 Unterschenkel-Fuß-Orthesen/AFO und DAFO

Merke

- AFO = Ankle-Foot-Orthosis/Knöchelübergreifende Fußorthese
- DAFO = Dynamic Ankle-Foot-Orthosis/dynamische knöchelübergreifende Fußorthese.

Anwendung von individuell hergestellten **Unterschenkelfußorthesen** zur

- Bewegungssteuerung
- Redression
- Stabilisierung
- Statischen Fixierung.

Die Technik erstreckt sich über einteilige Schalen aus Polypropylen (z. B. DAFO) und gelenkige Schalensysteme aus Polypropylen, Carbon, oder Polyethylen.

Sie sind zumindest an den Malleolen und dem Unterschenkel gepolstert und von vorn geöffnet. Der Einstieg erfolgt von vorn.

Redressionsorthesen und bewegungslimitierende Orthesen werden vor dem Anziehen eingestellt, das Gelenk in der vorgefundenen Stellung arretiert.

Der Patient zieht die Orthese im Sitzen an, Hüftgelenk und Kniegelenk sind 90° gebeugt. Meist ist es einfacher, die Unterschenkelschale zur Hälfte auf die Wade aufzuschieben, dann das Fußteil zu öffnen und den Fuß „hineinzuschütteln". Mit etwas Druck über den Oberschenkel lässt sich der Fuß in die sohlenflächig aufgestellte Orthese problemlos hineindrängen. Zuerst wird der Verschluss über dem Rist fixiert, danach die übrigen.

Erst jetzt wird bei Redressionsorthesen die Arretierung des Gelenks aufgehoben.

Pflege der Materialien:

- Reinigung mit handwarmer Seifenlauge
- Trocknen bei Raumtemperatur, nicht in der Sonne und nicht über einer Wärmequelle trocknen
- Zur Desinfektion kann feucht ausgewischt werden.

HILFSMITTELNUMMER

23.03.30–34 [9]

TIPPS UND TRICKS

Spastik an Fuß und Bein

Zentrale Bewegungsstörungen äußern sich durch unkoordinierte Bewegung mit einer überschießenden Muskelspannung, die willentlich durch den Patienten nicht zu beeinflussen ist. [11, S. 393]

Die Lockerung findet im Sitzen statt:

- Entspannte, angelehnte Position einnehmen lassen
- Mit den Füßen flächigen Kontakt zum Boden herstellen
- Unterarme auf Taillenhöhe ablegen lassen
- Hüftgelenk und Kniegelenk in einer 90°-Beugung positionieren.

Das gängige Muster des überschießenden Tonus zeigt eine ausgeprägte Plantarflexion (Spitzfuß), die willentlich nicht durch den Patienten zurückzudrängen ist. Das Muster kann gebrochen werden, indem jeder Fuß einzeln und nacheinander mit klaren und festen Handgriffen manipuliert wird. Jede Bewegung wird dabei immer wieder zurückgeführt und neu ausgeführt.

- Zu Beginn Plantarbewegung verstärken
- Ausmaß der Dorsalextension schrittweise erweitern
- Pronation und Supination mobilisieren
- Fersenbein valgisieren und varisieren, ebenso das obere Sprunggelenk (OSG), bis die Stellung in der Orthese wiedergefunden wurde
- Fuß einführen
- Gurt auf dem Rist fixieren
- Fuß durch Druck auf den Oberschenkel des Patienten und Untergreifen der „Zehenbärchen" und Schieben gegen die Zehengrundgelenke in die Schale der Orthese schieben
- Abschließend die Verschlüsse eng ziehen, Bewegung in DAFOs ist kontraproduktiv!

4.4 Bandagen und Orthesen an Knie und Bein

Knieorthesen

Knieorthesen (➤ Abb. 4.15) übersetzen die Dreh-Gleitbewegung des Kniegelenks technisch. Sie führen dabei das Gelenk (➤ Abb. 4.16), limitieren es nach Anforderung in Streckung oder Beuge und stabilisieren es gegen Bandinsuffizienzen, z. B. der Kreuz- oder Seitenbänder. Je nach Anforderung der Bewegungsführung unterscheiden sich auch die Konstruktionen der einzelnen Knieorthesen wesentlich voneinander.

Erhebliche O- oder X-Abweichungen (genu varum, genu valgum) wie auch Überstreckung (genu recurvatum) sollten dabei sehr differenziert und nicht nur beschränkt auf das Knie betrachtet werden. Auch neurologische Problemstellungen können ein sehr komplexes Problembild zeichnen, das mit dem Techniker und dem Arzt gelöst werden sollte, um Schädigungsrisiken für den Patienten zu vermeiden.

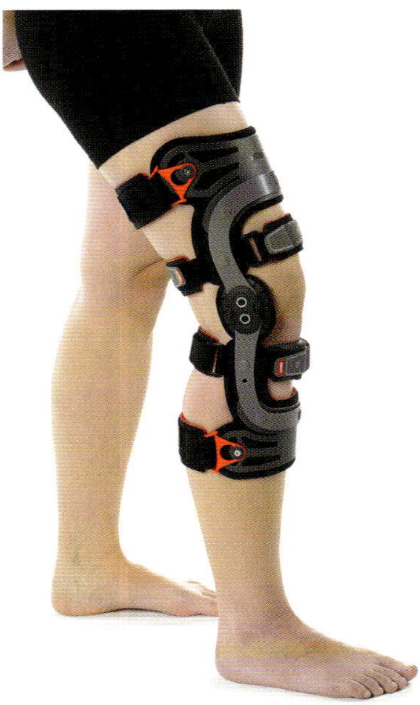

Abb. 4.15 Knieorthese „Arexa" zur Seitstabilisation und Gelenkführung. © Ottobock [V164]

Frakturorthesen

Frakturorthesen werden in der Praxis als Alternative zu Gipsverbänden an den Extremitäten (➤ Abb. 4.17) verwandt.

Vorteile von Frakturorthesen:

- Sind leicht und schnell anzulegen
- Ermöglichen permanente Inspektion
- Müssen nicht mit einem Oszillanten aufgesägt werden
- Bieten die Möglichkeit der Hautpflege
- Sind aus nachpassbarem Material (Vorteil bei auftretenden Druckstellen)
- Sind ökonomisch.

Anziehen von Frakturorthesen:

- Frakturorthese über einem frottierten Strumpf tragen, die frottierte Seite zeigt immer zum Körper hin
- Vor dem Anziehen die Haut reinigen und trocknen
- Wunden so abdecken, dass der Strumpf nicht damit verkleben kann
- Frakturorthese am liegenden Patienten anziehen
- Mit dem dorsal liegenden Schienenanteil beginnen
- Liegt die Extremität in der geforderten Position, wird der ventrale Anteil der Orthese aufgelegt und positioniert; der ventrale Schienenteil überlappt den dorsalen Teil
- Gurte fixieren und abwechselnd soweit enger ziehen, dass sie gerade nicht mehr von der Orthesenschale abzuheben sind
- **Kontrolle der Positionierung:** Einen ca. 1 cm breiten Papierstreifen auf dem höchsten Punkt der Orthesenschale unter den Gurt legen. Die Spannung ist akzeptabel, wenn der Papierstreifen nach dem Anziehen des Gurtes gerade noch mit Widerstand und unbeschädigt unter dem Gurt hervorzuziehen ist.

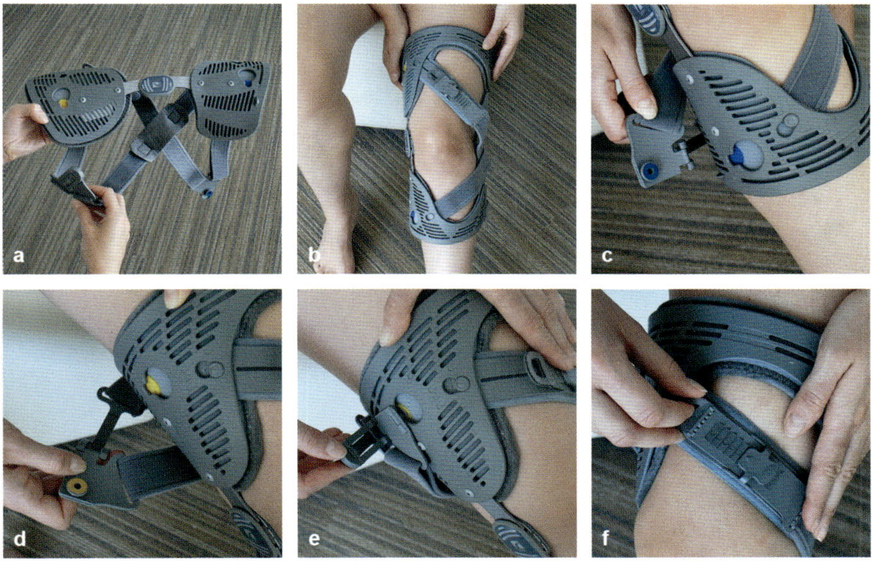

Abb. 4.16 Knieorthese. © Copyrights by Össur hf, www.ossur.de [V595]
a) Geöffnete Vergurtung anziehfertig, b–d) Auflegen der Gurtbefestigungen, e) Gurtschließe spannen, f) Entlastungszug regulieren

TIPPS UND TRICKS

Hat der Patient subjektiv den Eindruck, die Spannung sei zu hoch, dann sollte sie in jedem Fall moderat reduziert werden. Sie kann ggf. später nochmals erhöht werden.

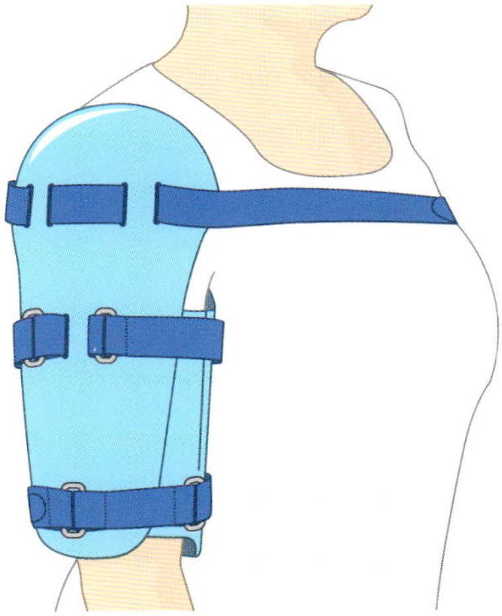

Abb. 4.17 Frakturorthesen an den Extremitäten, wie hier am Oberarm, sind eine Alternative zum Gipsverband: Fracture-Brace in vier Segmenten. [L138]

Merke

Frakturorthesen müssen bereits in den ersten Stunden nach dem Anlegen regelmäßig inspiziert werden. Die zirkuläre Kompression entstaut das Gewebe, folglich müssen die Gurte wie oben beschrieben nachgezogen werden.

TIPPS UND TRICKS

- Frakturorthesen werden immer in entlasteter Position, bevorzugt im Liegen und von einer Hilfsperson angezogen
- Die Anlage erfolgt in Abstimmung mit dem behandelnden Arzt
- Zum An- und Ausziehen am besten zu zweit arbeiten. Dabei ist es wichtig keine Belastung auf den frakturierten Anteil der Extremität zu bringen, um den Heilungserfolg nicht zu gefährden
- Immer einen Frotteestrumpf auf der Haut tragen lassen. Die Qualität des Frottees sorgt für eine Polsterung und den Wärme- und Feuchtigkeitsabtransport. Beim Anlegen unbedingt Faltenbildung vermeiden!

4.4.1 Knieimmobilisationsorthesen

Bei den **Immobilisationsorthesen für das Knie** gibt es lediglich Unterscheidungen in den Größen und im Beugewinkel. Der Beugewinkel ist dabei abhängig von der jeweiligen Indikation und wird vom Arzt bestimmt. Einziger Anhaltspunkt zur Positionierung der Orthese ist der Patellaausschnitt, der die Kniescheibe im angezogenen Zustand umfassen, jedoch – auch nicht teilweise – abdecken soll (➤ Abb. 4.18).

Knieimmobilisationsorthese anlegen

- Knieimmobilisationsorthese in Sitzposition anlegen (Gesäß auf der vorderen Sitzkante des Stuhls, um ausreichend Platz am Oberschenkel zu gewinnen), ggf. auch im Liegen

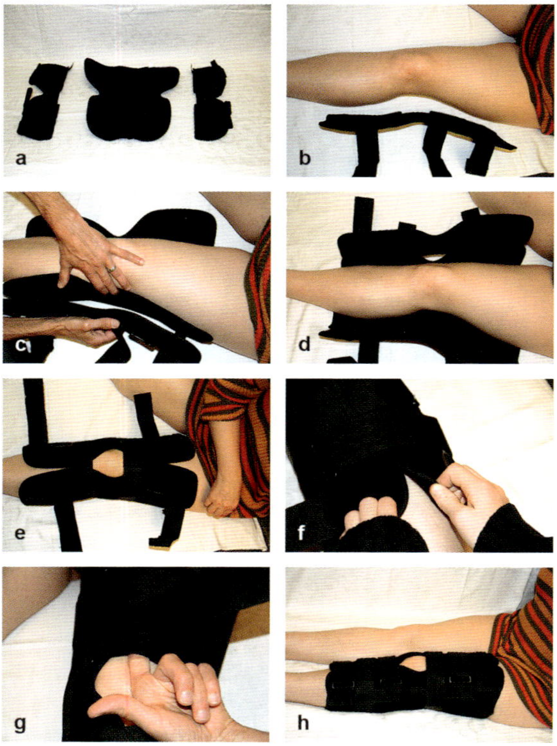

Abb. 4.18 3-Panel-Orthese anziehen. [P111]
a) Seitenteile der Immobilisationsorthese abtrennen
b) Das jeweilige Seitenteil der lateralen und medialen Kontur des Beines folgend manuell anformen
c) Das hintere Panel vom Fuß kommend unter das Bein schieben und mittig positionieren; die seitlichen Aussparungen liegen dabei auf Höhe der Patella
d) Seitenteile so ankletten, dass die Kanten auf dem Bein mittig zum Liegen kommen
e) Die Orthese vom Knie beginnend nach distal und proximal ohne Zug fixieren, evtl. auch in ihrer Höhe am Patellaausschnitt orientiert noch ausrichten
f) Die Polster überdecken sich beim Schließen unter Zug leicht
g) Unter Zug findet unter den Verschlüssen noch ca. ein Finger Platz
h) Die fertig angelegte Orthese sollte migrationsstabil sein, nicht abstehen, keine Falten aufweisen und nicht einschnüren

- Vom Knie weg nach distal und proximal mit abnehmender Gurtspannung vergurten
- Um ein Rutschen am Bein zu vermeiden, muss die Immobilisationsorthese der Topografie des Beines angepasst werden. Aufgabe des zuständigen Technikers ist es, dabei das dreiteilige System dem Umfang entsprechend zu kletten und die integrierten Metallversteifungen händisch dem Bein nachzuformen. So wird auch das Risiko von Druckstellen und unerwünschter Bewegung in der Orthese vermieden
- Möglichst auf der Haut tragen! Jede Textilie zwischen Orthese und Haut kann zu Faltenwurf und Druckstellen führen und fördert das Verrutschen!

HILFSMITTELNUMMER
23.04.01.0–3999 [9]

4.4.2 Knieführungsorthesen

Unter dem Begriff der **Knieführungsorthesen** werden sowohl rigide Systeme, also Rahmenorthesen, als auch teilrigide oder elastische, sogenannte Softorthesen, verstanden. Ihre Wirkungsweise beschränkt sich auf die vielfältige **Stabilisierung des Kniegelenks** nach z.B. Bandverletzungen oder -rupturen, Instabilitäten, gegen Abweichungen in der Frontalebene, bei Varisation oder Valgisation, Entlastung von Gelenkflächen oder Limitierung des Bewegungsumfangs. Die Orthesen verfügen über technische Gelenke, welche die Kniegelenkfunktion überbrücken (➤ Abb. 4.19).

Das Knie beschreibt in seinem Bewegungsablauf eine Dreh-Gleitbewegung, die technisch durch Gelenkketten, Doppelzahnsegmentgelenke oder selbstausrichtende Gelenkkonstruktionen überbrückt werden. Wichtig in der Handhabung ist dabei die korrekte Positionierung des Gelenks, da eine veränderte Position zu Bewegung der Extremität in der Orthese und im ungünstigsten Verlauf zu Druckstellen, Einschnürungen oder einer Schädigung des Kniegelenks führt. Die Position beim Anlegen korrekt zu fixieren, reduziert zudem die Gefahr des „Rutschens" auf der Hautoberfläche, der sogenannten Migration.

HILFSMITTELNUMMER
23.04.03.0–3999 [9]

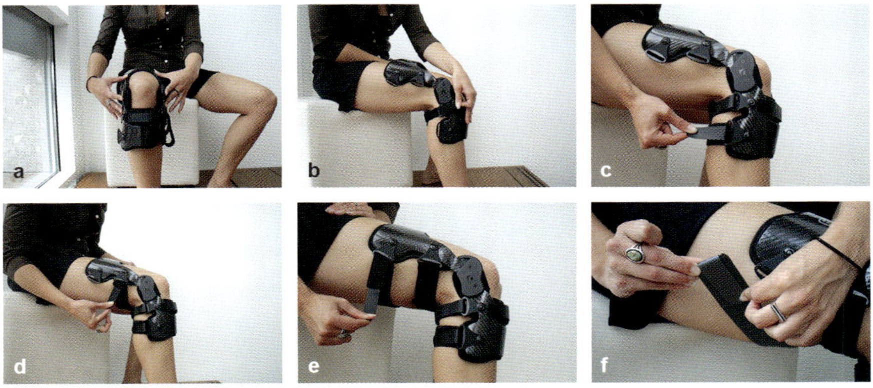

Abb. 4.19 Knieführungsorthese anziehen. © Copyrights by ÖSSUR hf, www.ossur.de [V595]

Knieführungsorthese anlegen

- Position des Orthesengelenks beim Anziehen unbedingt korrekt fixieren, um Haut-und Gelenkschäden zu vermeiden
- Orthese immer in Sitzposition anlegen (Gesäß auf der vorderen Sitzkante des Stuhls, um ausreichend Platz am Oberschenkel zu gewinnen), das Knie ist dabei gebeugt, günstig ist ein Winkel von 40° bis 60°
- Die gepolsterten Aufnahmen für den Kondylus horizontal auf der Kniescheibenmitte ausrichten
- In der Sagittalansicht kann zur Vereinfachung die Knietiefe auf Mitte Patella unter Aussparen der Kniescheibe halbiert werden. Dort findet sich dann der Drehpunkt für das Orthesengelenk
- Über die Gurte erst knienah die Position fixieren und stramm anziehen
- Anschließend die kniefernen Gurte auflegen. Einzelne Orthesenkonstruktionen weichen hier ab → den Herstellerempfehlungen folgen
- Immer auf der Haut tragen! Jede Textilie zwischen Orthese und Hauf kann zu Faltenwurf und Druckstellen führen und fördert das Rutschen auf der Haut!

4.4.3 Knieentlastungsorthesen

Zur **Entlastung des Kniegelenks** in der Frontalebene werden entsprechend ausgestattete Entlastungsorthesen eingesetzt. Sie ermöglichen eine Veränderung der Beinachse in Richtung Varisation („O-Bein") oder Valgisation („X-Bein").

Diese mechanische Einflussnahme durch Veränderung der Rahmengeometrie der Orthese (➤ Abb. 4.20) unterstützt z. B. die Entlastung des medialen oder lateralen Kniekompartiments u. a. bei

- Knochennekrosen
- Ossären Ausrissen
- Knienahen Frakturen
- Postoperativer Erfordernis durch Verlagerung der Lastlinie auf das jeweils andere Kompartiment.

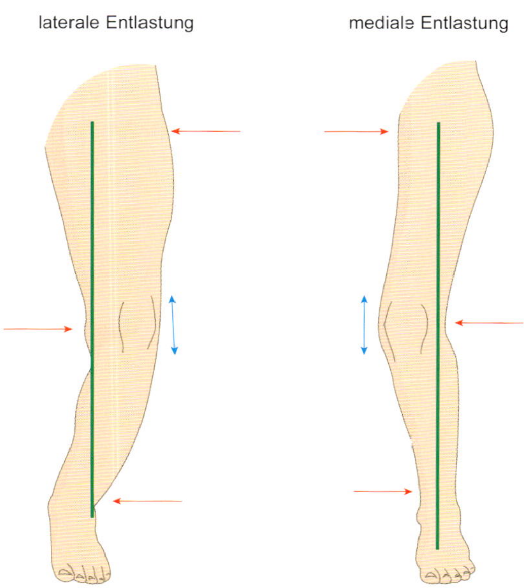

Abb. 4.20 Gonarthroseorthese: Wirkungsdreieck. [L138]

Zudem kann einer Fehlstellung entgegengewirkt werden. Dies ist jedoch nur soweit möglich, als es die Weichteilstrukturen zulassen. Knöcherne Veränderungen lassen sich durch eine Knieorthese nicht zurückdrängen. Wachstumskorrigierend ist bei solchen Problemstellungen eine individuelle Versorgung unter Einbindung der angrenzenden Gelenke in individueller Herstellung in Betracht zu ziehen.

Knieentlastungsorthesen wirken ausschließlich in der Frontalebene. Eine Einschränkung in der sagittalen Ebene (Beugen und Strecken) reduziert den Nutzen der Orthese, da die Belastung des Kniegelenks erst in der gestreckten Stellung entsteht.

Knieentlastungsorthese anlegen

- Orthese in der Regel in Sitzposition anlegen (Gesäß auf der vorderen Sitzkante des Stuhls, um ausreichend Platz am Oberschenkel zu gewinnen), das Knie ist dabei leicht gebeugt (ca. 30° bis 60°)
- Patella und die Kondylenpolster liegen idealerweise auf einer Höhe, die Polster der Schalen am Oberschenkel und Unterschenkel liegen flächig auf
- Gurte, wenn herstellerseitig nicht anders vorgegeben, vom Kniegelenk beginnend stramm nach kniefern hauteng schließen
- Immer auf der Haut tragen! Jede Textilie zwischen Orthese und Hauf kann zu Faltenwurf und Druckstellen führen und fördert das Rutschen auf der Haut!

Die Einstellung der Korrektur oder die individuelle Einweisung dazu sollte durch den Techniker oder Arzt erfolgen, ebenso deren Veränderung. Willkürliche, eigenmächtige Veränderungen können kontraproduktiv sein oder gar schädigen!

Beachte

Vorsicht bei extremen Einstellungen

Die in der Orthese aufgebauten Drücke werden in einem Kräftedreieck auf das Bein abgeleitet: Die Hautoberfläche des Kondylus muss dem Druck der obersten und untersten Orthesenabschlüsse auf der gegenüberliegenden Beinseite gegenhalten. Dadurch können mit steigender Abweichung Druckstellen entstehen. Eine dauerhafte Gewebeschädigung führt u. U. dazu, dass die Orthese bis zum Abheilen nicht mehr getragen werden kann → Vermeidung von Druckstellen geht vor Veränderung der Achse!

HILFSMITTELNUMMER
23.04.04.0–2999 [9]

4.4.4 Knieredressionsorthesen („Quengelorthese")

Knieredressionsorthesen wirken in der sagittalen Ebene (➤ Abb. 4.21). Sie bauen über einen Feder- oder Zugmechanismus Druck auf, um das Kniegelenk entweder in Streckung oder in Beugung aufzudehnen.

Das Konzept der isolierten Redression des Kniegelenks funktioniert jedoch für die Beeinflussung der Streckung nur mit Einschränkungen. Da die beiden Anteile des M. gastrocnemius sowohl im oberen Sprunggelenk in Plantarflexion („Spitzfuß"), als auch über das Kniegelenk beugend wirken, wird eine Streckung im Knie bei verkürzter Achillessehne immer zu einer kompensatorischen Plantarflexion führen. Hier muss der Fuß in das Orthesenkonzept – in möglichst neutraler Position – eingebunden werden, da sonst die Redression am Kniegelenk wirkungslos verpufft!

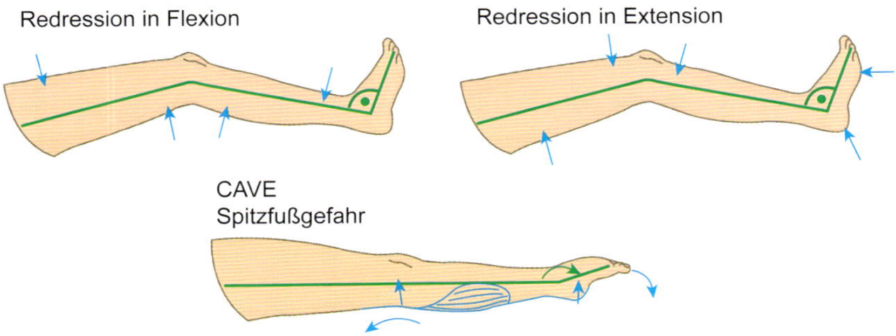

Abb. 4.21 Knieredressionsorthese: Wirkungsweise Extension, Flexion, Wirkungsdreieck. [L138]

4

Temporäre Anwendungen, bei denen das oben genannte Problem ausgeschlossen werden kann, sind davon nicht betroffen. Das gilt z. B. für postoperative Versorgungen oder die Anwendung zur Narbenaufdehnung oder bei Patienten, die mit der Orthese auch im Alltag Stehen und Gehen, da hier die Schwerkraft über das Körpergewicht für den nötigen Gegenhalt unter der Fußsohle sorgt.

Für die Wirkungsweise in Richtung Knieflexion muss eine Verkürzung der Mm. quadriceps femoris und tensor fascia latae ausgeschlossen werden, da die Knieredression sonst u. U. zum Rückkippen im Becken und damit zur Beeinträchtigung der Wirbelsäule führt. Das freie Stehen ohne Gehstütze oder Rollator ist dann nicht möglich.

Beachte

- Vor dem Benutzen unbedingt auf begleitende Fehlfunktionen am oberen Sprunggelenk oder Hüftgelenk achten!
- Verkanten oder ungleichmäßiges Aufliegen der Orthese auf dem Bein vermeiden, da so binnen kurzer Zeit Druckstellen entstehen.

Knieredressionsorthese anlegen

- In entspannter Liegeposition bei leicht gebeugter Kniestellung anlegen (meist durch das limitierte Bewegungsausmaß vorgegeben)
- Orthese in diesem Winkel halten und im Gelenk gegen die Federwirkung arretieren („Feststellmechanismus“)
- Erst dann die Orthese auf dem Bein positionieren, sodass alle Polsterauflagen flächig auf dem Bein aufliegen
- Position des Beines und wo nicht möglich die Arretierungsposition der Orthese u. U. nachpassen, um die flächige Auflage zu ermöglichen
- Kondylenauflagen auf Höhe der Patella positionieren und die Gurte von kienah beginnend nach kniefern gleichmäßig stramm verschließen
- Erst dann die Arretierung lösen und Redressionsdruck aufbauen
- Immer auf der Haut tragen! Jede Textilie zwischen Orthese und Haut kann zu Faltenwurf und Druckstellen führen und fördert das Rutschen auf der Haut!
- Zum Schutz der Haut sollte eine Inspektion am Beginn der Tragezeit in 30-minütigem Abstand erfolgen, später stündlich. Dazu die Orthese komplett abnehmen und dann wieder anlegen
- Moderater andauernder Druck ist wirkungsvoller, als kurzzeitig hoher Druck, der meist schnell zu Hautproblemen führt.

HILFSMITTELNUMMER
23.04.06.0xxx [9]

4.4.5 Individuell hergestellte Orthesen am Knie

Individuell hergestellte Knieorthesen werden ähnlich wie konfektioniert hergestellte Orthesen verwendet.
Indikationen für eine individuelle Herstellung:

- Besondere Korrekturanforderungen
- Ausgeprägte Topografie
- Operationsbedingt
- Fixateur externe, der mit umbaut werden muss.

Individuell hergestellte Knieorthesen anlegen

- Keine pauschale Aussage zur Handhabung aufgrund der Vielfalt der Parameter, die letztlich zur individuellen Herstellung führen, möglich
- Unabdingbar ist es, die technischen Kniegelenke nach der Kniedreh-Achse auszurichten. In der Regel heißt das, dass die Kniescheibe mit den Glenkkörpern auf einer horizontalen Linie eingerichtet wird
- Klettverschlüsse vom Knie beginnend und von dort nach kniefern mit reduzierter Zugkraft verschließen
- Immer auf der Haut tragen! Zwischen Orthese und Haut keine Kleidung tragen, da diese immer als Verschiebeschicht wirkt und die Orthese aus der eingerichteten Position rutscht („migriert") und damit ihre Funktion verliert.

Im Zweifelsfall oder bei Fragen zur Handhabung und zum Tragen ist es sinnvoll, den Lieferanten der Orthese (Sanitätshaus, Techniker) oder den Hersteller um Erklärung und Einweisung zu bitten. Die Internet-Adresse oder Telefonnummer findet sich mit der Produktionsnummer auf dem Herstelleretikett an der Orthese.

4.5 Bandagen und Orthesen an der Hüfte

Die Bewegung des Hüftgelenks kann durch **Hüftorthesen** beeinflusst, im Umfang eingeschränkt und/oder auf eine Ebene eingeschränkt werden. So können unerwünschte Bewegungen ausgeschlossen werden, z. B. um

- postoperative Ergebnisse zu schützen,
- Luxation zu vermeiden,
- die Einheilung einer Hüft-TEP zu unterstützen.

Die Festlegung der Limitierung geschieht klinisch und wird bei der Anpassung der Orthese eingebaut. Eine Veränderung bedarf immer der ärztlichen Kontrolle und sollte von einem versierten Techniker vorgenommen werden.

4.5.1 Hüftorthesen zur Führung

Hüftorthese anlegen

- Orthese im Liegen im entlasteten Zustand anziehen (➤ Abb. 4.22)
- Alle unnötigen Lagerungskissen entfernen
- Patienten auf die Seite rollen (lassen) und Beckengurt unter dem Gesäß durchziehen
- Patienten zurückrollen und die Orthese ausrichten. Hüftorthesen sind so konzipiert, dass das sagittale Gelenk (Beugen und Strecken in der Hüfte) auf Höhe des Trochanter major zu positionieren ist
- Beckengurt so schließen, dass keine Freiräume darunter entstehen; es ist dabei durchaus legitim der Beckenform zu folgen und z. B. die Gurtenden bei Klettverschlüssen schräg aufeinander zu verkletten, um die Passform am weiblichen Becken zu verbessern

4

- Abschließend die Oberschenkelführung lateral mittig so in Position bringen, dass die Beinumfassung bis an, jedoch auf keinen Fall bis auf die Patella reicht und dann stramm verschließen. Die meisten konfektionierten Orthesen bauen bereits an dieser Stelle Adduktionsdruck auf, der zur Zentrierung des Hüftkopfs in der Hüftpfanne führt. Liegt die Führung nicht auf der Haut entstehen Reibung und Migration, die Orthese verliert ihre Wirkung.

TIPPS UND TRICKS

Die Hüftorthese kann auch im Stehen angelegt werden.

HILFSMITTELNUMMER

23.05.01.0–1999 [9]

4.5.2 Hüftabduktionsorthesen

Bei Neugeborenen wird im Rahmen der Erstuntersuchung (U2) die Reife der Hüftpfanne durch Ultraschall bestimmt. Bei unzureichender Überdeckung des Hüftkopfs ist die Einstellung des Hüftkopfs zur Unterstützung der Ausreifung des Pfannendachs wichtig. Die dafür konzipierten **Hüftabduktionsorthesen** nehmen heute eine Modifikation *nach Fettweis* vor. Der Beugewinkel in der Hüfte wird bei 90°–100° und der Gesamtabduktionswinkel bei 60° (je Seite also 30°) angesetzt.

Hüftabduktionsorthese anlegen

Die gebräuchlichsten Orthesen (➤ Abb. 4.23) lassen sich nach ventral öffnen:

- Gesäß und Rumpf auf dem Rückenteil positionieren
- Oberschenkel in den Schalen ausrichten, sodass sie flächig unterstützt sind
- Falten am Strampelanzug glatt ziehen und ggf. zu einer breiten Bauchfalte und je einer dorsalen Beinfalte legen
- Von den Beinen zum Rumpf ohne Spannung oder Zug schließen
- Abschnürungen vermeiden. [12, S. 410 ff.]

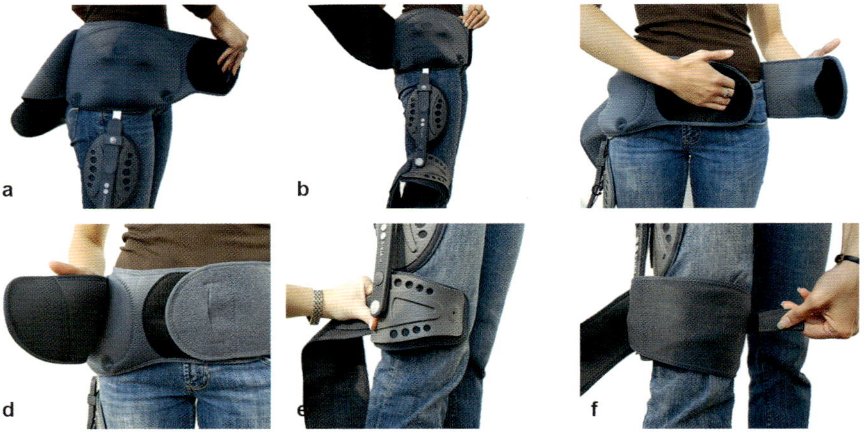

Abb. 4.22 Hüftorthese funktional ausrichten. © Copyrights by ÖSSUR hf, www.ossur.de [V595]
a) Die Orthese an der Mittellinie durch Bein und Hüfte ausrichten
b) Das Gelenk liegt ein wenig versetzt oberhalb des Trochanter major
c) und d) Die Hüftmanschette schließen (im Liegen in Rückenlage)
e) Die Oberschenkelanlage im Verlauf der Mittellinie anlegen und fixieren, die Anlage liegt in jedem Fall oberhalb der Patella, meist wird ein Abstand von bis zu 5 cm angenommen
f) Elastische Elemente zur Abduktion über die vorgesehenen Zügel spannen (soweit vorgesehen)

Nichtbehandelte Hüftdysplasien oder -luxationen können später operative Eingriffe nach sich ziehen. Durch die konservative Behandlung kann hier auf einfache Weise mit hoher Sicherheit ein belastbares Ergebnis erreicht werden.

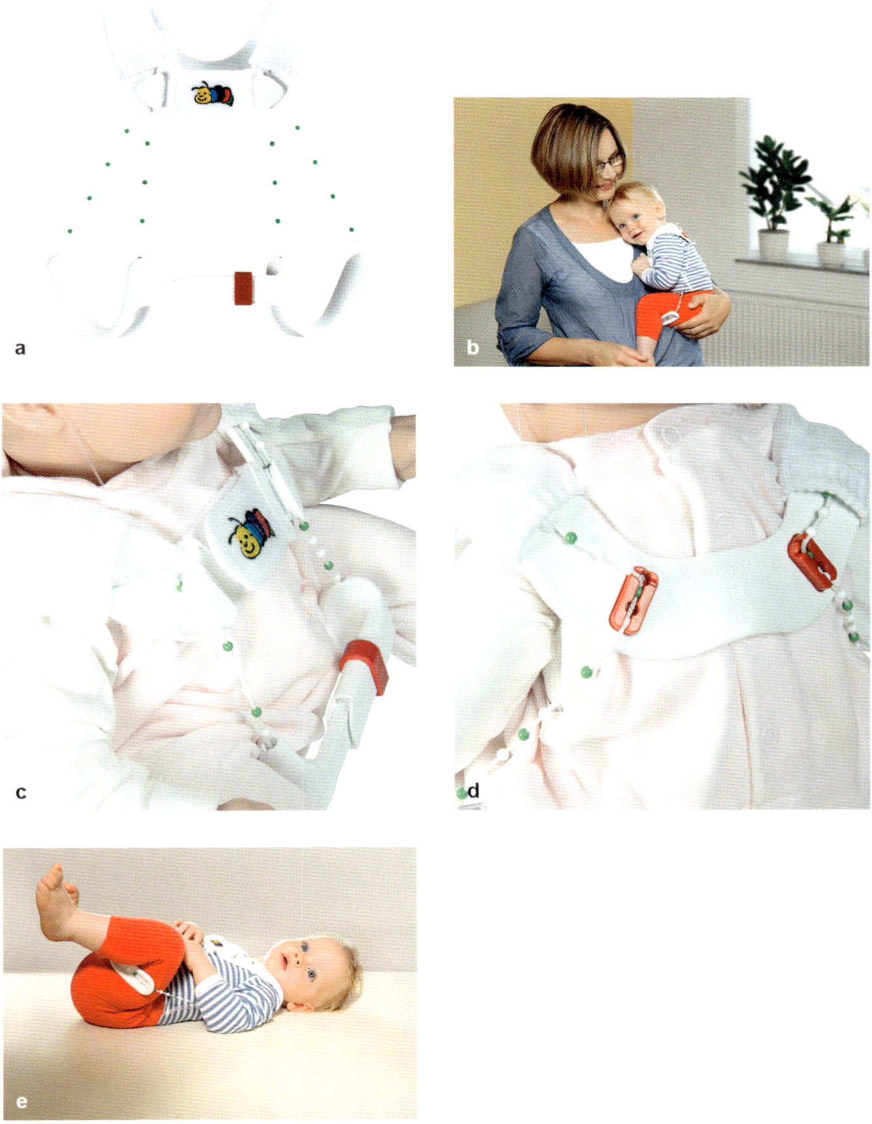

Abb. 4.23 Hüftabduktionsorthese (Beispiel). © Ottobock [V164]
a) Hüftbeugeschiene
b) Beugewinkel ≥ 90°
c) Thoraxverschluss und Spreizbügel
d) Einstellung der Beuge
e) Liegeposition

TIPPS UND TRICKS

Hüftabduktionsorthesen

- Bei jedem Windelwechsel muss die Orthese entfernt werden, dabei sollte eine Hautinspektion erfolgen, um sicherzustellen, dass weder durch die Gurte oder Auflagen Verletzungen oder Druckstellen entstanden sind
- Bis das Kind die Orthese akzeptiert vergehen manchmal einige Stunden. Dessen ungeachtet ist die Therapie nur zielführend, wenn die Orthese durchgehend für die gesamte Dauer der Therapie getragen wird
- Je nach Indikation kann die Gesamttherapiezeit mehrere Monate betragen, somit sind immer wieder Größenanpassungen durch den Arzt oder Techniker nötig
- Der Arzt bestimmt die Gesamttragedauer.

HILFSMITTELNUMMER

23.05.02.0xxx [9]

4.5.3 Hüftkorrekturorthesen

Individuell hergestellte **Hüftkorrekturorthesen** werden häufig postoperativ nach Einsatz von Hüft-Endoprothesen zur Sicherung der Funktion und Limitierung der Bewegung getragen. Die noch frische und instabile Weichteilsituation soll gegen das Luxieren des Hüftkopfes ertüchtigt werden.

Hüftkorrekturorthese anlegen

Das Hüftgelenk wird nach ärztlicher Vorgabe in Abduktion, Extension und Flexion limitiert, die Orthese in Liegeposition am Patienten angelegt:

- Vergurtungen für Hüfte und Bein lösen und die Orthese auf der Körperseite positionieren
- Beckengurt unter dem Rücken hindurchziehen (Patient hebt dazu das Gesäß oder er wird über die eingeschlagene Bandage „gerollt")
- Orthese positionieren, die Oberschenkelfassung liegt oberhalb der Kniescheibe des gestreckten Knies, die Taillenfassung greift oberhalb des Darmbeinkamms
- Verschlüsse auf Spannung fixieren.

HILFSMITTELNUMMER

23.05.30/31.xxxx [9]

4.6 Bandagen und Orthesen an Becken und Rumpf

Hilfsmittel am Rumpf dienen i. d. R. der Stabilisation, Reklination oder Aufrichtung. Sie umfassen segmentiert oder langstreckig

- den lumbosakralen Übergang,
- die Lendenwirbelsäule,
- den thorakolumbalen Übergang und
- schließen im weiteren Verlauf ggf. zudem die Halswirbelsäule und den Übergang zum Schädel ein.

Viele Anwendungen zur Aufrichtung und Stabilisation nutzen in ihrer Konstruktion ein zirkulär schließendes Modul, auf dem weitere Versteifungen nach Erfordernis aufgearbeitet sind. Über das Verschließen wird der intraabdominale Druck erhöht und so von ventral über den Bauchinnenraum die Wirbelsäule gegen die dorsale Pelotte der Orthese oder Bandage „stabilisiert". Diese Manipulation im Bauchraum führt u. a. über die Atmung nebenbei zur erwünschten aktiven Aufrichtung.

Beckenorthesen finden in der Stabilisierung von Lockerungen der Symphyse z. B. in Folge von Schwangerschaft, Trauma oder Lockerung des Iliosakralgelenks Verwendung. Sie umschließen den Beckenring fest und verhindern so Scherbewegungen in den betroffenen Gelenken.

Ihre Wirksamkeit wird vom Patienten als sofortige Schmerzreduktion wahrgenommen.

Die Positionierung (➤ Abb. 4.24) erfolgt über den „Gruben der kleinen Glutäen", also zwischen Trochanter major und Darmbein. Ideal sind Orthesen, die direkt über den Trochantern verspannt werden können. Diese sind jedoch die Ausnahme. Der Verschluss liegt immer vorn und nahe der Höhe des Schambeines.

HILFSMITTELNUMMER
23.11.01.0xxx [9]

4.6.1 Einschränkung der Anwendung

Der zirkuläre Schluss von Rumpforthesen und die damit einhergehende Erhöhung des intraabdominalen Drucks stoßen zum einen dort an Grenzen, wo ausgesprochen **schmalwüchsige (leptosome) Patienten** über einen konkaven Bauch und mangelnde Weichteildeckung zu versorgen sind. Diese Versorgung bedingt eine nicht unerhebliche Verletzungsgefahr an den knöchernen Vorsprüngen. Hier können ausschließlich individuell angefertigte Mieder zum Erfolg führen.

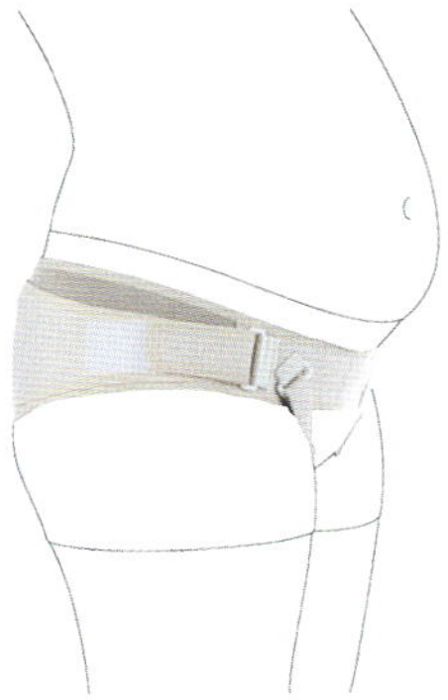

Abb. 4.24 Positionierung von Sakralbandage und Symphysengurt: Die Bandage liegt auf den Vorsprüngen der großen Rollhügel und führt ventral über das Schambein; ggf. können Schenkelriemen im Schritt dazu beitragen, dass sich die Position der Bandage nicht verändert. © Ottobock [V164]

Zum anderen lässt sich bei **adipösen Patienten** entweder aufgrund der erheblichen Fülle keine Verdrängung im Bauchraum erreichen oder der Bauch lässt durch erhebliche Verlagerung des Schwerpunktes nach vorn eine Aufrichtung der Wirbelsäule aus statischen Gründen kaum zu. Die Patienten benötigen ggf. einen Rollator oder Gehstützen zur Lastaufnahme.

Auch Bauchschürzen, die aufgefangen werden müssen, erschweren die Versorgung. In diesem Fall sind individuell hergestellten Hilfsmitteln Grenzen gesetzt und es kann lediglich ein Kompromiss erzielt werden. Das Auffangen von Bauchschürzen führt zudem zu hygienischen Problemen, der Toilettengang wird erschwert und es ist meist eine Hilfsperson zum Anlegen notwendig. Zudem reduziert sich die Compliance der Patienten oft aufgrund von vermehrtem Schwitzen, da die Konstruktionen zwangsläufig sehr umfangreich und flächig ausfallen, um das Einschneiden von Bügeln oder Gurten zu vermeiden.

Nach nicht erfolgreicher Versorgung kann der Arzt einen operativen Eingriff erwägen.

Bei ausgeprägter Adipositas (Faustwert > 140 cm Bauchumfang) versprechen oft nur noch extrem rigide Orthesensysteme und individuell hergestellte Mieder mit Versteifungen oder Rahmen therapeutisch einen Erfolg.

Die Positionierung erfolgt entsprechend der Schädigungshöhe. Das heißt, dass die Orthese im lumbosakralen Übergang fußen und das geschädigte Segment nach kranial unbedingt einfassen sollte.

4.6.2 Rumpforthesen anlegen

Rumpforthesen werden immer über der Unterwäsche oder einem T-Shirt getragen, mehrere Lagen Kleidung übereinander führen zwangsläufig zu Faltenbildung und in der Folge zu Druckstellen. Zudem bilden sie eine Verschiebeschicht, die es unmöglich macht, eine einmal festgesetzte Position zu halten → die Wirksamkeit wird herabgesetzt.

Wäschefalten müssen unbedingt unter dem Material hervorgezogen und geglättet werden. Das Tragen über der Hose ist wirkungslos und unbedingt zu vermeiden.

Für Rumpforthesen sind **unterschiedliche Anziehtechniken** je nach Wirkungsweise, Bauweise und körperlicher Voraussetzung bei dem Patienten zu berücksichtigen. Für das Anlegen der Rumpf-Versorgungen haben sich unterschiedliche Techniken bewährt:

Anziehen im Stehen

Mobile Patienten können die Versorgung eigenständig oder mit Unterstützung durch eine Hilfsperson anziehen (➤ Abb. 4.25, ➤ Abb. 4.26).

- Patienten eine stabile Standposition einnehmen lassen
- Rückenteil positionieren
- Seitenteile nach vorne ziehen und unter leichtem Zug übereinander kletten
- Auf eine symmetrische Stellung der Klettlaschen zueinander achten (können jedoch der Körperform folgend gerade oder auch V-förmig aufeinander zulaufen)
- Sind mehrere Gurte zu schließen, wird von kaudal nach kranial geschlossen, u. U. erst fixiert, die Position am Körper korrigiert, dann festgezogen. Der Druck sollte von unten nach oben abnehmen.

Ein ausgeprägter Bauch des Patienten ist oft schwer zu fassen. Es ist nicht zielführend, Bandagen auf dem Bauch zu verschließen, da sie nach oben oder unten abrutschen werden und ihre Wirkung damit verfehlen. Allein das Verschließen unterhalb des Bauchs ermöglicht einen sicheren Halt am Körper, eine Unterstützung des Bauchs und die Rückverlagerung des Schwerpunktes über das Becken und somit letztlich die Entlastung der Wirbelsäule.

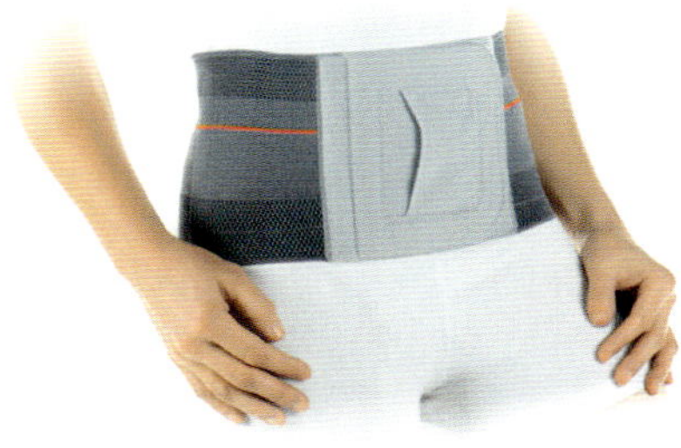

Abb. 4.25 Angelegte Lumbalbandage über der Lendenwirbelsäule, sie schließt den lumbosakralen Übergang ein. © Ottobock [V164]

Anziehen in Rückenlage mit Drehung in Seitenlage

Semirigide oder elastische Systeme lassen sich sehr gut durch eine halbe Drehung des Körpers auf ca. 60° positionieren.

- Front- und Seitenteile der Orthese auf der Drehseite in Richtung Rückseite der Orthese umschlagen
- Orthese neben dem Körper des Patienten auf der zu hebenden Seite positionieren
- Auf dieser Seite das Bein anwinkeln und damit als Hebel den Körper über die Drehseite anheben
- Eine Hilfsperson unterstützt das Drehen auf der Seite, zu der gedreht wird (Drehseite) an Becken und Schulter ziehend
- Orthese unterschieben, ggf. gegen den Widerstand der Unterlage unter die Drehseite hindurch
- Patienten mit derselben Technik langsam in die Ausgangsposition zurückführen
- Orthese zugarm verschließen.

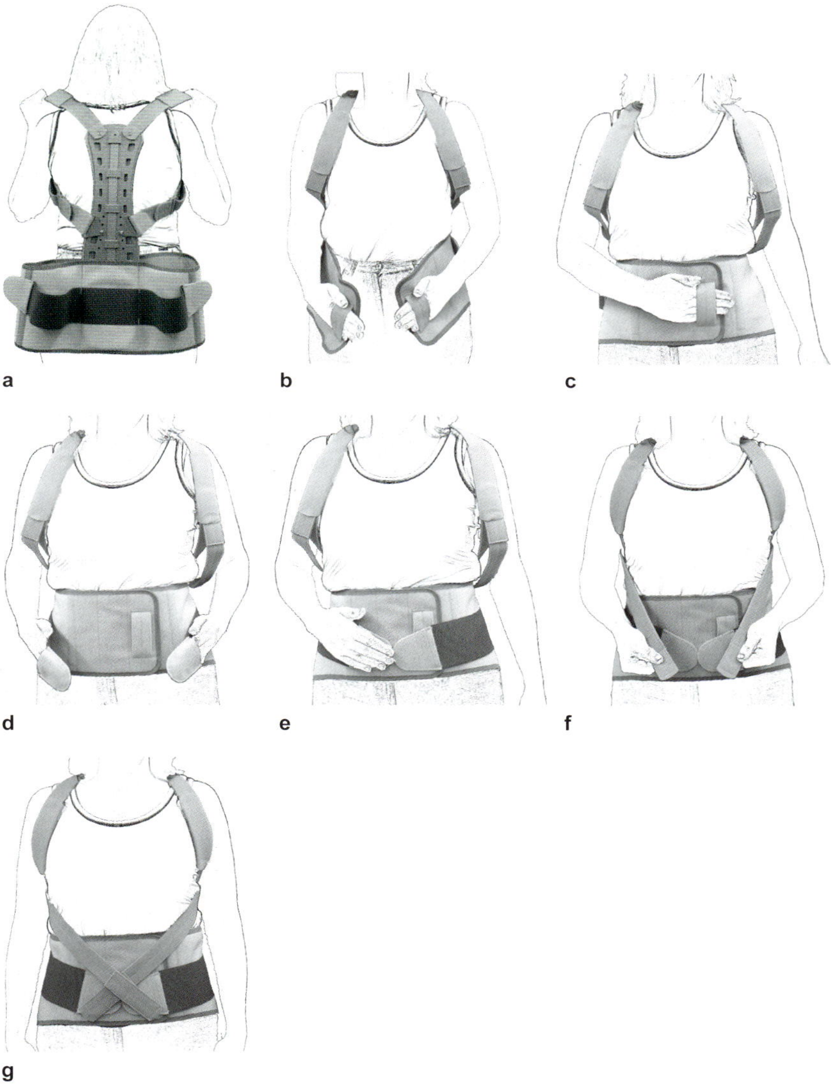

Abb. 4.26 Extensionsorthese Albrecht MKS. [V683]
a) Anlegen der Rucksackschlaufen
b) Verschließen der Abdominalbandage: Die Hände schlüpfen in die Schlaufen und legen die beiden Enden der Bandage unter Zug aufeinander
c) Die Hände fassen die Beckengurte
d) Die Beckengurte werden symmetrisch unter Zug gesetzt
e) Die Beckengurte werden fixiert
f) Die Aufrichtgurte verlaufen in der Taillenmulde und werden unter Zug zum Schambein hin aufgeklettet. Insgesamt sollte eine deutliche Aufrichtspannung spürbar werden. Unter Umständen müssen erst die Abdominalbandage und dann die Aufrichtzügel nochmals unter Spannung gesetzt werden, bis der gewünschte Effekt erreicht ist
g) Die fertig positionierte Orthese: Die Schulterschlaufen verlaufen soweit lateral als möglich, um das Inklinieren (nach innen beugen) wirkungsvoll zu verhindern.

Anziehen in Rückenlage durch Unterschieben

Patienten, bei denen sich jede Mobilisation ohne Orthesenunterstützung verbietet, können nur in die Orthese gezogen werden. Das Anziehen in Rückenlage erfordert mindestens zwei Hilfspersonen sowie ausreichend Zeit und Geschick (➤ Abb. 4.27).

Da eine Lageveränderung des Körpers i. d. R. vermieden werden soll, bietet sich das Anziehen vom Fußende hin zum Becken an. Voraussetzung ist, dass ein stabiles Stecklaken unter dem Patienten doppellagig gefaltet liegt. Der Falz befindet sich am Fußende.

- Rückenteil der Orthese am Fußende zurecht legen
- Eine Person führt das Korsett, mindestens zwei Personen heben die gesamte Körperlänge mit dem gefalteten und gespannten Laken von der Bettfläche geringfügig ab, während das Korsett zur Körpermitte hin unter den Rumpf gezogen wird
- Patienten sorgsam ablegen
- Eine Person hält das Korsett, eine zweite die Füße des Patienten gegen Zug fest
- Laken mit der Unterseite in Richtung Kopf hervorziehen
- Korsett mit der Vorderschale arretieren.

4.6.3 Stomabandagen

Stomabandagen werden eingesetzt z. B. bei

- Bauchdeckenschwäche
- Hernie im Narben- und Stomabereich
- Ileostomie
- Kolostomie
- Urostomie.

Sie reduzieren den Zug auf die perforierte Bauchdecke und schützen den Stomabeutel gegen Einwirkungen von außen, wie z. B. Abreißen.

Die Öffnung der Stomabandage (➤ Abb. 4.28) wird nach dem äußeren Ring der Stoma-Abdeckung bemessen und sollte diesen gleichmäßig umschließen, um ein Abscheren des Beutels zu verhindern. Sie kann zirkulär fest vernäht oder zum erleichterten Gebrauch nach unten mit Klett zu öffnen sein.

HILFSMITTELNUMMER
05.11.03.2xxx [9]

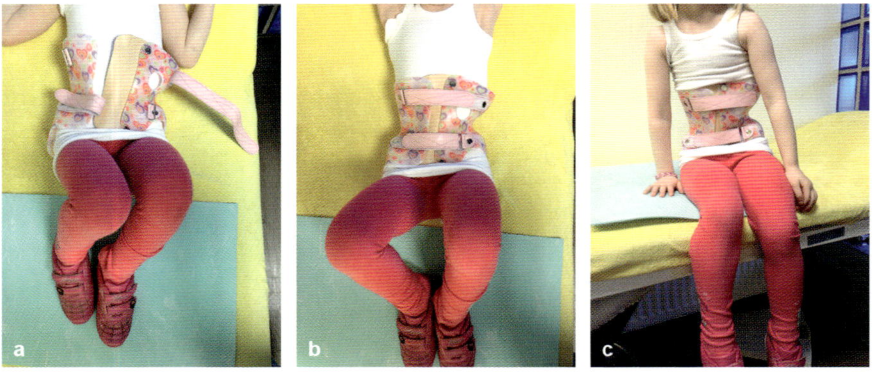

Abb. 4.27 Korsett im Liegen anziehen. [P111]
a) Tailleneinziehung ausrichten
b) Verschlüsse stückweise gegenläufig schließen
c) Im Sitzen nachkorrigieren

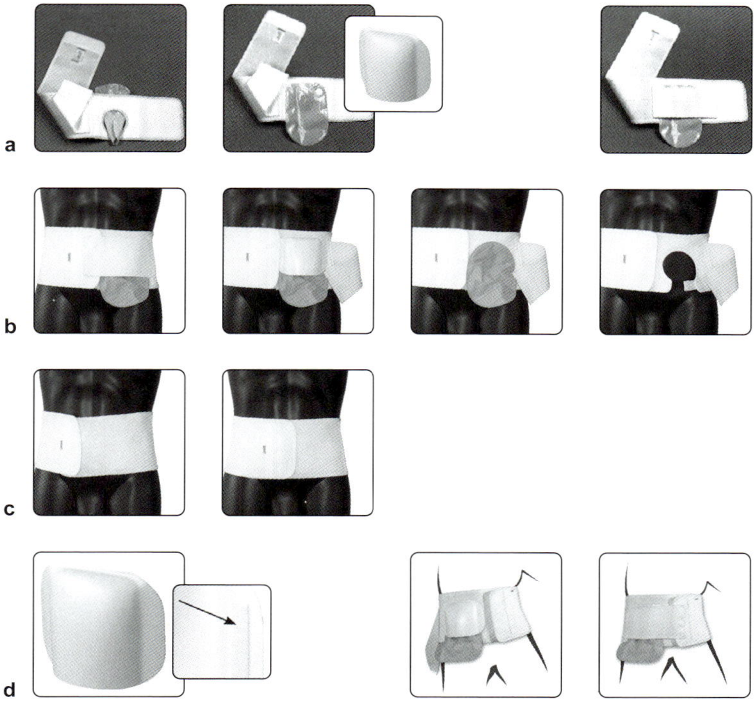

Abb. 4.28 Stoma-Care. © Basko Healthcare [V116]
a) Den angelegten Stomabeutel vorsichtig durch die Öffnung der Stomabandage schieben und mittig über dem Ring ausrichten
b) Die Bandage zirkulär um das Abdomen mit leichter Kompression legen, dabei darauf achten, dass sich die Position der Öffnung nicht verändert
c) Die Sicherungsabdeckung über dem Stomabeutel verschließen, sodass der Beutel weiterhin durchgängig bleibt, aber fest gehalten wird

4.6.4 Lendenwirbelsäulenorthesen und -bandagen

Orthesen und Bandagen für die Lendenwirbelsäule dienen in erster Linie der Schmerzlinderung sowie der teilweisen Reduktion von Mobilität und der statischen Unterstützung des betroffenen Rumpfsegments. Sie werden nur in Ausnahmefällen dauerhaft getragen.
Kontraindikationen für das Tragen:

- Allergische, entzündliche oder verletzungsbedingte Hautveränderungen, z. B. Schwellungen, Rötungen
- Zirkulationsbeeinträchtigungen
- Lymphatische Weichteilschwellungen
- Neurogen bedingte Störungen der Sensorik und Hauttrophik im zu versorgenden Körperbereich (Gefühlsstörungen mit und ohne Hautschäden).

Ziel: Immobilisierung

Die **Immobilisierung** findet durch die Fixierung z. B. über ein doppelschaliges System statt. Ziel ist die Festsetzung eines Rückensegments. Da die Wirbelsäule jedoch nicht kurzstreckig von außen fixiert werden kann, bedarf es immer einer langstreckigen Einbindung durch ein Korsett, das angrenzende Segmente mit „stilllegt“. Die Positionierung der Schale ergibt sich durch die Einziehung in der Taille. Dort wird das Korsett ausgerichtet und von der Taille aus kopfwärts über Gurte fixiert. Um unerwünschte Veränderung an der Körperposition zu vermeiden, ist es sinnvoll, das Korsett in Seitendrehung oder im Liegen anzuziehen.

HILFSMITTELNUMMER
23.14.01.0xxx [9]

Ziel: Mobilisierung

Rückenorthesen zur **Mobilisierung** zeichnen sich durch elastische oder halbelastische Elemente aus. Meist werden einer zirkulär umfassenden Bandage kleine Pelotten auf der Höhe des lumbosakralen Übergangs oder Pelotten größeren Zuschnitts angefügt, um über eine intermittierende Bewegung über der paravertebralen Muskulatur in diesem Segment eine Art „Massageeffekt“ zu erzielen. Diese Bandagen eignen sich besonders zur temporären Anwendung und haben eine propriozeptive Wirkung. Eine mechanische Aufrichtung ist durch die Orthese nicht zu erwarten.

Die Bandagen und Orthesen aus diesem Bereich können im Stehen angelegt werden. Ein Anlegen im Sitzen ist nicht sinnvoll, da die Positionierung kaum zufriedenstellend zu ermöglichen ist. Unter Umständen ist eine Hilfsperson zum Positionieren und Verschließen erforderlich.

HILFSMITTELNUMMER
23.14.02.0–2999 [9]

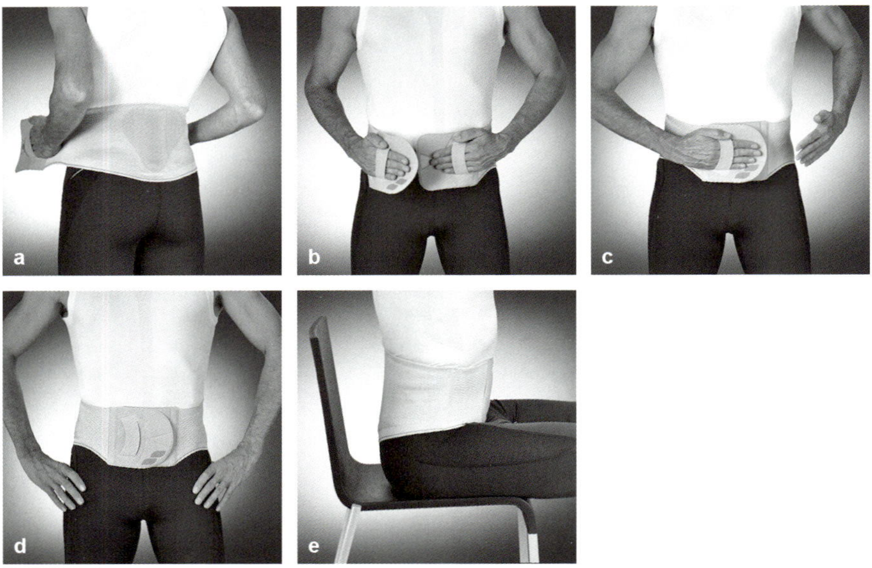

Abb. 4.29 Stabilisierung der Lendenwirbelsäule. [V115]
a) Die herzförmige Pelotte mit der Spitze nach unten und den Noppen zum Körper mittig in das Rückenteil einkletten. Beide Hände führen die Bandage mit je einem Ende vom Rücken nach vorn, sodass die Pelotte mittig über der Lendenwirbelsäule zum Liegen kommt
b) Die Langfinger der Hände fahren in die Zugschlaufen und positionieren die Enden mittig ggf. leicht V-förmig nach unten laufend unter dem Bauch
c) Die Enden übereinander verkletten
d) Die Kompression überprüfen, ggf. Verschluss nochmals öffnen und mit erhöhter Spannung schließen, bis eine Entlastung der Lendenwirbelsäule spürbar wird. Die weitere Vergurtung auf Zug fixieren, die Gurte sollten in der Taille verlaufen
e) Im Sitzen darf der vordere unter Abschluss in der Leistenbeuge keinen Druck verursachen, hier muss eventuell die Position nochmals korrigiert werden

Ziel: Stabilisierung

Eine **Stabilisierung** kann am Rücken nur durch Bewegungseinschränkung erzielt werden (➤ Abb. 4.29). Einen isolierten Abschnitt, z. B. die Brustwirbelsäule, entkoppelt von der angrenzenden Hals- bzw. Lendenwirbelsäule zu demobilisieren ist dabei nicht möglich, da die Bewegungen aus den angrenzenden Segmenten immer auch rückwirken. Die Einschränkung baut vom Becken nach kranial auf. Es lässt sich vom Becken ausgehend die Lendenwirbelsäule, dann der thorakolumbale Übergang und letztlich die Brustwirbelsäule stabilisieren. Jedoch kann dabei nur die Beugung der Wirbelsäule (Inklination) eingeschränkt werden (durch Osteoporose verursachte Wirbelfrakturen), oder zudem eine Seitneigung oder Rotation.

Der Grad der Einschränkung ist immer abhängig von der Indikation und übersteigt in der Versorgungshöhe den beeinträchtigten Wirbelkörper um mindestens einen weiteren.

Die Positionierung der Orthesen am Körper wird durch die Form der Rückenanlage und die Vergurtung vorgegeben.

HILFSMITTELNUMMER
23.14.03.0–2999 [9]

Ziel: Korrektur

Korrekturen am Rumpf setzen Mobilität in der Wirbelsäule voraus. Eine Korrektur

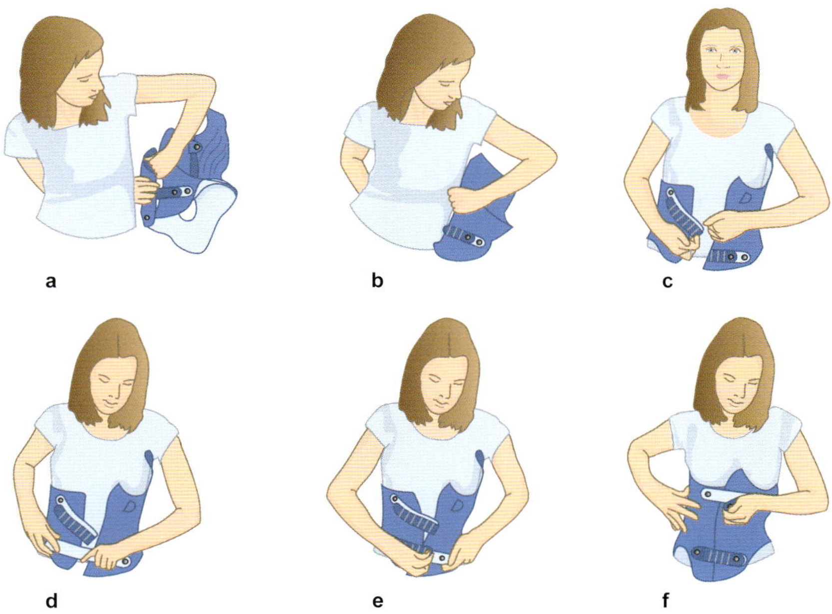

Abb. 4.30 Korsett im Stehen anziehen. [L138]
a) Korsetthemd faltenfrei anziehen und Hosenbund bis zum Schambein nach unten schieben
b) Korsett öffnen, sodass es seitlich (meist auf der Spielseite, also bei Rechtshändern rechts) über den Oberschenkel geschoben, dann über das Becken gedreht und nach kranial weiter geschoben werden kann
c) Tailleneinziehungen in der Taille positionieren und auf die symmetrische Ausrichtung der Freiräume über den vorderen oberen Darmbeinstacheln achten
d) Korsetthemd nach unten faltenfrei ziehen
e) Zuerst den unteren Gurt fixieren, dann nach oben Gurt für Gurt schließen. Von unten nach oben nachziehen, bis ein gleichmäßiger Offenstand der Schale von 1–2 cm bleibt

kann dabei aktiv oder passiv herbeigeführt werden (➤ Abb. 4.30).

Typisch für eine aktive Korrektur ist ein Cheneau-Korsett (oder Weiterentwicklungen wie nach Rahmouni oder nach Rigo), das Anlageflächen und Bewegungsfreiräume aufweist. Diese bewirken, dass über Körperbewegung und aktives, angeleitetes Atmen von der Anlagefläche in Richtung der Freiräume Wirbelsäule und Rumpf mobilisiert werden. Die Freiräume sind erkennbar großzügig ausgeformt und kosmetisch wenig gefällig, jedoch notwendig, um dem Körper frei von Kantendruck den Weg der Aufrichtung unbeengt freizuhalten.

Aktive Rückenkorrekturorthesen sind regelgerecht einschalig gefertigt.

- Im Stehen mit der Öffnung seitlich auf Höhe Oberschenkel geöffnet aufschieben
- In einer Schraubbewegung über das Becken von dorsal nach ventral hochschieben
- Für die Positionierung ist die Tailleneinziehung Ausgangspunkt für die Ausrichtung des Korsetts am Körper
- Verschließen vom Schambein beginnend nach oben in Rückenlage vornehmen, um nicht gegen die Schwerkraft den Rumpf in dem Korsett ausrichten zu müssen
- Eine dorsale Öffnung ist möglich und entsprechend von der Indikation abhängig.

HILFSMITTELNUMMERN

- 23.15.30.0xxx
- 23.15.31.0xxxx [9]

Oftmals stehen Abweichungen an der Wirbelsäule in einem großen, weichteilbetonten oder ossären Zusammenhang und sollten entsprechend komplex angegangen werden. Als begleitende Maßnahme kann Physiotherapie in Betracht gezogen werden.

HILFSMITTELNUMMER

23.14.04.0–2999 [9]

4.7 Bandagen und Orthesen an der Schulter

Ziel: Immobilisierung

Die **Immobilisierung des Schultergelenks** wird eingesetzt

- in der Nachbehandlung von operativen Eingriffen an der Schulter sowie
- nach Prellung an Schulter oder Oberarm.

An der Bewegung im Schultergelenk sind auch der Unterarmhebel, die Umwendbewegung des Unterarmes und der natürliche Gang des Menschen unter Einsatz des Armpendelns beteiligt. Daher ist es sinnvoll, die Bewegungen zu minimieren und den Arm nah am Körper zu tragen (➤ Abb. 4.31).

Immobilisationsorthesen können als Modulsystem entsprechend der geforderten Stellung geklettet, oder als Schlauch über den Arm gezogen und vergurtet werden.

HILFSMITTELNUMMER

23.09.01.0–3999 [9]

- Unterarmaufnahme positionieren, Unterarm und Hand fixieren, Schulter-Fix anziehen
- Armtragegurt über die Schulter führen
- Armtragegurt unter dem Handgelenk durchführen, nach oben verkletten
- Gurt um Rumpf und als „8“ um den Arm führen
- Gurt ein zweites Mal um den Oberarm führen
- Zum Rücken führen und straff fixieren.

Alternativ zur etwas invasiven Anlegetechnik der **Gilchrist-Bandage** lassen sich auch andere schulterfixierende Bandagen nutzen. Deren Wirkungsweise ist ähnlich,

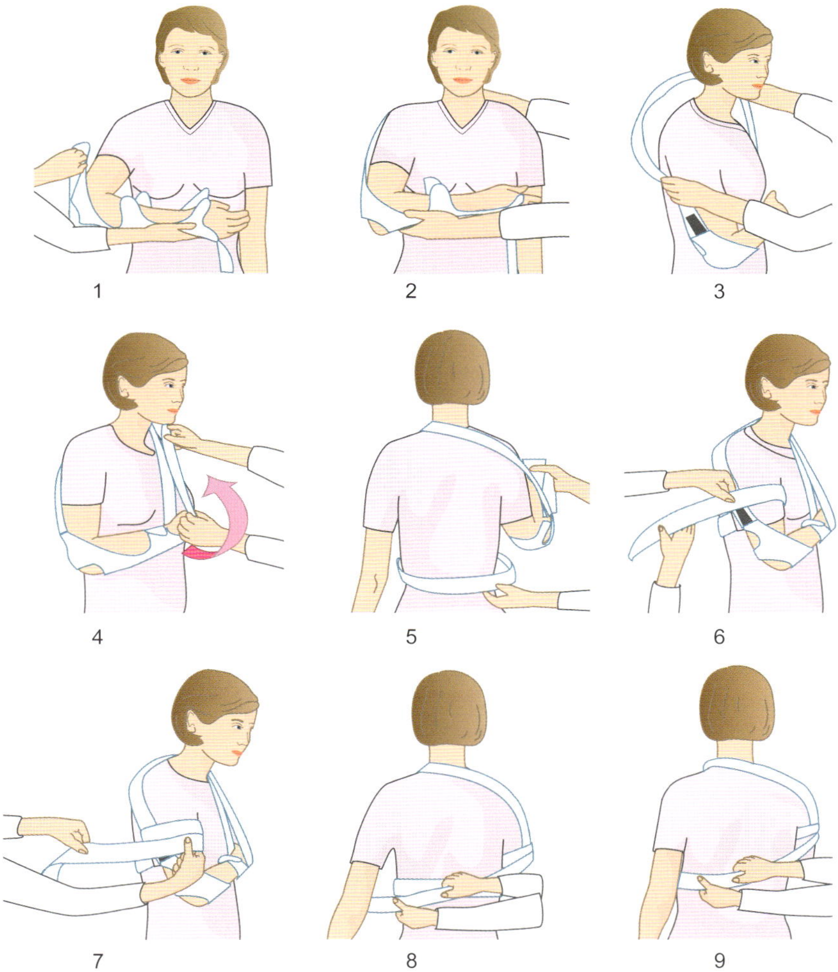

Abb. 4.31 Gilchrist-/Desault-Bandage anlegen. [L138]

jedoch nicht in gleicher Weise positionsstabil. Hier steht ein vereinfachtes Handling, geringere Schmerzen beim Anlegen und die Möglichkeit der eigenständigen Bedienung durch den Patienten im Vordergrund (➤ Abb. 4.32).

Um Frakturen der Schlüsselbeine ruhigstellen zu können, müssen die beiden Frakturenden gegen die Inklination, also das Einsinken nach vorne, gehalten werden. So bleibt der Bruch in der eingestellten Position fixiert und der Patient zudem schmerzfrei.

Die **Clavicula-Bandage** (➤ Abb. 4.33) wird symmetrisch gleichmäßig auf Zug getragen, die Gurte spannen idealerweise so weit schulterwärts wie möglich. Das Tragen sollte nicht unterbrochen werden, dazu lässt sich die Bandage gut unter der Kleidung über dem Unterhemd tragen.

- Die Schulter-Schlaufen der Bandage werden locker vorbereitet
- Die Bandage wird von unten nach oben zur Schulter von dorsal aufgeschoben
- Die Schulter-Schlaufen werden symmetrisch unter Spannung gebracht.

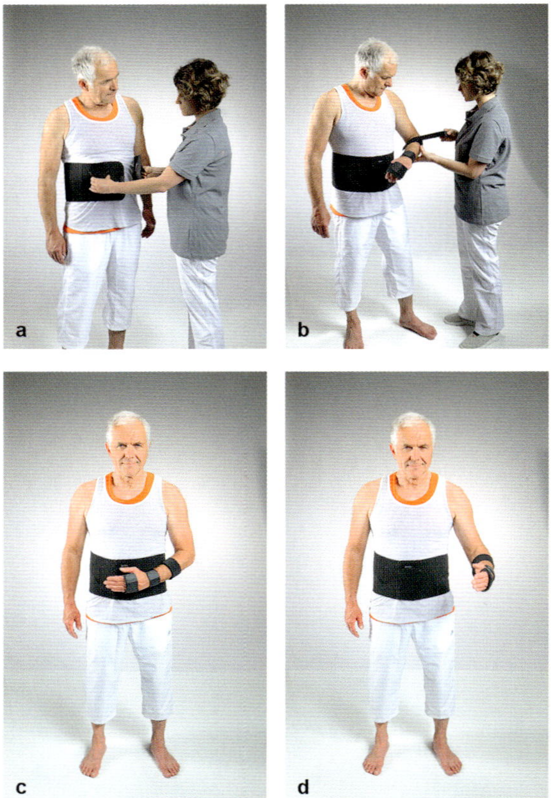

Abb. 4.32 Schulterfixationsorthese anlegen. [V115]
a) Im Stehen den Rumpfgurt so auf Bauchhöhe um den Rumpf legen, dass die Öffnung auf der nicht betroffenen Seite liegt, auf Spannung verschließen. Vorsicht! Bei adipösen Patienten kann es sinnvoller sein, mittig zu schließen und die Bandagenenden V-förmig in Richtung Schambein verlaufen zu lassen, um ein Rutschen nach oben oder unten zu verhindern
b) Die Führungen auf der Extremität werden festgesetzt: eine Schlaufe führt um die MCP, eine um den Carpus, eine ellenbogennah um den Unterarm, eine ebenso um den Oberarm, die Verschlüsse zeigen vom Körper weg
c) Ein Distanzmaterial wird auf dem Rumpfgurt festgehalten, z. B. die Verpackungsfolie oder ein Stück Papier, sodass bei Kontakt der Armschlaufen mit der Bandage eine Fixierung vermieden wird. Erst mit der endgültigen Ausrichtung des Armes wird das Distanzmaterial abgezogen und die Schlaufen auf dem Rumpfgurt leicht aufgedrückt
d) Zum weiteren An- und Ablegen ist es nun ausreichend den Bauchgurt, die Arm- und Handgelenksschlaufen zu öffnen und wieder zu verschließen. Dies ist auch ohne weitere Probleme für den Nutzer im Sitzen einhändig möglich

HILFSMITTELNUMMER
05.09.02.0xxx [9]

Ziel: Mobilisierung

Eine Wiederherstellung der vollumfänglichen **Mobilität des Schultergelenks** setzt voraus, dass Verklebungen der Weichteile der Schulter vorgebeugt wird und die anatomischen Freiheitsgrade erhalten bleiben.

Das Schultergelenk ist bei dauerhafter Immobilisation sehr anfällig für nicht oder nur operativ reparable Einschränkungen in den Weichteilen. Orthesen können hier

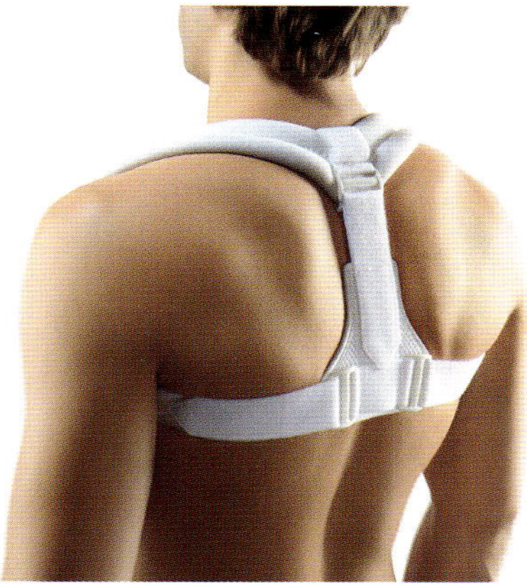

Abb. 4.33 Claviculabandage. [V065]

helfen, frühzeitig die Mobilisierung vorzubereiten und gleichzeitig die Freiheitsgrade im Besonderen in der Abduktion zu erhalten, sodass therapeutisches Beüben unterstützt wird (➤ Abb. 4.34).

Die Positionierung der Orthese erfolgt mit geöffneten Gurten im Zusammenspiel mit dem geübten Therapeuten oder dem Arzt. Postoperativ ist beim An- und Ablegen äußerste Vorsicht geboten, da die filigranen Weichteilstrukturen der Schulter, z. B. nach rekonstruktiver Plastik, auf

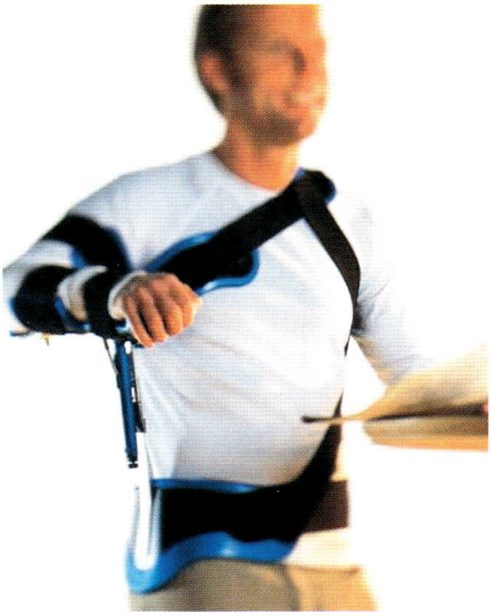

Abb. 4.34 Dynamische Armabduktionsorthese im angelegten Zustand. © Ottobock [V164]

Überdehnen und ruckartige Bewegungen unter Umständen anfällig bis hin zum Abriss reagieren können.

Orthese anlegen:

- Therapeut oder Arzt führt das Schultergelenk
- Eine Hilfsperson führt die Orthese von vorne und unten an den Körper und unter den Arm, bis die eingestellte Position gefunden ist: Die Beckenauflage sitzt in der Grube der kleinen Glutäen, also zwischen Darmbein und Trochanter major, der Gurt führt auf der Gegenseite um die Taille
- An Schulter/Achsel beginnend mit dem Beckenteil vergurten
- Abschließend Oberarm bis Hand fixieren
- Kleiderfalten nach oben wegziehen und unter den Gurten am Stück druckfrei umlegen.

HILFSMITTELNUMMER
23.09.02.0xxx [9]

Ziel: Stabilisierung

Stabilisierende Schulterorthesen finden zunehmend neurorehabilitativen Einsatz. Schulterverletzungen können im Gelenk entlastet werden, neurologisch bedingten Tendenzen zur Luxation kann entgegengewirkt werden und das Gelenk so physiologisch stabilisiert und geführt werden.

Diese Orthesen bestehen aus einer Schulterkappe mit Gurt und einer zugentlastenden Unterarmaufnahme, die ggf. auch die Umwendbewegung im Unterarm einschränkt (➤ Abb. 4.35).

Orthese anlegen:

- Anlegen der Orthese mit der Schulterfassung, dem Gurt unter der kontralateralen Achsel und der flächig umschließenden Positionierung beginnen
- Unterarmeinfassung zirkulär anlegen und mit moderatem Zug verschließen

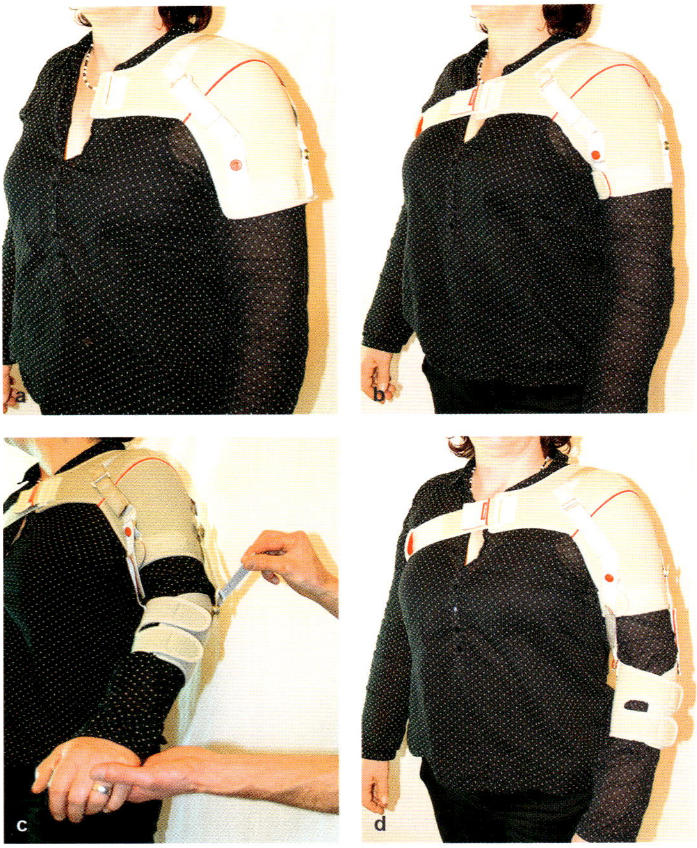

Abb. 4.35 Schultermanschette. [P111]
a) Anlegen der Schultermanschette (sinnvoller über der Unterwäsche, auf dem nackten Arm)
b) Vergurten unter der gegenüberliegenden Achsel, Gurt mit leichter Spannung anziehen
c) In leichter Beuge (ca. 10°) Unterarmmanschette mit der Öffnung zur Beugeseite anlegen
d) Zuggurte von Schulter zum Unterarm verbinden und soweit unter Zug setzen, dass die Streckung des Ellenbogens bei ca. 10° begrenzt ist

- Einklemmen von Hautfalten oder Abschnüren der Weichteile unbedingt vermeiden.

Die therapeutische Qualität kann durch die Kompression nicht verschlechtert oder verbessert werden.

Mit der Adaption des Unterarmteils an die Schulteraufnahme werden der Längszug und die Anteversion im Schultergelenk reduziert. Die Zugentlastung wird nur wirksam, wenn die Verbindung über den gebeugten Ellenbogen zur Schulterkappe unter Zugspannung steht und dabei die Streckung des Ellenbogens nur geringgradig möglich ist. Das Ablegen der Orthese folgt der umgekehrten Reihenfolge.

HILFSMITTELNUMMER
23.09.03.0xxx [9]

Ziel: Entlastung

Entlastungsorthesen sind für eine temporäre Nutzung konzipiert und werden meist direkt postoperativ angelegt. Sie reduzieren die Bewegung im Schultergelenk, den Zug durch das Eigengewicht des Arms auf das Schultergelenk und sichern das Operations- oder Therapieergebnis gegen Einflüsse wie Pendelbewegung oder Fremdeinwirkung durch mangelnde Umsicht (➤ Abb. 4.36). So kann diese Versorgung auch sinnvoll sein, um einem Patienten die Schwere des Eingriffs vor Augen zu halten. Sie dient dann auch als „mentale Einschränkung".

Das Ziel der Versorgung besteht in erster Linie in der statischen Positionierung. Unterschiedliche Produkte bieten verschiedene Positionierungen in Rotation und Abduktion des Schultergelenks an. Die Auswahl des richtigen Produkts orientiert sich dabei ausschließlich an der medizinischen Indikation. Grundsätzlich gilt: Je näher der Arm am Körper getragen wird, desto größer ist das Risiko der Innenrotation im Schultergelenk. Dies wird durch die habituelle Vorliebe verursacht, die Hand dem Körper nähern zu wollen. Zudem steigt die Gefahr der Kapselschrumpfung (z. B. „frozen shoulder"). [11, S. 536]

Orthese anlegen:

- Zum Anlegen der Orthesen das Lagerungskissen mit dem über das kontralaterale Schulterdach schräg verlaufenden Entlastungszug auf Lagerungshöhe fixieren
- Das Anlegen kann im Sitzen vorgenommen werden, Arm auf Kissen zwischenlagern
- Die Höhe der Unterarmaufnahme so bestimmen, dass eine Lagerung bequem und zugfrei erfolgen kann
- Zu zweit den Arm zugentlastet in die Orthese übersetzen und vergurten
- Die Verschlüsse so auflegen, dass sie nicht einschneiden, jedoch auch nicht lose durchhängen
- Abschließend im Stehen den Sicherungsgurt um den Körper mit moderater Spannung ziehen. Dieser verhindert das Verlassen der eingestellten Position durch Risiken von außen, wie z. B. ungewollte Kollisionen mit Einrichtungsgegenständen, das Abrutschen im Sitzen u. Ä.

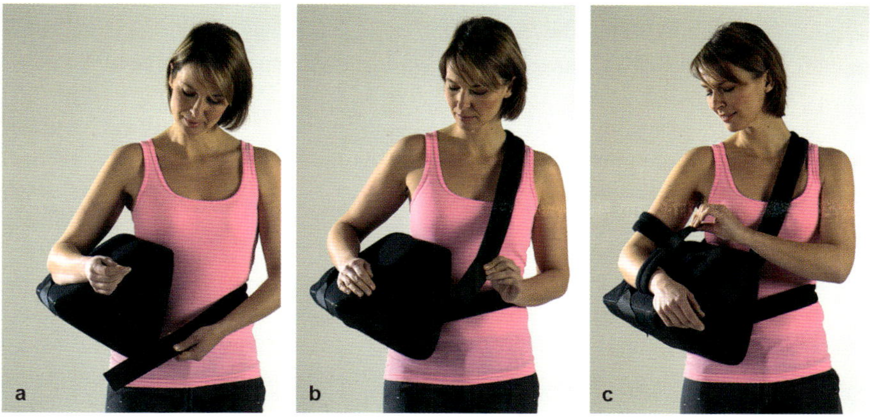

Abb. 4.36 Anlegen eines Briefträgerkissens. [V684]
a) Das Kissen mit der halbrunden Aussparung seitlich zum Rumpf anlegen, je weiter von der Schulter entfernt, desto geringer ist der Abduktionswinkel. Den Beckengurt von dorsal nach ventral führen und unter Zug fixieren
b) Den Schultergurt von dorsal nach ventral führen und so fixieren, dass das Kissen in einer stabilen Position ruht
c) Unterarm und Hand mit größtmöglicher Auflagefläche und rechtwinkligem Ellenbogen festsetzen

Die Orthese wird in umgekehrter Reihenfolge abgelegt.

Schulterentlastungsorthesen sind bautechnisch bedingt nicht immer in liegender Position des Patienten zu nutzen. Die meisten Orthesen sind ausschließlich zum Gebrauch in Geh-, Steh- und Sitzposition geeignet und führen im Liegen zu einer Protrusion und/oder Innenrotation im Schultergelenk. Einzelne Produkte bilden eine Ausnahme und sollten über die Fachberatung abgefragt werden.

Alternativ kann die Lagerung des liegenden Patienten über Lagerungskissen (z. B. Hilfsmittelnummer 11.11.05.0000–2000) oder langfristig durch individuelle Lagerungsmodule erfolgen.

HILFSMITTELNUMMER

23.09.04.0xxx [9]

Ziel: Individuelle Versorgung

Schulterverletzungen können oft operativ zu einer funktionalen Qualität überführt werden. Nach Ausheilung kann die Extremität dann – unter Einbuße von Freiheitsgraden und Kraft – jedoch alltagstauglich eingesetzt werden. Anders ist dies bei Eingriffen, deren Erfolg nicht ausreicht, um Alltagstauglichkeit herzustellen. Dies kann bei Lähmungen, Dystrophien oder komplexen Veränderungen, die eine Steuerung der Extremität nicht zulassen, der Fall sein.

Individuell gefertigte Schulter- und Armorthesensysteme können hier auf die Einzelparameter eines jeden Patienten abgestimmt werden. Sie sind somit untereinander kaum vergleichbar in Technik, Material und Funktion.

Anlegen der Orthese

Die obere Extremität soll zum Anlegen der Orthese möglichst wenig Bewegung erfahren.

Orthese anlegen:

- Arm mit gebeugtem Ellenbogen leicht abduziert neben dem Körper, z. B. auf zusammengefalteten Bettdecken (nur gering komprimierbar), zugfrei lagern
- Orthese zwischen Arm und Rumpf positionieren
- Unterarm und Hand unterstützt in die Orthesenschale transferieren
- Oberarm- und Schulterteil fixieren.

Befindet sich die Öffnung der Orthese medial, so wird die Orthese von lateral mit Unterarm und Hand beginnend auf der Extremität positioniert, das Manövrieren des Armes unterbleibt dabei.

HILFSMITTELNUMMERN

- 23.09.30.0xxx, 23.09.31.0xxx, 23.09.32.0xxx, 23.09.33.0xxx Individuell gefertigte Schulterorthesen
- 23.09.01.–04. Konfektionierte Schulterorthesen [9]

4.8 Bandagen und Orthesen an Hand und Arm

4.8.1 Daumenorthesen

Indikationen für **Orthesen am Daumen** (➤ Abb. 4.37) sind arthrotische, überlastungs- oder schmerzbedingte Bewegungseinschränkungen, die einer Ruhigstellung bedürfen. Daumenorthesen stabilisieren dabei das Sattelgelenk (Articulatio carpometacarpalis pollicis) und/oder das Grundgelenk gegen Bewegung. Dabei sollte der Daumenballen von der Hohlhand her eng umschlossen werden, um so eine Bewegung in der Orthese und gegen die Orthese (Hebelwirkung über die Orthesenkanten) zu minimieren. Die Kantenführung sollte nach Möglichkeit nicht in die Beugefalte des Carpus oder des Daumengrundgelenks reichen, um Druckstellen zu vermeiden.

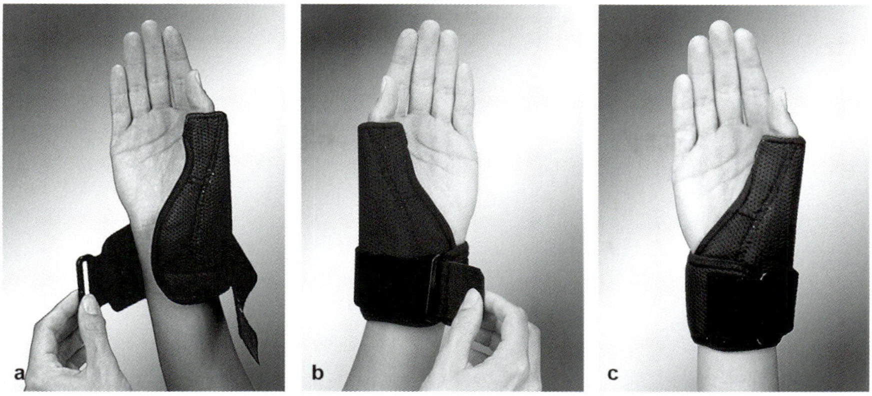

Abb. 4.37 Daumenorthese. [V115]
a) Daumenöffnung so verkletten, dass sie formgetreu anliegt, nicht zu eng, um einem Stauungsödem vorzubeugen, jedoch eng genug, um einer Bewegung in der Orthese entgegenzuwirken
b) Mit dem Daumen in die Orthese schlüpfen und den Mittelhandgurt schließen, so dosieren, dass die Immobilisierung des Grundgelenks spürbar wird
c) Für das spätere Ab- und Anlegen genügt dann die Bedienung des Mittelhandgurtes, der Daumengurt kann unverändert bleiben

Die textilen Orthesen lassen sich vergleichbar mit Handschuhen anziehen. Es werden i. d. R. nur die Verschlüsse der Mittelhand betätigt, die Einstellungen um den Daumen bleiben unverändert.

Silikon-Orthesen werden, falls sie keine Verschlüsse besitzen, im **Wet-Fitting** auf die Hand aufgeschoben (➤ 5.4.2).

Je nach Material unterscheidet sich die **Reinigung** der Orthesen wesentlich:

- Textile Orthesen und mit Tieftemperatur-Thermoplasten hergestellte Orthesen mit der Hand mit handwarmer Seifenlauge waschen (max. 25 °C Wassertemperatur)
- Individuell gefertigte Orthesen aus Silikon sind bis zu 100 °C hitzebeständig, sie können ausgekocht werden, jedoch reicht meist das Auswaschen mit Seifenlauge aus.

HILFSMITTELNUMMERN

- 23.07.01.0000–2999 Konfektionierte Daumenorthesen
- 23.07.34.xxxx Individuell hergestellte Daumenorthesen [9]

4.8.2 Orthesen und Bandagen für die Hand

Bei **Handorthesen und -bandagen** wirkt eine zirkuläre Fassung über dem Handgelenk stabilisierend und bewegungslimitierend. Je nach Ausführung sind volare oder dorsale Stäbe eingearbeitet, die zusätzlich Halt vermitteln und die Hand in der „Funktionsstellung", d. h. im Faustschluss bei maximaler Kraftentfaltung in der Hand funktionsgerecht positionieren. [11, S. 449]

So können Bewegungsabweichungen der Mittelhand in Dorsalextension, Volarflexion und Deviation eingeschränkt werden. Die Bandagen und Orthesen werden hergestellt als flexible Gestricke, genähte atmungsaktive Materialien, wie Abstandsgewirke, oder Neoprene und Lycra.

Letztgenannte zeichnen sich durch Robustheit aus, Gestricke hingegen sind konturenfreundlicher und bilden seltener Falten oder Einschnürungen. Wenn nicht anders vom Hersteller angegeben lassen sich die Bandagen bei 30 °C in der Waschmaschine reinigen → Versteifungsteile vor dem Waschen entfernen und Verschlüsse schließen.

Orthese/Bandage anlegen:

- Verschlüsse – falls vorhanden – öffnen
- Bei gestrecktem Ellenbogengelenk fährt die Hand – gleich dem Schlüpfen in einen Handschuh – in die Bandage
- Position ausrichten
- Zirkuläre Verschlüsse arretieren
- Zirkulären Gurt mit Zug über dem Handgelenk verschließen.

HILFSMITTELNUMMER

23.07.02.xxxx Konfektionierte Handorthesen [9]

TIPPS UND TRICKS

Handorthesen anlegen bei Spastik

Zentrale Bewegungsstörungen äußern sich durch unkoordinierte Bewegungen mit überschießender Muskelspannung, die willentlich durch den Patienten nicht zu beeinflussen ist. [11, S. 393]

An der oberen Extremität findet sich das Muster meist in Form von Flexion aller Fingergelenke, des Carpus, des Ellenbogengelenks und Supination des Unterarms. Die Lockerung findet im Sitzen aufrecht und angelehnt statt. Die Spannung kann nur behutsam gelöst werden:

- Daumen langsam aufdehnen, dazu Platz für den Daumen der Hilfsperson in der Daumenfalte des Patienten aufarbeiten
- Mit klarem Druck mit der Handinnenfläche langsam und intermittierend die Finger in die Streckung ziehen
- Gleichzeitig über den Zug gegen die Supination und in Richtung Streckung des Ellenbogengelenks arbeiten
- Alle Veränderungen immer wieder zurückführen und wieder aufnehmen, bis eine für die Orthese nutzbare Position erreicht ist
- Hand zum Dehnen gestreckt auf dem Oberschenkel des Patienten platzieren, die Orthese daneben positionieren
- Mit flächiger Unterstützung von Handfläche gegen Handfläche die Hand des Patienten in der Orthese ablegen; die Finger können über den Rand überstehen und werden mit Druck gegen den distalen Oberarm gegen die Orthese korrekt in Stellung gezogen.

4.8.3 Individuell hergestellte Handorthesen

Die Vielfalt der **individuell gefertigten Handorthesen** ist groß. Die meist verwendeten Werkstoffe mit direktem Hautkontakt sind gängige Polstermaterialien aus Ethylenvinylacetat oder Polyethylen und Silikon. Versteifungen und Schalen werden in Polyethylen, Polypropylen, Carbon oder als „Sandwich" gefertigt.

Die Gestaltung der Orthese berücksichtigt die besonderen Anforderungen des einzelnen Patienten, eine Verallgemeinerung der Anziehtechnik ist deshalb nicht möglich. Bei der Mehrzahl der Anwendungen wird verfahren wie bei den o. g. Handorthesen. Silikon-Orthesen können ähnlich wie ein Handschuh angezogen werden:

- Die Hand vorab mit einer nicht rückfettenden und schnell einziehenden Lotion eincremen
- Der entstehende Gleitfilm vereinfacht die Positionierung
- Nach dem Einziehen der Lotion wird die Migration der Orthese auf der Haut unterbunden.

Die Oberflächen der Orthese können mit Seifenlauge und fließendem Wasser leicht gereinigt werden und anschließend bei Raumtemperatur trocknen. Silikone sind bis 100 °C hitzebeständig, sie können ausgekocht und thermisch getrocknet werden, z. B. auf der Heizung.

HILFSMITTELNUMMERN

- 23.07.32.xxxx Individuell hergestellte Handorthesen
- 23.07.33.xxxx Individuell hergestellte handgelenksübergreifende Orthesen [9]

4.8.4 Fingerredressionsorthesen

Dauerhafte Spannung auf die knöchernen Anteile eines Gelenks beeinflussen die Beweglichkeit im Gelenk. Über **Quengel-**

oder Redressionsorthesen am Finger lassen sich PIP- und DIP-Gelenke in Extension oder Flexion redressieren (➤ Abb. 4.38). Die Druckkraft sollte so moderiert werden, dass keine Druckstellen entstehen. Die Wirkung der Orthesen entfaltet sich ausschließlich über die Dauer der Anwendung, nicht über die maximale Ausnutzung der Federspannung.

Orthese anlegen:

- Orthese am Finger zur Positionierung gegen ihre Druckrichtung spannen und so auf den Finger schieben
- Die beiden Hebel so positionieren, dass das gegenüberliegende Widerlager auf der Mitte des zu redressierenden Gelenks zum Liegen kommt
- Seitlich sollten die Federarme nicht wesentlich über die Fingerbreite ragen, um die Beweglichkeit der angrenzenden Finger nicht einzuschränken oder sie zu verletzen.

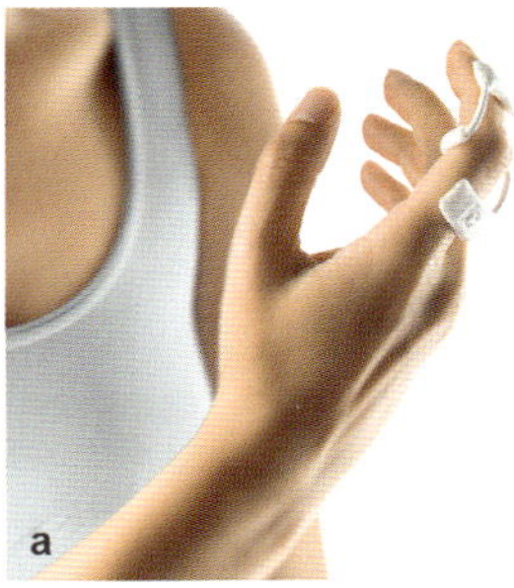

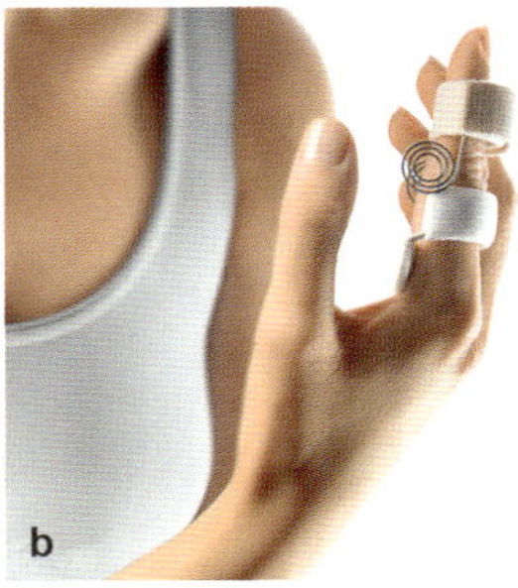

Abb. 4.38 Fingerredressionsorthese. [V065]
a) In Flexionsrichtung
b) In Extensionsrichtung

Die Redressionsorthesen werden entgegen ihrer Druckrichtung geformt, sodass sie widerstandslos auf den jeweiligen Finger geschoben werden können (➤ Abb. 4.38). Das Gelenk der Orthese befindet sich auf gleicher Höhe mit dem Fingergelenk (Beugefalte der Fingerinnenfläche).

Die Reinigung erfolgt mit haushaltsüblicher Seife (Spülmittel).

HILFSMITTELNUMMER
23.07.03.xxxx [9]

4.8.5 Stacksche Schiene/ Stax-Orthese

Die **Stacksche Schiene** dient der Stabilisierung der Fingerkuppe oder des Endglieds und des DIP in Extension (➤ Abb. 4.39).

Orthese anlegen:

- Größengerecht auf die betroffene Fingerkuppe aufschieben
- Distale Öffnung zeigt den Fingernagel
- Umlaufender Klettgurt oder Hautpflaster fixiert die Schiene proximal am Finger.

Die Schiene kann jederzeit zu Inspektionszwecken oder zur Reinigung abgenommen werden und wieder aufgesteckt werden. Die Reinigung erfolgt mit haushaltsüblicher Seife (Spülmittel).

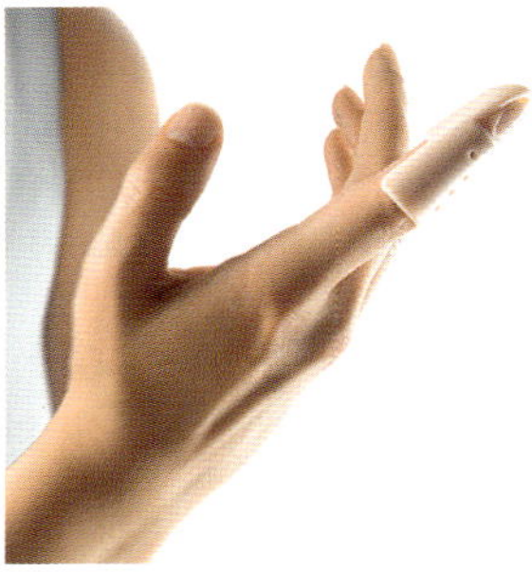

Abb. 4.39 Die Stacksche Schiene dient der Ruhigstellung des Fingerendgelenks und wird durch Tape oder Klettband um den Finger fixiert. [V065]

Beachte

Diese Schiene ist aktuell nicht Teil des Leistungsumfangs der gesetzlichen Krankenkassen! Verschiedene Kostenträger übernehmen diese Leistung im Einzelfall aus Kulanz.

4.8.6 Individuell hergestellte Fingerorthesen

Die Herstellung **individueller Fingerorthesen** ist oft sinnvoll, wenn isoliert nur ein Finger betroffen ist und der Rest der Hand weiter ungehindert genutzt werden soll. Orthesen, die auf die Anatomie des Patienten abgestimmt sind, können platzsparend und komfortabel hergestellt werden. Sie ermöglichen eine hohe Passformgerechtigkeit. Je nach Anwendungsdauer kommen für temporäre Anwendungen Tieftemperatur-Thermoplaste, für Dauerversorgungen eher Metalle (Silber, Stahl), Polypropylen, Carbon oder Silikon in Betracht.

Orthese anlegen:

- Verschlüsse, falls vorhanden, öffnen
- Orthese aufschieben; ggf. auf dem proximalen Rand der Orthese eine kleine Portion nicht rückfettender schnell in die Haut einziehender Lotion aufbringen, die dann beim Aufschieben einen Gleitfilm bildet
- Anschließend die vorhandenen Verschlüsse arretieren.

Die Reinigung erfolgt unter handwarmem fließendem Wasser mit einer geringen Menge Spülmittel. Die Orthese muss unbedingt rückstandsfrei ausgewaschen werden. Zum Trocknen bei Raumtemperatur ablüften lassen. Silikon-Orthesen sind bis 100 °C hitzebeständig, sie können ausgekocht und auf dem Heizkörper zum Trocknen gelagert werden.

HILFSMITTELNUMMER
23.07.35.xxxx [9]

4.8.7 Ellenbogenorthesen und Armorthesen

Ellenbogenorthesen übernehmen die Führung des Ellenbogengelenks. Ihre Aufgaben unterscheiden sich nach: Limitierung der Bewegung, Redression, Statik.

Grundsätzlich muss erwogen werden, ob die Umwendbewegung des Unterarms in Pronation und Supination frei bleiben oder eingeschränkt werden soll. Die Vermeidung der Umwendbewegung kann ausschließlich durch die Verwendung eines Handteils ermöglicht werden, welches zumindest die Mittelhand fixiert. Diese Bewegungseinschränkung kann bei Weichteil- oder ossären Schädigungen im Unterarm oder ellenbogengelenknah sinnvoll sein.

Vor dem Anziehen der Orthese (➤ Abb. 4.40) alle Einstellungen vornehmen:

- Bewegungslimitierung oder Feststellung des Gelenks einstellen
- Federspannung an Redressionsorthesen regulieren
- Gelenk in der am Patienten ermittelten Beuge sperren.

Orthese anlegen:

- Der Einstieg in die Orthese erfolgt von medial oder dorsal
- Angelegte Orthese mit je zwei Gurten an Ober- und Unterarm verschließen
- Ein zusätzlicher Gurt positioniert ggf. die Mittelhand
- Das Anlegen erfolgt meist in Sitzposition, erst mit dem Umlegen der entlastenden Schulterschlinge sollte der Patient mit der fest fixierten Orthese in den Stand wechseln
- Anschließend Sperre des Gelenks bei Redressionsorthesen aufheben → Wirkung des Federdrucks.

Merke

Steter mäßiger Druck ist kurzen Druckspitzen vorzuziehen, um Schädigungen der Haut zu vermeiden.

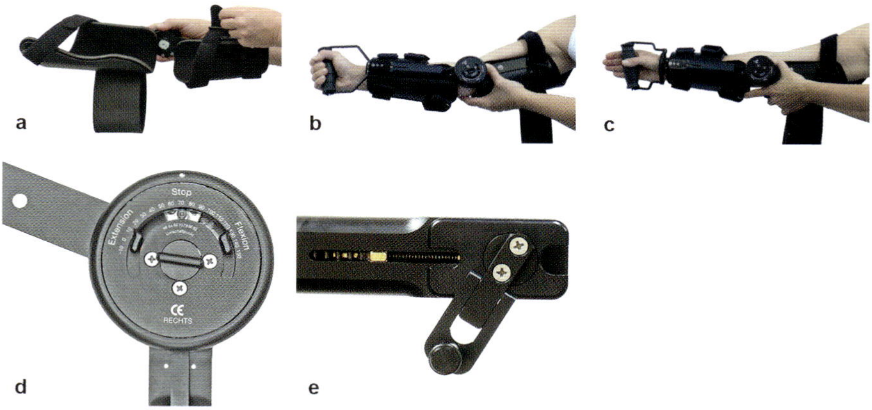

Abb. 4.40 Ellenbogenredressionsorthese anlegen: Vor dem Anlegen wird das Redressionsgelenk in der Ausgangsposition des Armes arretiert, sodass das Anlegen spannungsfrei vorgenommen werden kann. [V683]
a) Gelenk liegt in der Bewegungsebene des Ellenbogengelenks und mittig auf Höhe der Ellenbogenfalte
b) Unterarm und Hand positionieren
c) Gurte vom Unterarm beginnend anlegen; Bewegungsrichtung und Vergurtung kontrollieren (bei verdrehter Gelenkposition erneut anlegen)
d) Sperrfunktion freigeben, z. B. Minus-Schalter oder Schiebschalter von (rot) auf (grün)
e) Spannung einstellen (durch Kurbel oder mitgelieferten Imbus-Schlüssel)

HILFSMITTELNUMMERN

- 23.08.01.–33. Ellenbogenorthesen
- 23.09.10.xxxx Armorthesen [9]

4.9 Bandagen und Orthesen an Hals und Kopf

4.9.1 Cervikalorthesen- und Bandagen

Cervikalorthesen (➤ Abb. 4.41a, ➤ Abb. 4.41b) umfassen den Hals; Anlage- und Abstützflächen befinden sich an den Hinterhauptsbeinen, den seitlichen Verläufen des Unterkiefers und dem Brustbein. Abstützungen gegen Torticollis-Abweichungen können sich über den Schultergürtel ausdehnen. Das Kinn sollte keine tragende Funktion übernehmen, da hier sehr schnell Druckstellen entstehen. Die Positionierung hat eine entspannte, weder abgesenkte noch überstreckte Haltung zum Ziel.

Schaumstoff-Orthesen („Krawatten") werden zirkulär umgelegt und dorsal verschlossen. Ihr Andruck sollte flächig sein und die Atmung nicht beeinträchtigen. Als Faustregel gilt: Der Zeigefinger sollte mit wenig Widerstand unter dem Verschluss einzuführen sein. Die Anlage kann im Sitzen oder Stehen vorgenommen werden.

Orthese anlegen (➤ Abb. 4.42):

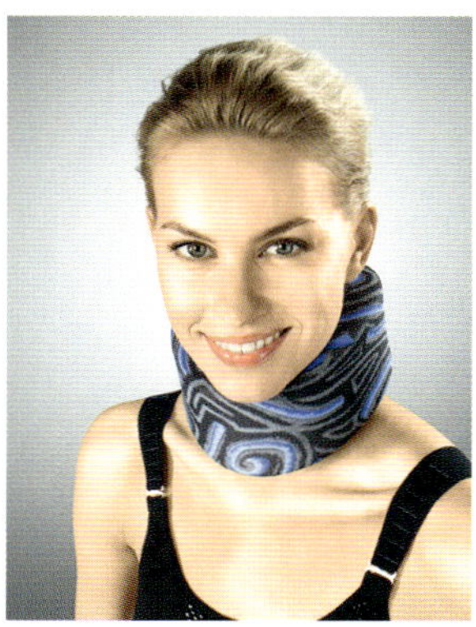

Abb. 4.41a Cervikalorthese: Weiche Stütze nach Henßge [V115]

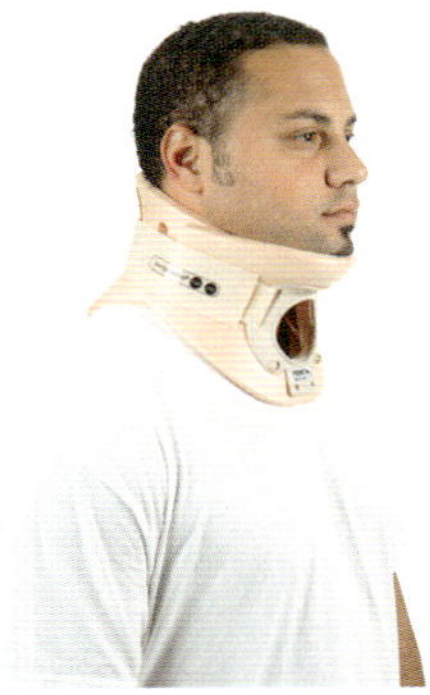

Abb. 4.41b Cervikalorthese: Philadelphia-Orthese © Copyrights by ÖSSUR hf, www.ossur.de [V595]

- Bei semirigiden zweischaligen Orthesen beide Anteile soweit zusammenführen, dass eine optimale Anstützung der Flächen möglich ist
- Dann die Gurte auflegen, zusätzlicher Zug ist nicht notwendig
- Zum Anlegen in Liegeposition ist ein Helfer für die Fixierung der Kopfposition zuständig, sinnvoll ist es, bei frisch Operierten den Operateur als Haltenden hinzuzuziehen
- Einen Verschluss zum Kopfkissen hin nach hinten umschlagen, mit dieser Seite wird das Dorsalteil der Orthese mit

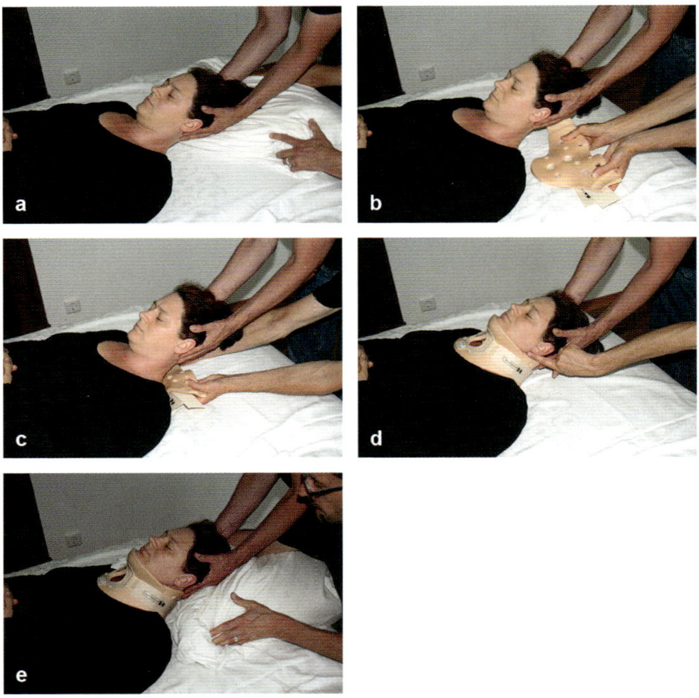

Abb. 4.42 Anziehen einer Philadelphia-Orthese z. B. postoperativ im Liegen. [P111]
a) Die behandelnde Person hält den Kopf in der postoperativ geforderten Position, sodass das Kopfkissen widerstandslos entfernt werden kann
b) Die dorsale Schale seitlich einführen, die Gurte dabei zur Behandlungsseite hin festhalten, um unbeabsichtigtes und unkontrolliertes Verkletten zu vermeiden (jeder Kontrollverlust birgt ein hochgradiges Verletzungsrisiko für den Patienten: Gefahr einer Querschnittlähmung!), die Schale wird in dieser Position gehalten
c) Die ventrale Schale positionieren und über die dorsale schieben, zentrieren
d) Die Gurte fixieren und in zwei Arbeitsschritten auf Zug befestigen, um ein Verschieben der Schalen zu vermeiden. Zum Ablösen jeweils mit Vorsicht agieren und gegen die Schale gegenhalten
e) Kopfkissen einbringen

Druck gegen das Kopfkissen berührungslos unter dem Hals hindurchgeführt und ausgerichtet
- Zweiten Verschluss nach hinten schlagen, das Ventralteil aufsetzen und ausrichten
- Beide Verschlüsse nach vorn ziehen und fixieren.

Individuell gefertigte Cervikal-Orthesen können ein- oder zweiteilig sein, sie werden dann entsprechend der vorstehenden Formen genutzt.

Die Reinigung erfolgt in Handwäsche mit handwarmer Seifenlauge. Nach dem Waschen auf einem Handtuch auslegen und bei Raumtemperatur abtrocknen lassen. Auf keinen Fall direkter Sonneneinstrahlung oder einer Wärmequelle aussetzen.

HILFSMITTELNUMMERN

- 23.12.01.0–1xxx Zeiteilige Schalen/„Philadelphia-Kragen"
- 23.12.03.0xxx Schaumstoff-Cervikalstützen
- 23.12.30.0xxx Individuell gefertigte Cervikalstützen [9]

4.9.2 Kopforthesen

Zur Wachstumslenkung und damit zur Korrektur von lagebedingten Schädeldeformitäten bei Säuglingen werden **Kopforthesen** individuell nach Gipsabdruck oder 3D-Vermessung hergestellt. Die Behandlung nennt man auch „Helmtherapie". Wachstumslenkung ist in der größten Wachstumsphase des Köpfchens gut möglich (➤ Abb. 4.43).

Beachte

Die Behandlung von Kopfdeformitäten ist eine ärztliche Aufgabe!

Deshalb sollte die Therapie idealerweise in den ersten Lebensmonaten beginnen (spätester Behandlungsbeginn ca. mit Vollendung des ersten Lebensjahrs). Je nach Ausprägung der Deformität und Alter bei Behandlungsbeginn reicht die Behandlungsdauer von acht Wochen bis zu einem Jahr.

Die Orthese umschließt den Kopf, ist einteilig mit einer Öffnung zum Schließen oder zweiteilig, sodass beide Schalen ineinandergreifend aufgesetzt und bis zum Anschlag der beiden Teile zusammengezogen werden.

Bestehende Freiräume sollen das weitere Wachstum aufnehmen, Anlageflächen halten an prominenten Stellen das Wachstum während der Behandlung. In Abständen von 2–6 Wochen wird das Kind zu Wachstumskontrollen und Anpassungen beim behandelnden Therapeuten vorgestellt.

Die Orthese wird täglich für 23 Stunden getragen. In der „helmfreien Stunde" soll die Kopforthese gereinigt und mit Alkohol desinfiziert werden.

Beachte

Die Behandlung einer ausgeprägten lagebedingten Kopfdeformität kann mit einer Kopforthese erfolgen, vorher muss aber die Differentialdiagnose lagebedingte Form/frühzeitige Verknöcherung der Schädelnähte eindeutig erfolgen!

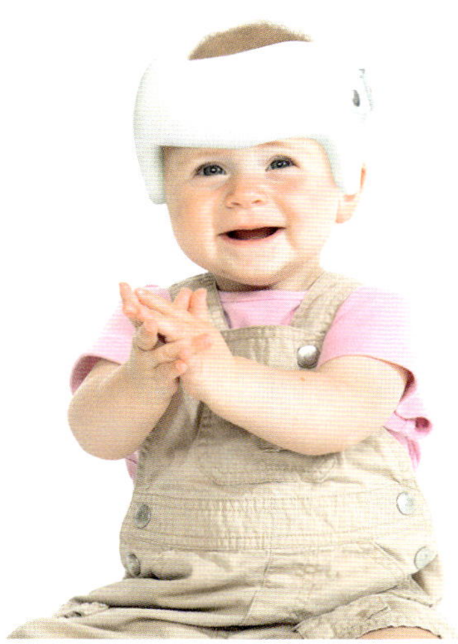

Abb. 4.43 Kopforthese zur Wachstumsformung des Kopfes. [V685]

4

Die Kopforthese ist aktuell im Leistungskatalog der gesetzlichen Krankenkassen nicht vorgesehen. Vor der Versorgung ist anzuraten, die Beantragung beim Kostenträger und dessen Entscheidung abzuwarten.

KAPITEL

5 Prothesen

5.1 Vorbereitung des Stumpfs

5.1.1 Bewegung und Therapie

Für die Qualität einer Prothesenversorgung ist die **Beweglichkeit der angrenzenden Gelenke** ausschlaggebend. Jede Kontraktur führt zu Einschränkungen in der Nutzung der Prothese. Von den körperlichen Voraussetzungen des Patienten hängt die Einsatzfähigkeit der versorgten Extremität besonders ab, da Kompensationsmöglichkeiten über die Prothese nicht möglich sind. Übungen, wie frühes und kontinuierliches passives Dehnen und aktives Beugen sowie Strecken gegen Widerstand in den betroffenen Gelenken, sind für den Patienten von hohem Nutzen, um muskuläre Kräftigung und Bewegungsumfänge zu erhalten oder auszubauen. Den kräftigenden Übungen sollten dehnende vorausgehen (➤ Abb. 5.1a, ➤ Abb. 5.1b). Über die folgenden Übungsbeispiele hinaus ist eine fundierte physiotherapeutische Begleitung sinnvoll. [14] [15]

Um eine effektive **Kräftigung** zu erzielen ist es wichtig, die Übungen in einem ausgewogenen Verhältnis von Muskelspannung und -entspannung durchzuführen (➤ Abb. 5.2a, ➤ Abb. 5.2b). Dadurch wird vermieden, dass sich einseitige Ungleichgewichte herausbilden. Die Muskelspannung wird jeweils aufgebaut, kurz gehalten und dann wieder nachgelassen. Dieser Vorgang wird mehrfach wiederholt. **Ziel** ist es, im Verlauf der prothetischen Versorgung zu einem gleichmäßigen Gangbild zu gelangen. Möglichst physiologische Freiheitsgrade an den angrenzenden Gelenken und eine verhältnismäßige Muskelausprägung unterstützen den Weg dorthin.

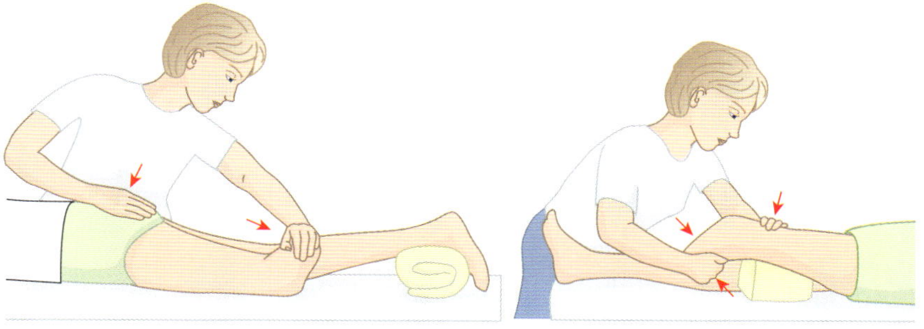

a b

Abb. 5.1a Passive Dehnung von Kniegelenk und Hüftgelenk in Bauchlage (a): eine Hand extendiert den Unterschenkel, die andere fixiert die Hüfte; in Rückenlage (b): eine Hand beübt den Stumpf, die andere bildet ein Widerlager oberhalb der Kniescheibe. [L138]

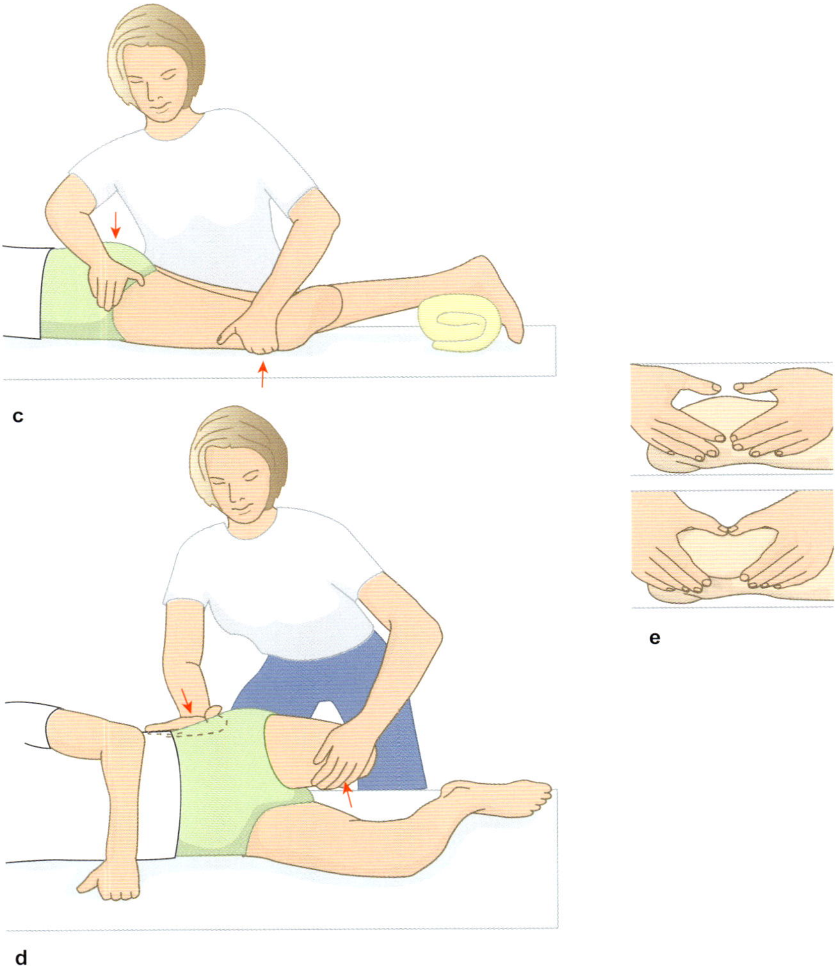

Abb. 5.1b Passive Dehnung des Hüftgelenks. [L138]
In Bauchlage: eine Hand führt den Oberschenkel langsam nach dorsal, die andere hält gegen die Hüfte (c); in seitlicher Lage: eine Hand fixiert das Becken, die andere abduziert den Oberschenkel (d); passive Mobilisierung der Kniescheibe (e)

Merke

Jeder Bewegung in die Flexion gegen Widerstand folgt eine Gegenbewegung in Extension ohne Widerstand.

Der Patient sollte mehrmals täglich üben; in den Pausen dazwischen hat der Körper Zeit zur Regeneration.

5.1.2 Oberfläche und Volumen: Kompressions-Stumpfstrumpf

Die **Überdeckung des Stumpfs** aus Haut und Weichteilgewebe ist in den meisten Fällen Körperarealen entnommen, die vom Körper nicht für die flächige Lastübernahme vorgesehen sind. Diese Haut muss

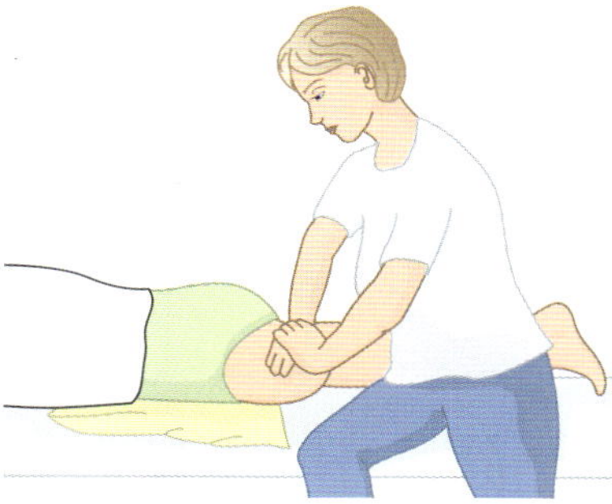

Abb. 5.2a Hüftextension gegen Widerstand: in Bauchlage hält die Hilfsperson gegen die Extension des Patienten am Oberschenkelende; unter der Hüfte kann ein Kissen positioniert werden. [L138]

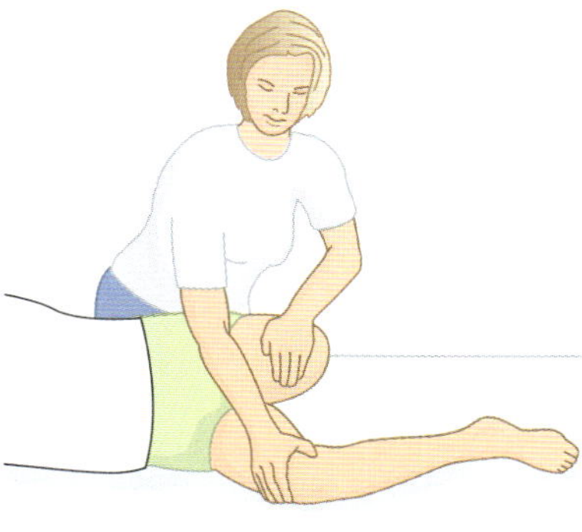

Abb. 5.2b In Seitenlage wird die Hüftbeugung geschult. Das nicht betroffene Bein liegt zur Fläche hin leicht angewinkelt, der Patient beugt den Oberschenkel gegen den Widerstand der Hilfsperson. [L138]

also für ihren Einsatz als tragender Teil des Stumpfs erst trainiert werden, um sie derbe und widerstandsfähig gegen Hubbewegung, Zug und Druck zu machen. Die Hautpflege des Stumpfs darf deshalb nicht cremend und „zurückhaltend" sein, sondern wird bevorzugt mit minimalstem Einsatz fettender Substanzen und Essenzen durchgeführt.

TIPPS UND TRICKS

Maßnahmen zur Abhärtung des tragenden Bereichs des Stumpfs:

- Mit kaltem Wasser und additvfreien Seifen waschen
- Mit „harten" Handtüchern trocknen
- Mit groben Bürsten verletzungsfrei bearbeiten
- Fettende Aufträge vermeiden.

Ein beständiges Stumpfvolumen erleichtert dem Patienten das tägliche Anlegen der Prothese. Es wird durch das Tragen von Kompressionsbestrumpfung in der prothesenfreien Zeit gesichert.

Kompression auf der Stumpfoberfläche für die prothesenfreie Zeit, auch über die Nacht, führt zu einem kontinuierlichen Stumpfvolumen. So behält der Stumpf auch in der Ruhezeit das Volumen, das es möglich macht, ohne Komplikationen in die Prothese einzusteigen. Druckstellen und unerwünschte Luftreservoirs werden durch die Kompressionsbestrumpfung vermieden.

Kompressions-Stumpfstrümpfe werden konfektioniert oder nach Bedarf maßgefertigt ausgewählt. Sie müssen immer faltenfrei und ohne Einschnürung anliegen und dürfen sich nicht einrollen (➤ Abb. 5.3, ➤ Abb. 5.4). Unter Umständen können Hüft- oder Achselbefestigungen, Thorax-Einfassungen oder Einbeinhosen sinnvoll sein, um Komplikationen bei kurzen Stümpfen oder adipösen Patienten zu reduzieren.

HILFSMITTELNUMMERN

- 17.06.05.0xxx für Unterschenkel-versorgungen
- 17.06.05.1xxx für Oberschenkel-versorgungen
- 17.11.01.0xxx für Rumpf-/Arm-Versorgungen
- 17.xxx für Armversorgungen [9]

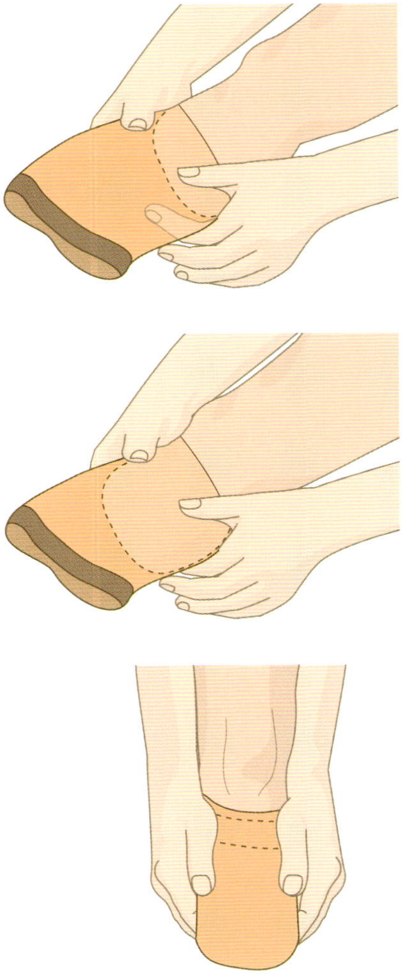

Anziehen eines Kompressions-Stumpfstrumpfs am Unterschenkel:

a) Der Kompressions-Stumpfstrumpf wird so weit auf links gedreht, dass in der Hand des Anziehenden nur noch eine kleine Tasse übrig bleibt.

b) Die Tasse wird formschlüssig zentriert unter dem Strumpfende mit der Naht nach dorsal ausgerichtet und in der Hohlhand gehalten; die andere Hand beginnt flächig den Strumpf zirkulär nach proximal abzurollen.

c) Nachdem das Stumpfende umfasst und gegen Abrutschen des Strumpfs gesichert ist, kommen beide Hände zum Einsatz, um den Strumpf gleichmäßig in ca. 4-5 cm langen Etappen auf dem Stumpf abzurollen.

Abb. 5.3 Anziehen eines Kompressions-Stumpfstrumpfs am Unterschenkel. [L138]

5.2 Unterschiedliche Systeme der Stumpfadaption

Prothesen verbinden ein Funktionselement mit dem Körper, um eine fehlende Gliedmaße funktional zu ergänzen. Ein Schaftsystem nimmt das distale Ende der verkürzten Extremität auf und ermöglicht eine in der Länge angepasste Verbindung zum ergänzenden Fuß oder der Hand. Zusammen ergeben **Schaft, Adaption und Funktionselement** die Prothese. Hüft-, Knie-, Ellenbogen- und Handgelenk stellen den funktionellen Einsatz der Prothese zur Sicherung des Stehens und Gehens oder des Greifens und Haltens sicher.

Die effiziente Nutzung einer Prothese hängt in erster Linie von der passgerechten Verbindung zwischen Körper und Schaft der Prothese ab. Der verlängernde Hebel der Prothese muss einen kraftschlüssigen Übergang zum Körper erhalten.

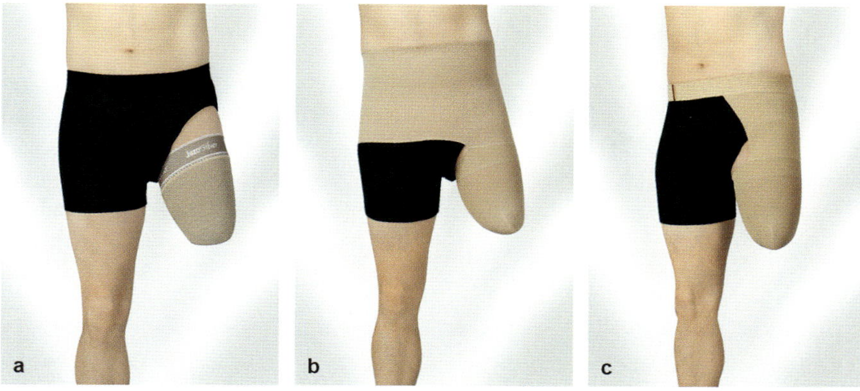

Abb. 5.4 Beispiele Oberschenkel-Stumpfstrumpf. © Julius Zorn GmbH [V600]
a) Oberschenkel-Stumpfstrumpf
b) Einbeinsegment
c) Oberschenkel-Stumpfstrumpf mit Hüftbefestigung: Die Hüftbefestigung liegt idealerweise in der kleinen Mulde der kleinen Glutäen zwischen Trochanter major und Crista Iliaca

Aufgaben des Schafts:

- Das Volumen der Weichteile zu fassen, Haftung herzustellen
- Die von Bein- oder Armprothese eingeleiteten Kräfte so auf den Körper zu übertragen, dass über das Schaftsystem eine verlustfreie Kraftübertragung sichergestellt ist:
  - Abschnürungen im Schaft vermeiden
  - Reibung und Hebeln innerhalb des Schafts reduzieren, am besten völlig unterbinden
  - Sichere Positionierung auf der Haut gegen das Abrutschen des Schafts und die Schwerkraft (Gravitation).

Diese Anforderungen als Ganzes zu erfüllen ist nicht einfach, da

- der technische Teil (Prothese und Schaft) statisch ist.
- das Innenvolumen des Schafts bestenfalls sekundär (manuell oder durch Unterdrucksysteme oder durch Unterziehstrümpfe) nachreguliert werden kann.
- der Körper sich unter verschiedenen Tageseinflüssen (Wärme, Kälte, Ernährung, Sitzen, Stehen, Bewegung oder Krankheit) verändert und sich somit das Volumen, der Schweißaustritt, die Muskelbauchausprägung und nachfolgend die Wahrnehmung des Trägers verändern.

Techniken zur **Verbesserung der Adaption,** zur andauernden Überbrückung der Schnittstelle zwischen Körper und Prothese:

- Silikon- und Gel-Liner lassen sich teilweise verdrängen, bewahren dabei eine ausgesprochen gute Haftung auf der Hautoberfläche
- Glattwandige Unterdruck-Systeme stellen die Adaption zur Haut durch vollflächiges und präzises Anliegen des Schafts her
- Sekundäre Mechanismen, wie manuell gesteuerte Verengung oder das Vakumisieren, können eine flexiblere Anpassung ermöglichen.

Damit der Patient die Prothese gut handhaben kann, ist die korrekte Verbindung zwischen Körper und Prothese erforderlich. Sie lässt sich durch die Anwendung der richtigen Anziehtechnik sicherstellen. Die Anwendung von Knie-, Fuß-, Ellenbogen- und Handpassteilen wird in diesem Buch nicht beschrieben, da fortlaufend neue Passteile und technische Möglichkeiten der Steuerung entwickelt werden. Dieser kontinuierliche Prozess macht es unmöglich, einen verlässlichen Überblick über die marktüblichen Systeme zu vermitteln. Die

Auswahl trifft der Techniker unter Berücksichtigung der physiologischen und medizinischen Situation des Patienten. Er konzipiert die Versorgung im Hinblick auf die individuellen Anforderungen des Patienten. Der Einsatz der Prothese sollte dann bereits im Lauf des Herstellungsprozesses bei Anproben und im Anschluss an die Fertigstellung physiotherapeutisch oder ergotherapeutisch geübt werden. Dazu gehören neben der Einbindung in die Tätigkeiten des Alltags auch das An- und Ablegen und die Pflege der Prothese.

5.3 Positionierung und korrekter Sitz von Prothesen

Merke

Der **Tragekomfort** und die **Qualität der Trageeigenschaft** von Prothesen hängen unmittelbar von der richtigen Positionierung des Schafts auf dem Stumpf ab.

Die Gestaltung des Schafts nimmt statische und dynamische Elemente des Körpers, wie Muskelbäuche, Sehnenverläufe und knöcherne Vorsprünge, auf und nutzt diese zur Führung der Prothese, deren Steuerung und Adaption z. B. durch Verklammern.

Geringe Verdrehungen oder das inkomplette Einziehen des Stumpfs oder aber auch eine Stumpfveränderung durch Volumenzunahme oder -reduktion können zu Komplikationen mit Druckstellen und Funktionsdefiziten führen. Besondere Sorgfalt ist erforderlich, wo zusätzlich elektronische Bauteile Signale über die Haut abgreifen, wie dies bei myo-elektrisch gesteuerten Armprothesen der Fall ist. Ein Verschieben der Elektrodenpositionen führt zwangsläufig zu Veränderungen der Signale und so u. U. zur Fehlfunktion der Prothese. Bei Kniegelenken und Fußkonstruktionen werden die Schrittabläufe beeinflusst. Sie können beim Verdrehen der Prothese gegen den Gangablauf zu eingeschränkter Sicherheit und erhöhtem Sturzrisiko führen, da die Gelenke spezifisch eingerichtet und optimiert sind. Eine selbsttätige Adaption der Bauteile an eine veränderte Bewegungsrichtung ist technisch nicht vorgesehen.

5.3.1 Fußprothesen

Fußprothesen, die direkt auf der Haut oder nur mit einem dünnen Strumpf getragen werden, sind so angelegt, dass sie durch ihre Konstruktion eine möglichst hohe Sicherung der Position am Stumpf ermöglichen, hierzu werden das Stumpfende und die Ferse hoch umfasst.

TIPPS UND TRICKS

Der Fußstumpf wird immer zuerst mit der Spitze in die Prothese eingeführt, erst dann folgt die Ferse.

Das **Anziehen** (➤ Abb. 5.5) kann der Patient im Sitzen vornehmen. Für das Einsteigen empfiehlt sich bei direktem Hautkontakt die Zuhilfenahme einer schnell und rückstandsfrei in die Haut einziehenden Lotion. Diese wird dünn auf dem Stumpf aufgetragen, sodass sie als Gleitschicht dient. Nach dem Einziehen der Lotion in die Haut ist die Haftung zwischen Körperoberfläche und Prothesenschaft hergestellt und die Prothese in vollem Umfang nutzbar.

Zum Anziehen der Fußprothese mit Strumpf wird ein Schuhanzieher verwendet. Dieser sollte frei von Ecken und scharfen Kanten sein und nur geringfügig verformbar. Zum Einstieg wird der Strumpf leicht unter Zug gehalten, um einer Faltenbildung in der Prothese vorzubeugen. Der Schuhanzieher endet im Idealfall auf halber Fersenhöhe und wird nicht bis zum Boden

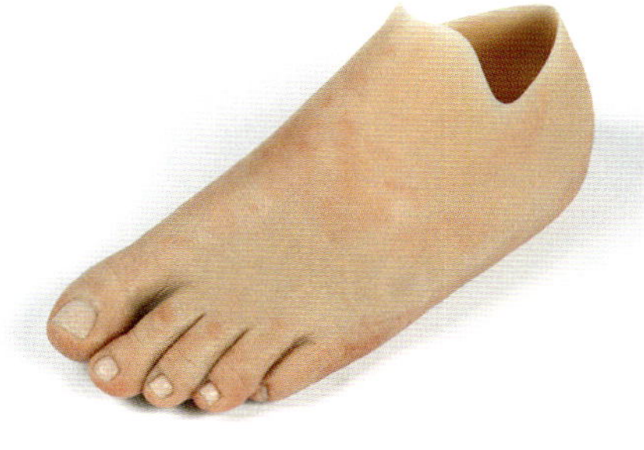

a

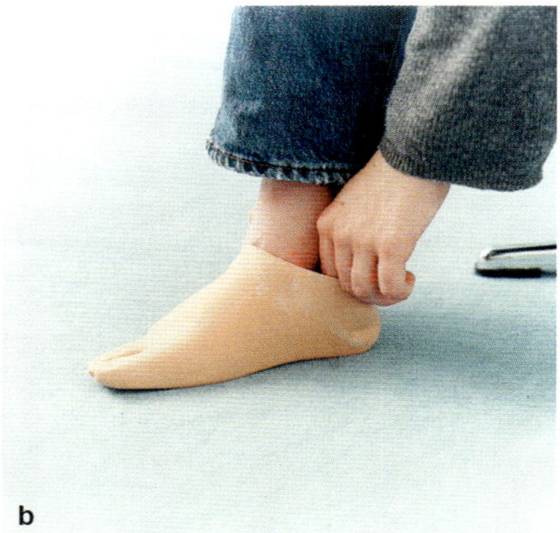

b

Abb. 5.5 Fußprothese anziehen. © Ottobock [V164]
a) Fußprothese
b) Zum Anziehen findet erst die Stumpfspitze Platz, anschließend wird die Ferse nachgeschoben

der Prothese eingeführt. Dies macht es einfacher, die Anziehhilfe wieder zu entfernen.

Zum **Ausziehen** belüftet der Patient die Fußprothese durch Anheben der Schaftkanten langsam mit dem Finger. Dadurch lösen sich die Kontaktflächen vom Stumpf und der Schaft kann nach mehrmaligem Bewegen auf dem Stumpf sorgfältig abgezogen werden.

Beachte

Beim An- und Ausziehen keine Gewalt anwenden und keine mechanischen Hilfsmittel beim Abziehen einsetzen. Beides kann zu Verletzungen an Stumpf und Prothese führen!

5.3.2 Unterschenkelprothesen

TIPPS UND TRICKS

Schuh und Hose kann der Patient prothesenseitig vor dem Anlegen der Prothese anziehen. Dies ist aber ebenso gut nach dem Fixieren der Prothese am Stumpf möglich.

Für das Positionieren von **Unterschenkel-Kurzprothesen** ist es entscheidend, dass die exakte Position des Stumpfs in der Prothese wiedergefunden wird (➤ Abb. 5.6). Kleinste Abweichungen verfälschen nicht nur das Gangbild und die dynamische Funktion der Prothese, sondern verursachen zudem Komplikationen wie Druckstellen und Schmerzen.

Beachte

Fehler vermeiden – Orientierungspunkte nutzen

Die Oberfläche von Unterschenkel und Knie bietet vielfältige Orientierungspunkte, die ebenso im Prothesenschaft abgebildet sind: vorrangig Kniescheibe (Patella) und Schienbein (Tibia). Die Kante der Tibia weist durch ihren Verlauf im Querschnitt des Unterschenkels eine typische Dreiecksform auf. Die Patella wird im Prothesenschaft in der Regel symmetrisch ausgeschnitten abgebildet. So lässt sich die Prothese schon beim unbelasteten Einstieg an der Tibiakante ausrichten und die Endposition anhand der frei beweglichen Patella innerhalb der dafür vorgesehenen Aussparung überprüfen. Die Patella sollte seitlich und fußwärts den gleichen Bewegungsspielraum haben, nur dann ist der Stumpf nicht zu tief (Patella steht auf) oder nicht tief genug (Patella hat zu viel Spiel) sondern korrekt im Schaft positioniert.

5

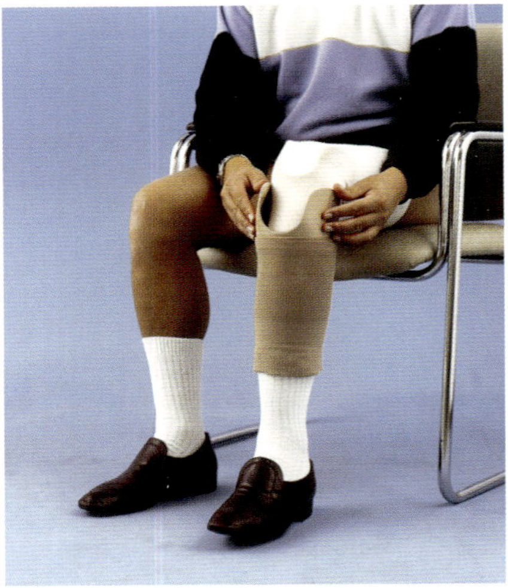

Abb. 5.6 Positionierung einer Unterschenkel-Kurzprothese. Anhand der Tibiakante kann der Schaft präzise in der Rotation ausgerichtet werden. Rotation und Einstiegstiefe können an der Patella erkannt werden: Ist diese zu allen Seiten und nach unten gleichermaßen frei verschieblich, sitzt der Stumpf augenscheinlich korrekt in der Prothese. © Ottobock [V164]

5.3.3 Prothesen nach Knieexartikulation

TIPPS UND TRICKS

Schuh und Hose sollte der Patient prothesenseitig vor dem Anlegen der Prothese anziehen.

Stümpfe nach **Knieexartikulation** weisen eine sehr charakteristische Form auf. Amputationen jüngerer Zeit verzichten hier auf Umformungen an den knöchernen Anteilen, wie z. B. dem Abtragen der Kondylen oder dem Einsatz der Patella unter dem Kondylus, zur Herstellung des Endkontaktes zur Prothese.

Der Prothesenschaft (➤ Abb. 5.7a) fasst meist den Oberschenkel sehr hoch ein, ein direkter Blick auf die Bettung im Schaft bleibt somit verwehrt. Die hohe Einfassung dient der besseren Kontrolle der Prothese durch die Verlängerung der Anlagefläche und des Drehmomenthebels am Körper.

Die Bettung des Knieexartikulations-Stumpfs wird meist durch ein zweiteiliges System vorgenommen (➤ Abb. 5.7b). Ein weicher Innenschaft („Softie") wird über den bestrumpften Stumpf geschoben. Eine Markierung für ventral ist in der Regel an der Oberkante des Softies angebracht. Seitliche Schlitze ermöglichen das Einführen der breiten Kondylen bis zur Endauflage. Die ausgeprägte Form des Stumpfs findet hier leicht die korrekte Position im Softie, ein Verdrehen ist dabei nahezu ausgeschlossen. [6]

Zur Positionierung des Prothesenschafts über dem Softie wird meist eine **Positionierungshilfe** eingebaut. Über eine leichte Erhöhung auf der Oberfläche des Softies wird dann die im Schaft vorgesehene Kerbe geschoben, bis der Patient den Endkontakt erreicht hat.

Hilfreich ist es, wenn der Patient nach der halben Höhe des Einführens mit der Prothese in den Stand übergeht und sich in intermittierender Be- und Entlastung durch sein Körpergewicht in den Schaft drückt. Ohne eingebautes Einzugsystem ist das Anziehen im Sitzen bei passformgerechten Schäften kaum möglich.

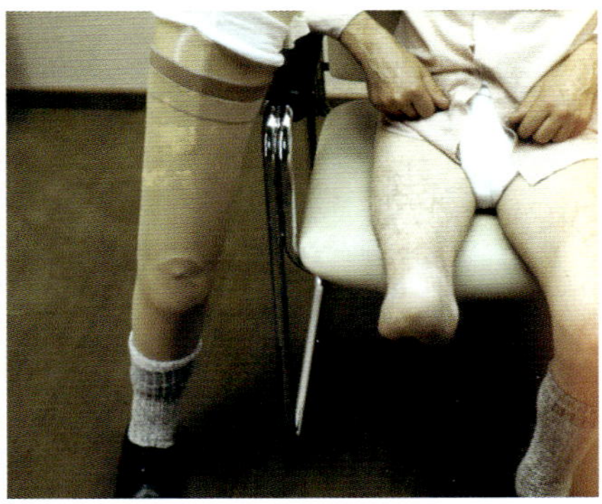

Abb. 5.7a Positionierung der Knieexartikulations-Prothese: Topografie des Stumpfs: erkennbar sind die Kondylen und das typisch ausgeformte Stumpfende. © Ottobock [V164]

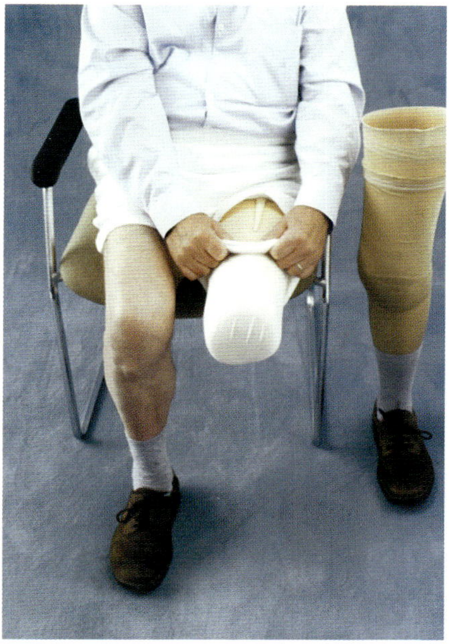

Abb. 5.7b Positionierung des Weichwandschafts („Softie") auf dem Stumpf, die Markierung zeigt zum Gesicht des amputierten Patienten. Einsteigen mit Softie und Ausgleichsstrumpf unter intermittierender Be- und Entlastung über der Prothesenseite. © Ottobock [V164]

Verschiedene Schaftsysteme verfügen zur Stabilisierung der Verklammerung gegen Bewegung im Prothesenschaft über eine Vergurtung am Schaft. Diese wird ebenso wie eine Einzugmechanik unter voller Belastung auf der Prothesenseite arretiert.

Beachte

Der Patient nimmt die Prothese immer in einer sicheren Sitz- oder Liegeposition (seitliches Herausrollen) ab, nach Möglichkeit nicht im Stehen!

5.3.4 Oberschenkelprothesen

Unterschiedliche Adaptionen von Stumpf zu Prothesenschaft ➤ 5.4

Voraussetzung für das korrekte Anlegen einer **Oberschenkelprothese** ist die Vorbereitung des Stumpfs und der Prothese. Schaft und Stumpf müssen sauber und fettfrei sein, der Stumpf sollte idealerweise durch Wickeln oder Kompression entstaut sein (➤ Abb. 5.4).

TIPPS UND TRICKS

Um nicht auf Hilfe angewiesen und selbstbestimmt in der Auswahl zu sein, sollte der Patient bereits das Hosenbein über die Prothese und den Schuh gezogen haben. Der Schuh vermittelt zusätzliche Standsicherheit und minimiert das Rutschrisiko beim Anziehen.

Die Oberschenkelprothese wird vor dem sitzenden Patienten ausgerichtet und der Stumpf entsprechend der Anziehtechnik vorbereitet (➤ Abb. 5.8). Erst allmählich, über den Anziehvorgang (➤ 5.4), wird die

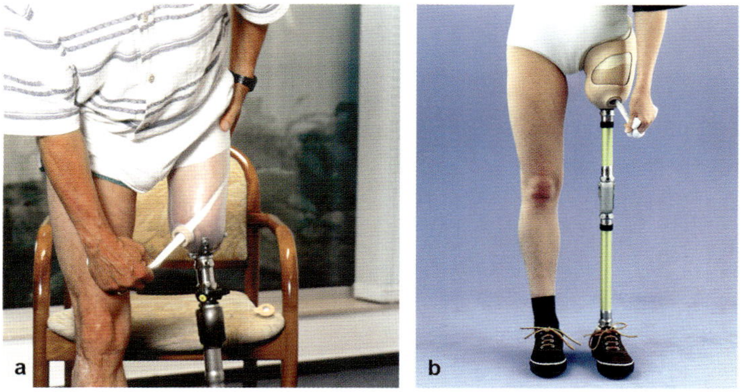

Abb. 5.8 Positionierung längsovaler Schaft. © Ottobock [V164]

5

Standposition eingenommen und dabei die Prothesenseite zunehmend bis vollständig belastet. Im Verlauf des Anziehens kann die Rotationsstellung der Prothese anhand der gebeugten Knieposition und der Fußrotation überprüft werden:

- Beide Füße nehmen eine symmetrische Außenrotation ein
- Das Knie beugt sich nicht zum anderen Bein hin oder davon weg
- Die Ebene, in der das Prothesenknie beugt, ist parallel zur Fortbewegungsebene, in der sich der Körper geradlinig im Gehen bewegt.

Vor dem ersten Schritt des Patienten mit der Prothese muss die Adaption (Pin, Kordel oder Klett) unter Vollbelastung arretiert oder das Ventil dicht verschlossen werden.

5.3.5 Beckenübergreifende Prothesen

TIPPS UND TRICKS

Schuh und Hose sollte der Patient prothesenseitig vor dem Anlegen der Prothese anziehen.

Einseitige **beckenübergreifende Prothesenversorgungen,** z. B. nach Hemipelvektomie, verlangen vom Patienten gute koordinative Fähigkeiten und ausgeprägte muskuläre Kontrolle. Der Einsatz beckenübergreifender Prothesen bei Patienten, die aufgrund eines herabgesetzten Gesamtzustands nicht über ausreichende Voraussetzungen dafür verfügen, und sei dies auch nur zeitweise der Fall, sollte wohl überlegt sein, da ein hohes Sturz- und Verletzungsrisiko besteht.

TIPPS UND TRICKS

Die Positionierung der Prothese im Sitzen reduziert die Sturzgefahr.

Die Prothese wird bevorzugt im Sitzen positioniert (➢ Abb. 5.9a). Der Patient trägt zwischen Haut und Schaft meist nur die Unterwäsche, manche Patienten bevorzugen hier spezielle Einbeinhosen aus Baumwollmaterial.

Der Patient schiebt sich mit der Amputationsseite voran in den Schaft, verlagert die Belastung langsam in den Schaft und fixiert die Verschlüsse. Im Stand korrigiert

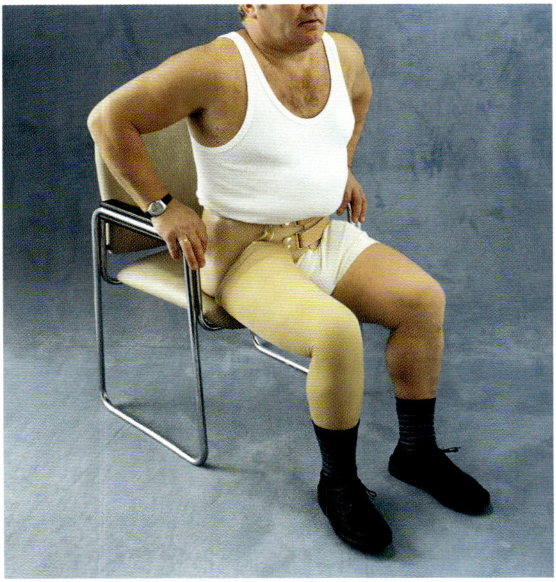

Abb. 5.9a Beckenschaft: Positionieren des Schafts im Sitzen. © Ottobock [V164]

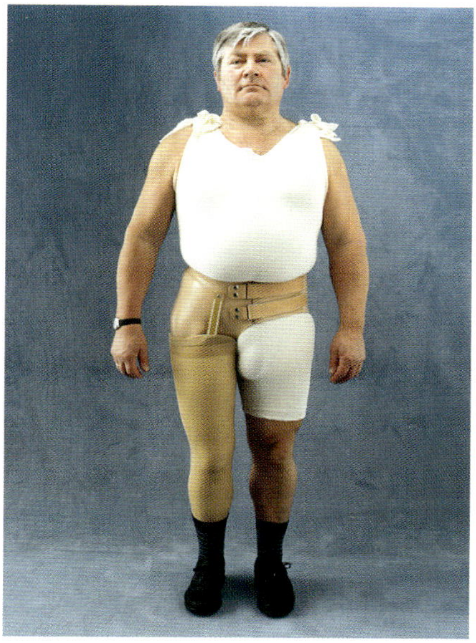

Abb. 5.9b Beckenschaft: Fixieren im Stehen. © Ottobock [V164]

er seine Position eigenständig im Schaft und übernimmt dann auf der Prothesenseite Belastung (➤ Abb. 5.9b). Erst jetzt werden die Verschlüsse komplett arretiert.

5.3.6 Finger- und Teilhandprothesen

Finger- und Teilhandprothesen (➤ Abb. 5.10a, ➤ Abb. 5.10b, ➤ Abb. 5.11a, ➤ Abb. 5.11b) bilden mit der verbliebenen Hand nur dann eine stabile und unproblematische Verbindung, die funktionell genutzt werden kann, wenn das System saugend auf dem Stumpf sitzt und Lufteinschlüsse vermieden werden. So kann die Kontakt- und Kraftübertragungsfläche maximiert werden. Zudem wird vermieden, dass Lufteinschlüsse den Kontakt und damit die Haftung herabsetzen. Textile Zwischenschichten, wie z. B. Strümpfe, sind daher zu vermeiden. [19]

Der Einstieg in Silikonprothesen kann nahezu ausschließlich über das sogenannte „Wet-Fitting“ (➤ 5.4.2) gewährleistet werden.

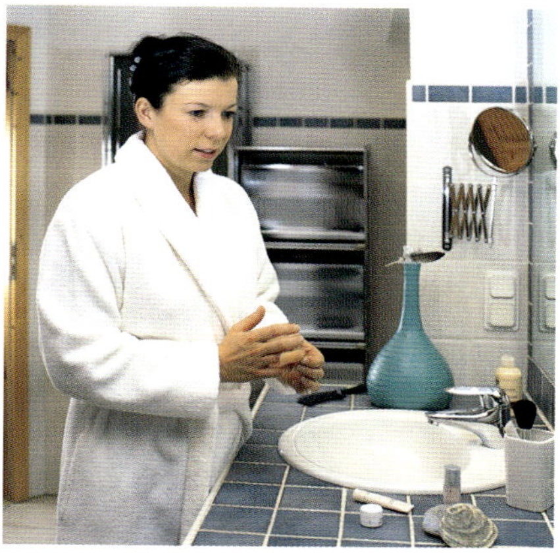

Abb. 5.10a Positionierung Fingerprothese. Mit dem „Wet-Fitting“ lässt sich über eine kleine Portion schnell und rückstandsfrei einziehender Hautlotion ein Gleitfilm zur Positionierung des Prothesenfingers herstellen. © Ottobock [V164]

TIPPS UND TRICKS

Die Prothese ist erst belastbar, wenn die Lotion komplett in die Haut eingezogen ist. Zur Kontrolle trägt der Patient eine kleine Portion der Lotion außerhalb des Schaftbereichs auf. Ist die Lotion hier vollständig eingezogen, kann die Prothese belastet werden.

Intermittierender Druckaufbau und Entlastung ermöglichen dabei das komplette Entlüften. Dabei darf der Druck nur so moderat ausgeübt werden, wie es für den Patienten angenehm und schmerzfrei bleibt. Die korrekte Position finden Stumpf und Prothese alleine durch das Wet-Fit-

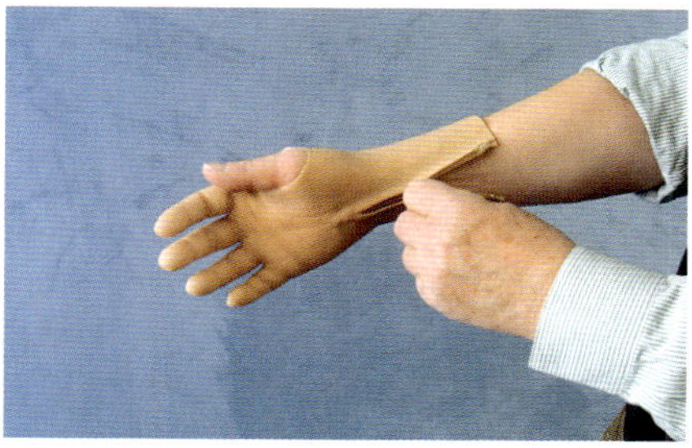

Abb. 5.10b Kosmetische Teilhandprothese: Eine Teilhandprothese kann z. B. mit einem Reißverschluss adaptiert werden, so wird eine weite Einstiegsöffnung ermöglicht. © Ottobock [V164]

ting. Die Prothese ist so passgenau und formschlüssig gearbeitet, dass eine Fehlpositionierung nahezu ausgeschlossen werden kann.

Zum Ausziehen der Prothese hebt der Patient die Schaftkanten mit dem Finger ab, sodass Luft nachströmen kann und die Kontaktfläche sich langsam vom Stumpfbereich lösen lässt.

Beachte

- Prothese niemals mit Gewalt abziehen, dies führt unweigerlich zu Hautdefekten, die besonders an Nahtstellen problematisch/verzögert heilen → keine Nutzung der Prothese für die Zeit der Wundheilung
- Keine mechanischen Gegenstände zum Ablösen benutzen → Verletzungsgefahr an Prothese und Haut.

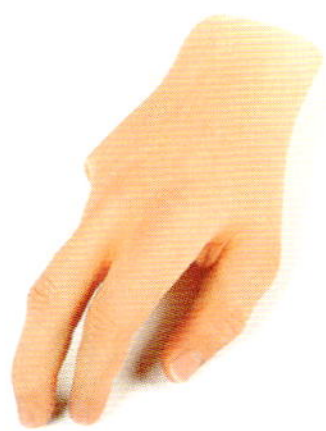

Abb. 5.11a Teilhandprothese. © Ottobock [V164]

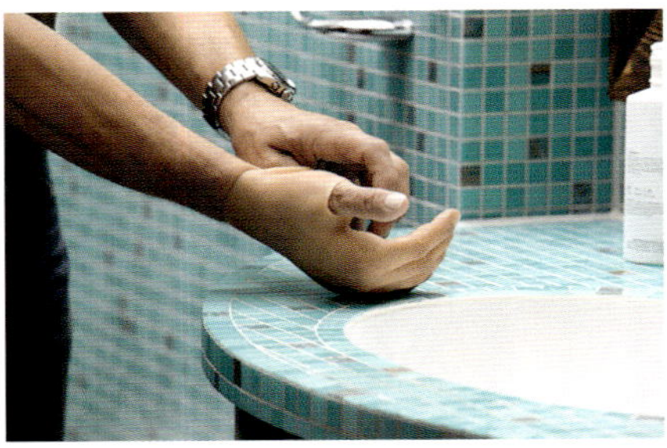

Abb. 5.11b Die Prothese wird komplett aufgeschoben und verbliebene Luftreservoirs herausmassiert, um die Bildung von „Schweißseen" an diesen Stellen zu vermeiden. © Ottobock [V164]

5.3.7 Unterarmprothesen

Armprothesen sollen

- optisch ansprechend und unauffällig sein,
- leicht, hochstabil und sicher in der Handhabung sein,
- unter Last weder rotieren noch sich vom Stumpf ziehen.

Um alle Parameter erfüllen zu können, sind sichere Kontaktstellen zwischen Prothesenschaft und Haut notwendig. Entweder wird der Schaft direkt auf der Haut in Position gebracht, oder ein Liner aus Silikon übernimmt mit seinen guten Haft- und Schutzeigenschaften diese Aufgabe.

Eine Verbindung, die besonders bei Silikon-Prothesen zur Anwendung kommt, ist der direkte Schaftkontakt mit der Haut (➤ Abb. 5.12a, ➤ Abb. 5.12b, ➤ Abb. 5.12c). Hier lässt der Auftrag eines Gleitfilms auf der Haut aus einer rückstandsfrei in die Haut einziehenden Lotion ein widerstandsfreies Aufschieben des Schafts auf den Stumpf zu. Leichte Korrekturen und

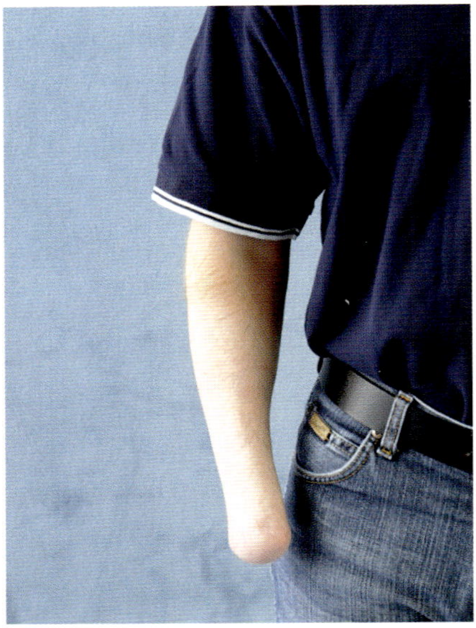

Abb. 5.12a Positionierung einer Unterarmprothese: Der Stumpf wird trocken und fettfrei gereinigt; ggf. werden Haare rasiert, um Entzündungen vorzubeugen. © Ottobock [V164]

das Vakuumieren können auf der Haut vorgenommen werden, solange die Lotion noch nicht vollständig eingezogen ist. Die endgültige Stabilität erhält die Verbindung erst dann (➤ Abb. 5.12d).

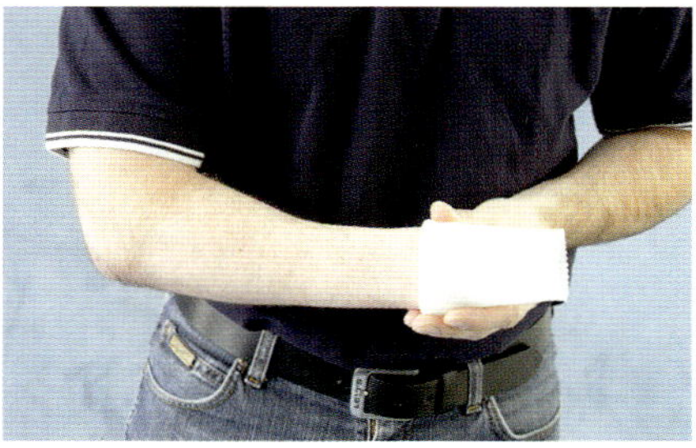

Abb. 5.12b Den Liner auf links rollen, bis sich am Ende nur noch eine flache Tasse abzeichnet, die mittig ausgerichtet das Stumpfende ohne Falteneinziehungen oder Luftreservoir aufnimmt. Den Liner über die komplette Stumpfläge abrollen. © Ottobock [V164]

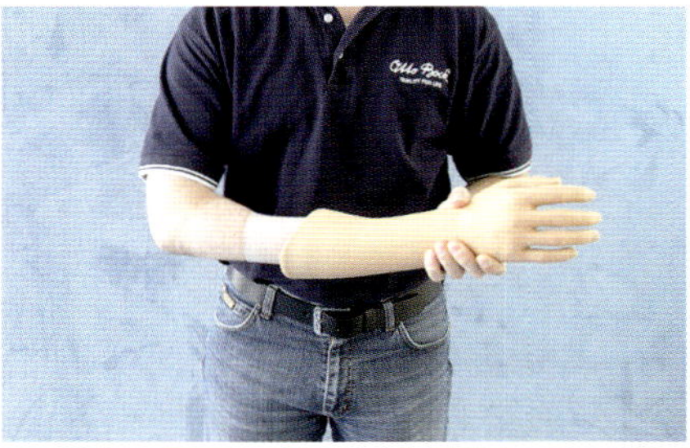

Abb. 5.12c Die Prothese in der Rotation ausrichten und langsam über den Liner aufschieben, bis Vollkontakt auch mit dem Stumpfende aufgebaut worden ist. © Ottobock [V164]

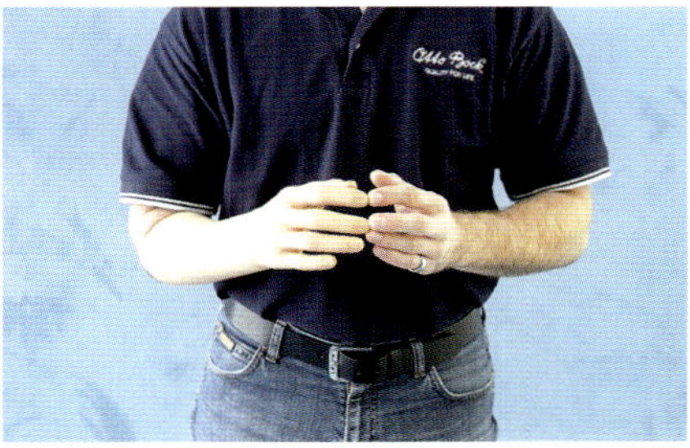

Abb. 5.12d Kontrolle von Prothesenlänge und Rotation. Bei Abweichung muss die Prothese nochmals ausgezogen und erneut aufgeschoben werden, nicht auf dem Stumpf drehen! © Ottobock [V164]

Unterschiedliche technische Lösungen können zur festen Verbindung zwischen Liner und Prothese führen (➤ Abb. 5.13a, ➤ Abb. 5.13b). So werden Liner über Gurte oder Kordeln eingeführt und festgesetzt oder mit einem Pin, der durch einen seitlichen Splint in der Prothese gehalten wird. Alle gängigen Systeme nutzen dabei die Eigenspannung des Liner-Materials und werden daher unter leichtem Zug gehalten → Bewegung zwischen Liner und Schaft ist ausgeschlossen.

Eine bewährte **Anziehtechnik** ist das Einziehen mittels eines Trikotschlauches (➤ Abb. 5.14):

- Trikot mit halber Länge doppellagig über dem Stumpf abrollen
- Überstehendes Ende der äußeren Lage zusammenraffen und durch das Einzugsloch am Schaftende aus der Prothese führen

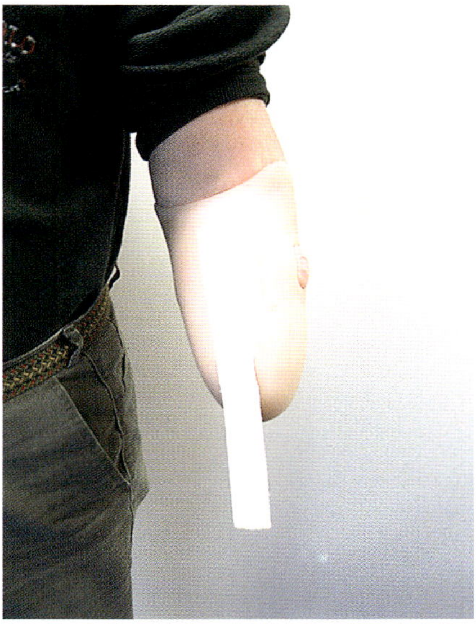

Abb. 5.13a Fixierung mit Klettband. Das Klett wird nach dem Anziehen des Liners durch den Schaft aus der Schaftendöffnung geschoben und nach dem Einstig mit dem Stumpf in den Schaft auf der Außenseite fixiert. Beim Anziehen des Liners bereits auf die richtige Position des Klettbandes achten! © Ottobock [V164]

5

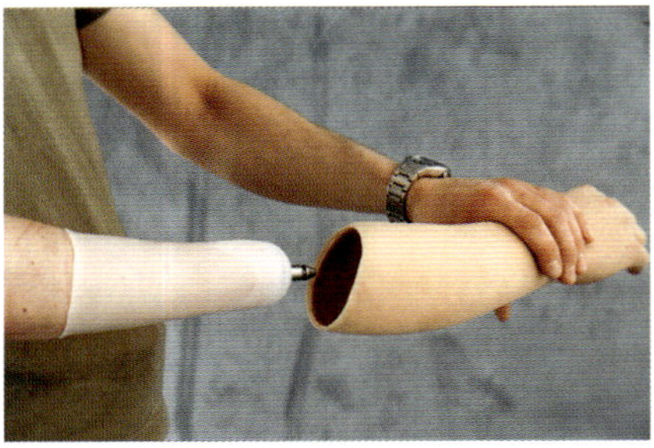

Abb. 5.13b Verbindung durch ein Clutch-Lock. Die Verriegelung entsteht automatisch durch das Einführen des Pins in die Aufnahme bei leichtem Widerstand. Sie ist belastungs- und rotationssicher und kann nur durch die Betätigung der Entriegelung gelöst werden. Diese muss bis zum Ausrasten des Pins gedrückt gehalten werden. © Ottobock [V164]

- Prothese in der Rotation ausrichten und so weit als möglich auf den Stumpf aufschieben
- Trikot weiter ohne Zug aus dem Loch ausführen
  - Mit dem ersten Widerstand des Aufschiebens wird gleichzeitig ein moderater Zug auf die obere Strumpflage gebracht, sodass der Schaft auf den Stumpf gleitet und gleichzeitig der Trikot gegen die untere Lage aus dem Schaft gezogen werden kann
  - Die Endposition ist erreicht, wenn die Weichteile des Stumpfs das Schaftendloch erreicht haben und das Loch mit leichter Hautspannung abdecken
- Das Loch verschließen, damit keine Luft einströmen kann und das System in einer Art „Unterdruck" stabilisiert bleibt.

Zum **Ausziehen von Unterarmprothesen**
- Schaft durch langsames „Belüften" an den Kanten vorsichtig anheben
- Luft einströmen lassen
- Wiederholung des Belüftens an mehreren Stellen der Schaftkante, bis die Verbindung fragil genug ist, um die Prothese vollständig abziehen zu können.

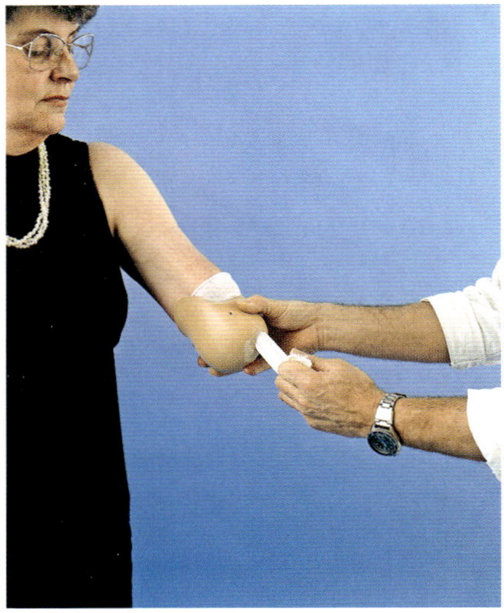

Abb. 5.14 Anziehen mit doppellagigem Trikot. © Ottobock [V164]

5.3.8 Oberarm- und Schulterprothesen

Prothesen am Oberarm werden technisch in ähnlicher Weise wie Unterarmprothesen adaptiert (> Abb. 5.15a). Bei extrem kurzen Stümpfen oder Schulter-Exartikulationsstümpfen wird jedoch – ebenso wie bei Schultergürtel-Amputationen – die Unterstützung durch eine Schulterauflage not-

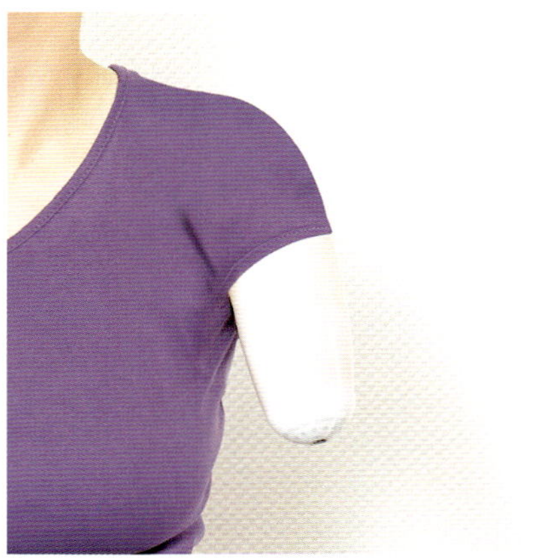

Abb. 5.15a Positionierung: Oberarmprothese. © Ottobock [V164]

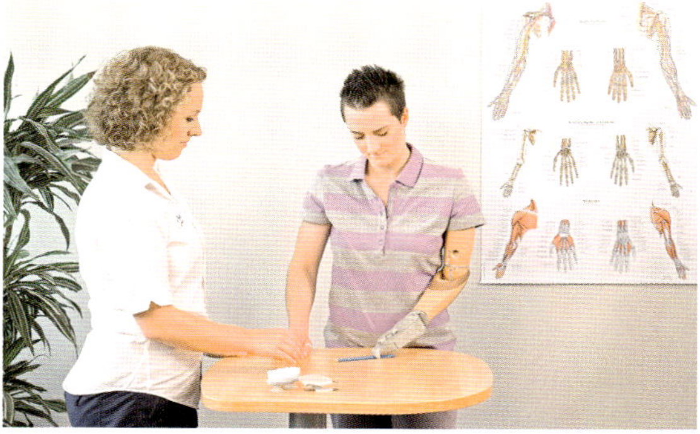

Abb. 5.15b Positionierung: Schulterprothese. © Ottobock [V164]

wendig, um Abstützung gegen die Schwerkraft und Funktions- und Bewegungskontrolle zu erhalten (➤ Abb. 5.15b).

Die Schulterauflagen können als Formausgleich gestaltet sein oder auch funktionale Einbauten wie Elektroden für die Steuerung enthalten. In der Regel sind sie im Hautkontakt mit einem herausnehmbaren Inlay aus Silikon ausgestattet, das eine einfache separate Reinigung der Kontaktfläche ermöglicht.

Die Positionierung orientiert sich an der Topografie des Schulterareals: In der Ausrichtung des Ellenbogengelenks sollte es der natürlichen Bewegungsrichtung symmetrisch zur Gegenseite folgen und auf derselben Höhe wie das kontralaterale liegen. Die Hände sollten auf der gleichen Höhe ruhen.

Fixiert werden Oberarmprothesen über Liner-Systeme, direkten Hautkontakt sowie über Gurt- und Zugsysteme. Für Schulterprothesen können Achselzüge ausreichend sein.

5.4 Unmittelbare Adaption

5.4.1 Holz- und Gießharzschaft

Holzschäfte (➤ Abb. 5.16) finden heute kaum noch Anwendung, da ihre Herstellung extrem zeitaufwendig und teuer ist. Sie wird zudem handwerklich nur noch von wenigen Technikern beherrscht. Dennoch finden sich, besonders unter den Kriegsversehrten, noch vereinzelt Patienten mit Prothesen, deren Schaft aus Holz gefräst ist. Die Vorteile des Materials: Holz ist leicht, einfach durch Schleifen oder Fräsen nachzubearbeiten, klimatisch angenehm und biokompatibel.

Die gängige Schafttechnik wie sie zur Zeit der Erstversorgung der Kriegsversehrten eingesetzt wurde, fertigte die Holzschäfte mit einem distalen Luftreservoir. Die Stumpfenden erhalten dadurch einen leichten Weichteilüberhang und eine ausgeprägte Verjüngung nach distal. Im Bereich des Luftraums bildet die Haut krustige Verwerfungen, die man wegen ihrer Struktur auch als „Blumenkohl" bezeichnet. Diese sind in der Regel symptomlos und nicht belastbar. Sie können aber mit zunehmendem Alter und bei mangelnder Hygiene zu Entzündungen führen → ärztliche Kontrolle erforderlich.

Holzschäfte sind hautseitig lackiert. Der direkte Kontakt mit der Haut führt über den Schweißaustritt zum „Festkleben" der Haut auf der Schaftoberfläche. Da es über das Zusammenwirken von Luftausstoßventil des Schafts und Luftreservoir am Schaftboden zu einer ausgeprägten Hubbewegung des Stumpfs im Schaft kommt, die bei fixierter Hautoberfläche zwingend zu Verletzungen führt, muss dieser Effekt vermieden werden.

Daher tragen Patienten eine Prothese mit Holzschaft immer mit einem Strumpf („Stumpfstrumpf"). Die Zusammenstellung der Strümpfe kann individuell abweichen, folgt aber meist dem Aufbau:

- Dünne Nylon-Schutzhülle mit der glatten Seite auf der Haut
- Grober Baumwollstrumpf über der Schutzhülle
- Weiche, frottierte oder angeraute Seite zur Haut
- Ggf. Ausgleichsbestrumpfung aus Baumwollstrümpfen zur Anpassung an Volumenschwankungen.

TIPPS UND TRICKS

Prothesen mit Holzschäften und Gießharzschäften anziehen

- Stumpfstrümpfe nacheinander formschlüssig und faltenfrei über den Stumpf ziehen
- Zum Einstieg in die Prothese das Luftausstoßventil an der Gummilasche aus dem Ventilring ziehen und den Patienten stabil über der Prothese positionieren. Die Prothese ist dabei in Extension und vor dem Einbeugen zu sichern
- Beinprothesen stehend gegen den Boden anziehen, Armprothesen gegen Widerstand, z. B. einer Wand oder eines Tisches
- Bei Prothesenstrümpfen mit Einzugkordel erst die Kordel durch das Ventilloch ziehen, der Strumpf darf dabei jedoch nicht vom Stumpf abgleiten. Position der Prothese einrichten!
- Über die Schwerkraft und ggf. leichten Zug an der Einzugschnur den Stumpf durch die Aktivität des Patienten in die Prothese führen
- Faltenbildung vermeiden und alle Strumpfabschlüsse am Ende über den Prothesenrand auf links ziehen
- Ggf. verbliebene Einzugschnur druckfrei im Reservoir unter dem Stumpfende verstauen
- Ausstoßventil wieder flächig eindrücken → zur Erleichterung einen Finger mit Wasser benetzen und den Rand des Ventils befeuchten. Abschließend unter Last mittig das Ventil gedrückt halten, bis kein Luftausstoß mehr zu verzeichnen ist.

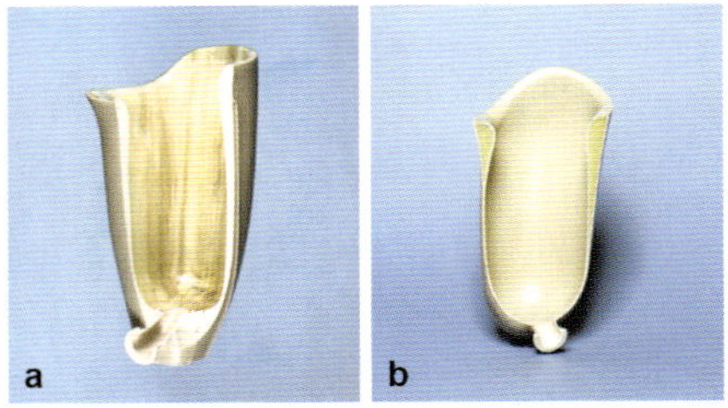

Abb. 5.16 Schaftarten. © Ottobock [V164]
a) Holzschaft (Schnittansicht)
b) Gießharzschaft (Schnittansicht)

5.4.2 Klarsichtschaft, semirigider Innenschaft

Klarsichtschäfte in Interimsprothesen

Schäfte werden aus unterschiedlichen Gründen aus transparentem Material hergestellt. Je nach Rigidität des Materials sind die Einsatzmöglichkeiten vorgegeben. So kommt bei Testversorgungen, den „Interimsversorgungen", ein steifes PETG, ein glasähnlicher Kunststoff, zum Einsatz. Diese Prothesenschäfte sind leicht nachformbar und bieten einen optimalen Blick auf die Haut- und Druckverhältnisse im Schaft. Jedoch ist das Material nur für eine gewisse Zeit belastbar und muss nach Ablauf der Haltbarkeit, spätestens jedoch nach sechs Monaten gegen ein Definitivmaterial ausgetauscht werden.

Klarsichtschäfte aus semirigidem Material

Nachgiebige Schaftmaterialien mit glatter Oberfläche bieten sich an, wenn Weichteilverschiebungen ausgeprägt und Komfortzonen ausgearbeitet werden müssen. Hierfür wird meist Polyethylen genutzt, das es durch seine spezifischen Eigenschaften möglich macht, eine glatte, hygienische und dabei anpassungsfähige Kontaktfläche für die Haut herzustellen. Oftmals finden sich die flexiblen Zonen – ähnlich wie bei einem Fenster – von einem festen Schaftsystem nur umfasst, sodass Bewegung in dem gefensterten Areal widerstandslos möglich ist. Ein Merkmal des Materials ist jedoch die Nachgiebigkeit durch den dauerhaften Einfluss von Druck und Körperwärme. Als Folge davon verformt sich der semirigide Innenschaft irreparabel.

Positionierung

Unabhängig von der Konsistenz des Schaftmaterials muss zum Anlegen des Schafts die glatte Oberfläche gegen den Haftwiderstand der Haut überwunden werden. Hier bieten sich zwei Möglichkeiten des Einstiegs an: Wet-Fitting und die Anwendung einer Anziehhilfe.

Wet-Fitting

Mit dem **„Wet-Fitting"** lässt sich der Stumpf ohne Zuhilfenahme weiterer technischer Mittel im Schaft positionieren (➤ Abb. 5.17).

- Stumpfoberfläche mit einer schnell in die Haut einziehenden Creme mit nur geringem Öl-/Fettanteil einreiben
- Prothese unter dem Stumpf in korrekter Ausrichtung strecken und gegen das Einbeugen gesichert positionieren
- Ventil entfernen
- Stumpf mit dem Eigengewicht des Patienten in Pumpbewegung in den Schaft drücken. Zyklisches Drücken und Entlasten führt dabei zu einer Zugreduktion auf die Haut des Stumpfs, kann jedoch nur aktiv durch den Patienten bewirkt werden
- Abschließend steht der Patient unter Vollbelastung in der Prothese → Ventil wieder einschrauben und unter mehrfachem Belasten und durch Druck auf den Entlüftungsknopf entlüften.

TIPPS UND TRICKS

Die Technik des Wet-Fitting empfiehlt sich besonders für Schäfte, die aus Silikon gefertigt sind.

Einziehen mit Anziehhilfe

Über das **„Einziehen mit Anziehhilfe"** kann der Stumpf gegen die extendierte Prothese unter Körperlast aktiv eingezogen werden (➤ Abb. 5.18). Unabhängig vom Material der Anziehhilfe wird meist mit einem zweilagigen Textil gearbeitet, bei dem sich beide Lagen nahezu widerstandslos gegeneinander verschieben lassen.

Allgemeines:

- Vor dem Anziehen das Ventil aus dem Schaft entfernen

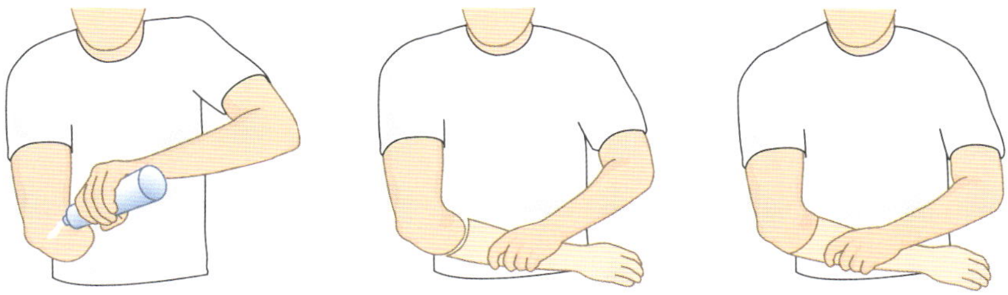

a) Gleitcreme dünn auf dem Stumpf auftragen

b) Prothese zügig über die Weichteile schieben und dabei drehen, um alle Weichteile in den Schaft mit einzuziehen

c) Schaft unter Last auf dem Stumpf aufdrücken und dabei über das Ventil komplett entlüften

Abb. 5.17 Wet-Fitting Armprothesenschaft. [L138]

- Patient steht aufrecht und sicher über dem Prothesenschaft
- Anziehhilfe, die den Stumpf vollständig überdeckt, auf der Haut abrollen
- Auszugsband mit dem Stumpf über den Schaft führen und durch das Ventilloch ausführen, ohne dabei die Anziehhilfe vom Stumpf abzurollen
- Zyklische Be- und Entlastung des Stumpfs durch den Patienten: in der Entlastung langsam (den Umfang der Anziehilfe umwandernd) eine kleine Falte der Anziehhilfe umfassen und ein bis zwei Zentimeter aus dem Schaft ziehen
- Zwischendurch immer die korrekte Positionierung des Schafts überprüfen, ggf. kann in der Entlastung nachkorrigiert werden
- Prozedur so lange fortsetzen, bis der Stumpf komplett eingezogen ist und das Stumpfende unter Belastung leicht in das Ventilloch drückt
- Zur Sicherheit des Patienten immer in Richtung Unterstützungsfläche ziehen, um ein Kippen oder Stürzen zu vermeiden
- Ventil bei Gewichtsentlastung erst wieder einschrauben und unter Belastung entlüften, wenn Position und kompletter Einzug erreicht sind.

Beachte

Niemals zu schnell und in zu großen Etappen einziehen! Es droht der Aufbau erheblicher Zugspannung auf der Haut und daraus resultierend deren Verletzung! Um die Position am Stumpf oder Fehler beim Anziehen zu korrigieren, darf im angelegten Zustand nicht an der Prothese gedreht oder gezogen werden → Gefahr von Hautdefekten. Eine Korrektur erfolgt deshalb über komplettes Ausziehen und erneutes Anziehen der Prothese.

Beispiel (➤ Abb. 5.18):
- Anziehhilfe doppellagig über den Stumpf positionieren, bis das Stumpfende vom abgenähten Innenteil vollständig aufgenommen wird
- Zugschlaufe der Anziehhilfe durch das Ventilloch ausführen
- Stumpf locker im Schaft ausrichten, ggf. die Prothese im Knie leicht anbeugen, darauf achten, dass die Anziehhilfe über den Schaftrand hinausragt
- Anziehhilfe zirkulär gleichmäßig aus dem Schaft ziehen, dabei im Schaft die Belastung zunehmend erhöhen, ggf. intermittierend Druck auf- und abbauen
- Zug über die Falten zirkulär wandernd verteilen, mit der Prothese im Knie in die Extension kommen

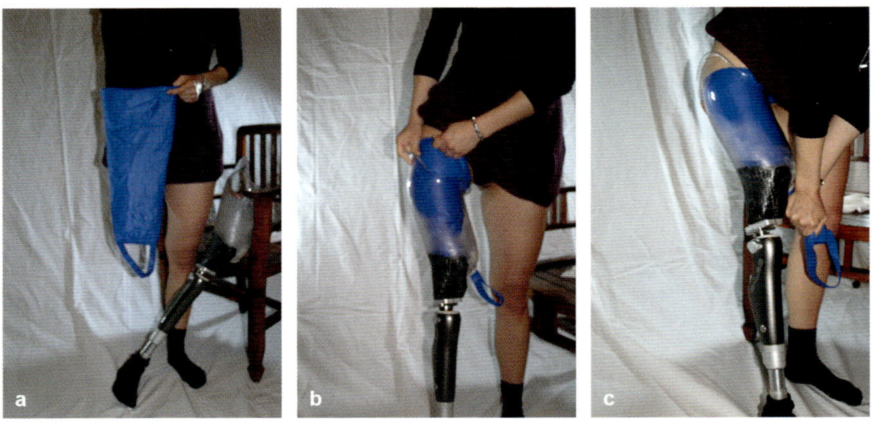

Abb. 5.18 Anziehen mit doppellagiger Anziehhilfe. [P111]

- Im letzten Drittel unter voller Last bei gestrecktem Knie die Anziehhilfe herausziehen; sofort das Ventil einschrauben. Der Stumpf muss dabei nach unten Vollkontakt zum Schaft haben.

Ablegen oder Ausziehen

Für beide Systeme gilt zum **Ablegen oder Ausziehen** (➤ Abb. 5.19):

- Starkes und ruckartiges Ziehen führt nur zu Hautdefekten, langsames und sorgsames Arbeiten erhält eine reizfreie und belastbare Hautoberfläche!
- Vor jedem Ablegen das Ventil entfernen, um das Nachströmen von Luft in den Schaft zu ermöglichen und so die Druckdifferenz aufzulösen
- Langsam mit der flachen Hand (von der Schaftkante kommend) den Muskelbauch von der Schaftwand lösen, den Schaft leicht verkanten und ein wenig vom Stumpf schieben. Dies so lange wiederholen, bis der Schaft widerstandsfrei abzuziehen ist.

Der Stumpf wird nach dem Tragen der Prothese mit kaltem Wasser und Seife (frei von Zusätzen) gereinigt und auf Verletzungen hin inspiziert. Pflegende Cremes

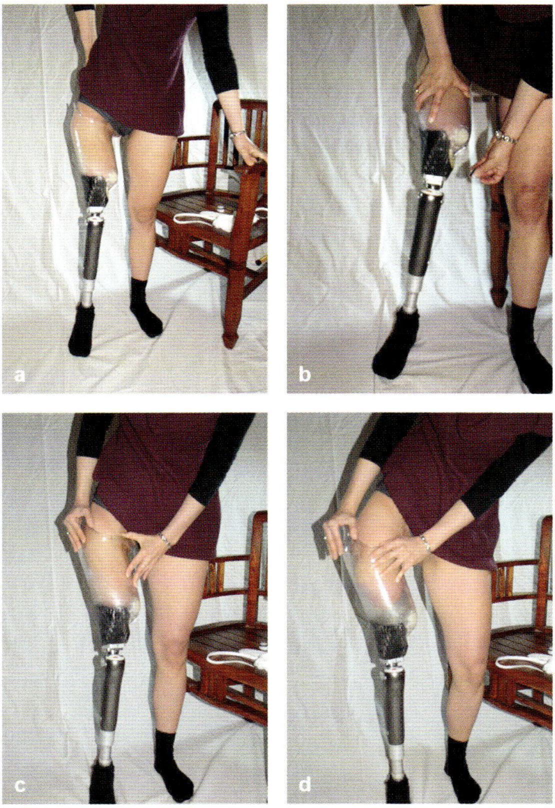

Abb. 5.19 Ausziehen einer Prothese mit direktem Kontakt von Haut und Schaft. [P111]
a) Körpergewicht auf die Gegenseite verlagern
b) Ventil entfernen, Schaft nach außen abkippen, mit der Hand zwischen Haut und Schaft fahren, um Luft einströmen zu lassen
c) das Hebeln und Ablösen mit der Hand auch nach vorn und hinten ausweiten
d) Stumpf langsam nach lateral aus der Prothese lösen

und Behandlungen sollten jetzt vorgenommen werden. Nach dem Einziehen der Pflegemittel kann die Kompressionsbestrumpfung angelegt werden.

5.4.3 Silikonschaft

Silikonliner und Gel-Liner sind durch ihre Material- und Oberflächeneigenschaften für vielfältige Anwendungsmöglichkeiten in der Verbindung zwischen Körper und Prothese geeignet: Die Silikone und Gelmaterialien lassen sich bedingt verdrängen, so können in geringem Maß Drücke ausgeglichen werden. Liner funktionieren als Stumpfhüllen, die die Hautoberfläche über dem gesamten Stumpf abdecken.

Positionierung

Beachte

Lufteinschlüsse wirken sich kontraproduktiv auf die Trageeigenschaften aus und sind zu vermeiden.

- Die Hülle auf „links" drehen, sodass die nicht kaschierte Seite nach außen zeigt (➤ Abb. 5.20)
- Den einlaminierten Teller am geschlossenen Ende mittig unter dem Stumpf positionieren und den Liner mit leichtem Druck gegen den Stumpf langsam und gleichmäßig über die Stumpfoberfläche abrollen
- Ziehen oder Drehen des Liners auf der Haut vermeiden (Gefahr von Lufteinschlüssen), da es sonst zu Defekten an Linern und Haut kommt
- Liner, die konturiert zugeschnitten sind, müssen mit dem Aufsetzen des Bodentellers entsprechend ihrer Zielposition ausgerichtet werden (➤ 5.3). Der Liner kann im angezogenen Zustand nicht auf der Haut gedreht werden → zur Korrektur der Position ausziehen und erneut anziehen.

In der Regel haben Silikonschäfte auf der hautabgewandten Seite eine gleitfähige Kaschierung und eine Adaption zum Prothesenschaft. Dies kann ein Metallstift („Pin"), eine Einziehschnur („Lanyard") oder ein Klettband sein.

Für den **Einstieg mit Pin** ist die ausgerichtete Positionierung des Stumpfs über

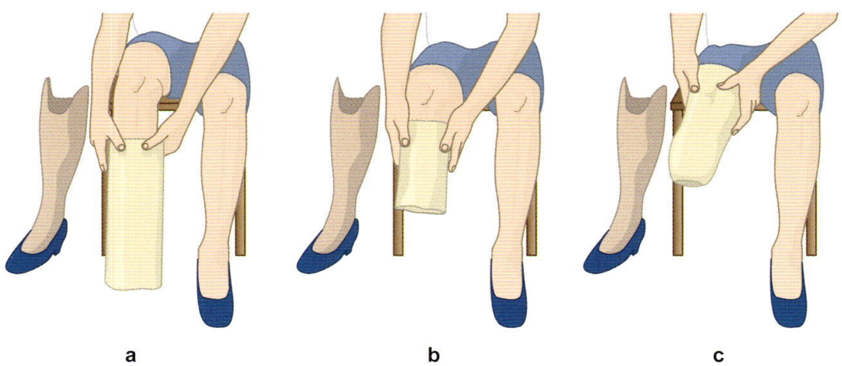

Abb. 5.20 Liner anziehen. [L138]
a) Liner auf links drehen
b) Tasse des Liners formschlüssig ohne Lufteinschlüsse aufsetzen
c) Liner mit den flachen Händen faltenfrei über die gestreckte Extremität abrollen. Zum Ausziehen wieder auf links mit beiden Händen vom Körper weg abrollen

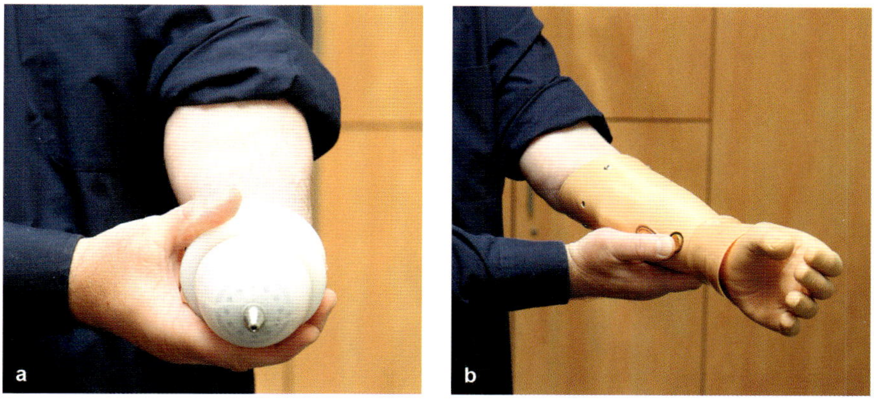

Abb. 5.21 Einstieg mit Pin. © Ottobock [V164]

dem Schaft erforderlich (➤ Abb. 5.21). Der Verlauf des Pins muss auf die mittig im Schaft eingelassene Pin-Aufnahme zielen. Der Patient nutzt sein Körpergewicht und drückt sich gegen die in Streckung gesicherte Prothese gerade in den Schaft, bis der Pin vollständig in die Aufnahme eingefahren ist. Wird die Aufnahme nicht mit dem ersten Versuch getroffen, kann der Patient nochmals durch Entlasten den Liner aus dem Schaft zurückziehen und über die Stumpfbewegung das Positionieren des Pins in der Aufnahme beeinflussen. Ist der Verschluss nicht herzustellen, muss die Position des Pins unter dem Stumpf überprüft und der Liner ggf. erneut auf den Stumpf gerollt werden.

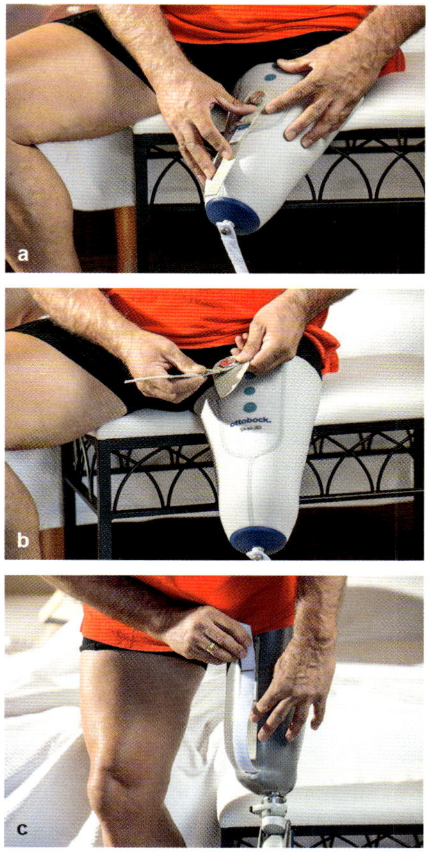

Abb. 5.22 Einzugsystem. © Ottobock [V164]

TIPPS UND TRICKS

Durch die Aufnahme des Pins entsteht automatisch der Verschluss, Pin und Liner sind mechanisch im Schaft gesichert. Die Endposition hat der Liner im Schaft erreicht, wenn er komplett am Schaftboden anliegt (Kontrolle durch Anzeichnen der Schaftkante auf dem Liner). Kann der Vollkontakt zum Schaftboden nicht hergestellt werden und ist gleichzeitig die Fehlpositionierung des Pins ausgeschlossen, muss der Techniker informiert werden, da u. U. eine Volumenveränderung des Stumpfs das passformgerechte Anlegen der Prothese verhindert.

Beachte

Patienten niemals auf einem nicht komplett eingezogenen Pin laufen lassen! Unter Umständen wird ein großer Anteil der Gewichtskraft des Patienten nur über die kleine Oberfläche des Pins getragen, dies führt zwangsläufig zu Verletzungen!

Der Vorgang des Einziehens eines Liners mittels Lanyard oder Klettband folgt einem ähnlichen Prinzip (➤ Abb. 5.22). Beim **Lanyard-Einzug** verbleibt die Einzugschnur im Schaft und wird an die Aufnahme des Bodentellers des Liners angeschraubt. Beim **Klettband-Einzug** verbleibt das Klettband am Liner und wird vor dem Anziehen durch den Umlenkschlitz am Schaftboden ausgeführt. Nachdem die Systeme adaptiert sind, kann der Patient sich über die Kombination von Eigengewicht und Zug auf den textilen Einzug vom Körper weg gegen die Unterstützungsfläche in den Schaft positionieren. Die Endposition ist erreicht, wenn Schaft und Liner Vollkontakt erreicht haben. In der Regel ist dieser durch eine Markierung auf dem Einzug gekennzeichnet. Das Klettband wird auf dem Gegenstück am Schaft festgedrückt, der Lanyard wird entweder im Führungskanal in die eingebaute Klemme gezogen oder um einen Wickelknopf zwei- bis dreimal straff geführt und der Überstand dann im Kosmetiküberzug verstaut.

Liner ohne direkte Adaption können durch unterschiedliche **Unterdrucksysteme** im Schaft gehalten werden. Der Einstieg geschieht ohne weitere Vorrichtung, jedoch bedarf es einer zusätzlichen Abdichtung am Schaftrand. Diese wird durch eine **Gel- oder Silikon-Kappe** gewährleistet, die der Patient über Schaft und Liner-Abschluss auf die Haut abrollt (➤ Abb. 5.23). Die Kappe wird zur Hälfte auf dem Schaft positioniert und bis unter die Schaftkante auf links gerollt. Nach dem

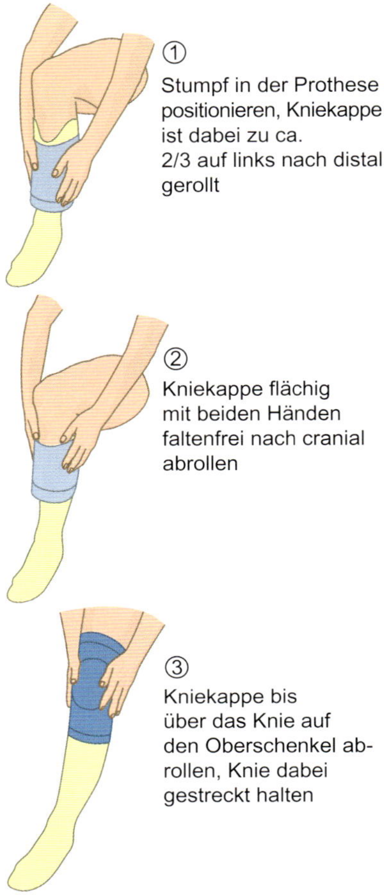

Abb. 5.23 Abrollen Gel-Kniekappe. [L138]

Einstieg in den Schaft kann der links liegende Anteil zum Körper hin abgerollt werden. Durch eine abschließende statische Vollbelastung werden zurückgebliebene Lufteinschlüsse aus dem Schaft gedrängt. Erst durch das Abrollen der Kappe bis unter die Schaftkante ist das Aussteigen aus dem Schaft wieder möglich.

Die **Reinigung** von Linern sollte täglich erfolgen. Es bieten sich einfache Seifenlaugen ohne jegliche Zusätze, rückstandsfreie Desinfektionslösungen ohne Zusätze oder das Auskochen an. Gel-Liner bedürfen teilweise einer gesonderten Behandlung (Herstellerangaben berücksichtigen).

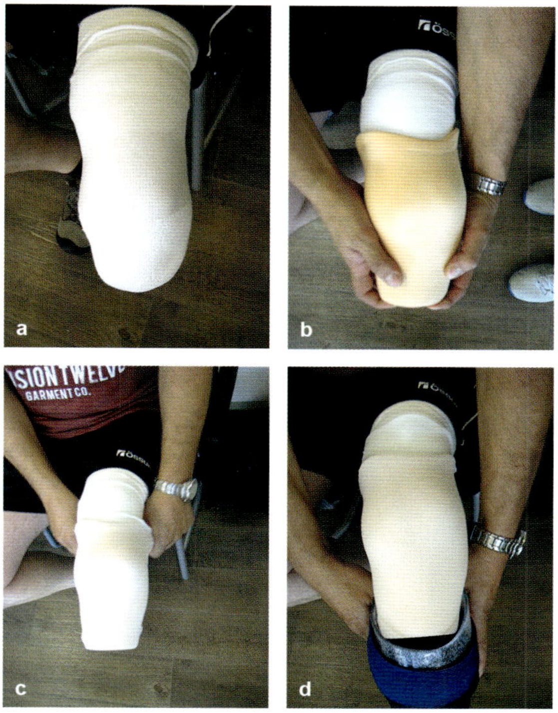

Abb. 5.24 Unterschenkelprothese mit Soft-Socket anziehen. [P111]
a) Ausgleichsstrümpfe faltenfrei anziehen, von der Haut weg beginnend mit feinmaschig hin zu grobmaschig
b) Soft-Socket nach dem Kniescheibenausschnitt positionieren und
c) gleichmäßig gegen den Stumpf bis zum Vollkontakt aufschieben
d) Soft-Socket über der Prothese ausrichten (Seitenanlagen, Kniescheibenausschnitt) und unter Druck sitzend und dann im Stand einsteigen.

5.5 Soft-Socket

Soft-Sockets („Weichwandschaft" oder „Köcher") haben sich für verschiedenste Einbettungen von Stümpfen über Jahrzehnte bewährt (➤ Abb. 5.24). Ihre Vorteile liegen in der Kombination von Bettung durch unterschiedliche Materialien und Qualitäten sowie in der Verklammerung des Stumpfs im Schaft.

Soft-Sockets werden heute nur noch separat zum festen Schaft (Container) angelegt. Um die Reibung zwischen Soft-Socket und Haut zu reduzieren, trägt der Patient auf der Haut eine eng anliegende Schutzhülle, ggf. verwendet er zum Volumenausgleich zusätzlich einen oder mehrere Frottee- oder Baumwollstrümpfe.

HILFSMITTELNUMMERN

- 24.99.17.xxxx Strümpfe für Prothesen
- 24.99.13–14.xxxx, 24.99.20.xxxx Liner für Beinprothesen
- 24.04.04.0001 Weichwandinnenschäfte (Softies) Unterschenkel, 24.05.05.0001 Hüfte, 24.06.16.0001 Transmalleoläre Prothesen [9]

6 Epithesen (Brustprothesen)

Epithesen gleichen nach einer (Teil-)Entfernung der weiblichen Brust das entfernte Volumen bzw. die veränderte Form aus. Sie ergänzen das Erscheinungsbild und das Körperbild der – meist von Brustkrebs – betroffenen Frau.

Auch nach einem wiederherstellenden Eingriff bleibt oftmals eine Volumendifferenz der Brüste bestehen, die sowohl aus kosmetischen als auch aus Gründen der Gewichtssymmetrie den Epitheseneinsatz erforderlich macht.

Epithesen sind als geschlossene Systeme in der Regel mit Gel oder Silikon gefüllt (selten mit Wasser). Sie sind in verschiedenen Formen, Farben und mit unterschiedlichem Gewicht erhältlich. Teilweise können die Brustwarzen (Mamillen) aufgeklebt werden. So wird das Erscheinungsbild weitestgehend individualisiert.

Die Auswahl findet postoperativ nach der Abheilung des Narbengewebes und dem Rückgang der Schwellung statt. [13]

Zum **Anlegen der Epithese** muss die Haut in jedem Fall trocken und frei von Salben- oder Creme-Rückständen (fettfrei) sein. Es kommen unterschiedliche **Epithesen-Systeme** (> Abb. 6.1) zum Einsatz:

- Selbstklebende Epithesen bzw. Haftepithesen
- Epithesen-BH.

Selbstklebende Epithese/Haftepithese

- Die Patientin klebt die Epithese direkt auf die Haut auf
- Silikon-Klebestreifen sorgen für den entsprechenden Halt
- Die Haftfähigkeit der Silikon-Klebestreifen wird durch das Reinigen der Epithese reaktiviert
- Ein normaler BH kann über der Epithese getragen werden.

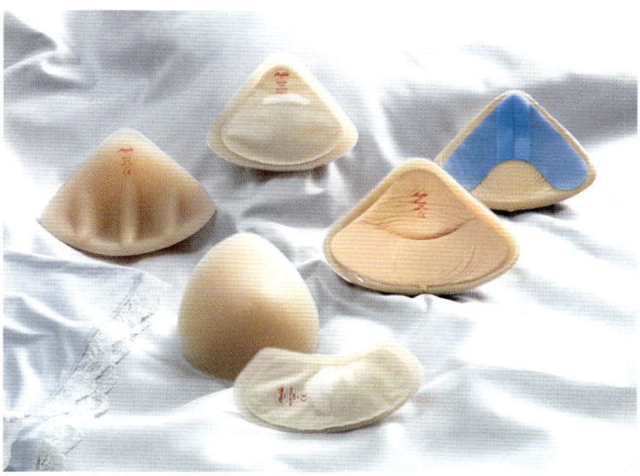

Abb. 6.1 Epithesen: Schwimmepithese, Ausgleichs-Epithese, befüllbare Epithese, Soft-Epithese, Haft-Epithese. [V463]

Epithesen-BH

- Spezielle Epithesen-BHs haben Einschub-Taschen für die Epithese; sie können individuell bestückt werden
- Sie sind so geformt, dass sie zudem Druck auf achsilläre Lymphbahnen vermeiden und den Tragekomfort durch breite und gepolsterte Träger günstig verteilen
- Epithesentaschen („Patten") können ebenso in normale, handelsübliche BHs eingenäht werden.

Merke

Postoperativ empfiehlt sich die Versorgung mit einem Kompressions-BH (➤ Abb. 6.2, ➤ Abb. 6.3), der zur günstigen Entwicklung der Narbentrophik beiträgt.

Reinigung von Brustepithesen

- Epithesen mit handwarmem Wasser und milder Seifenlauge reinigen
- Jede Verletzung der Außenhaut durch Bürsten oder scharfe, kantige Gegenstände vermeiden, da diese nicht reparabel ist
- Epithesen durch sanftes Abtupfen mit einem weichen Handtuch trocknen.

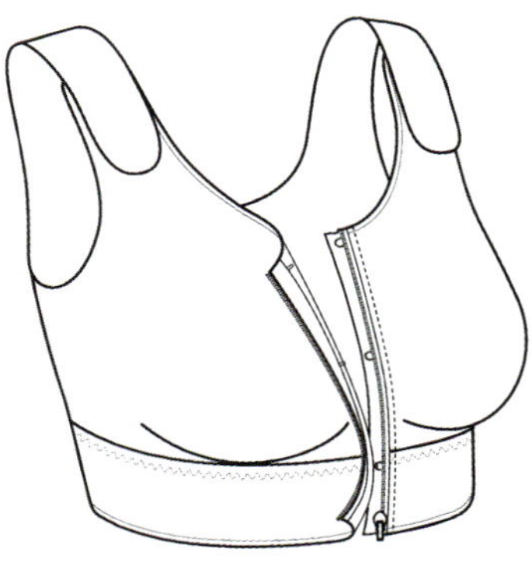

Abb. 6.2 Postoperativer BH. [V463]

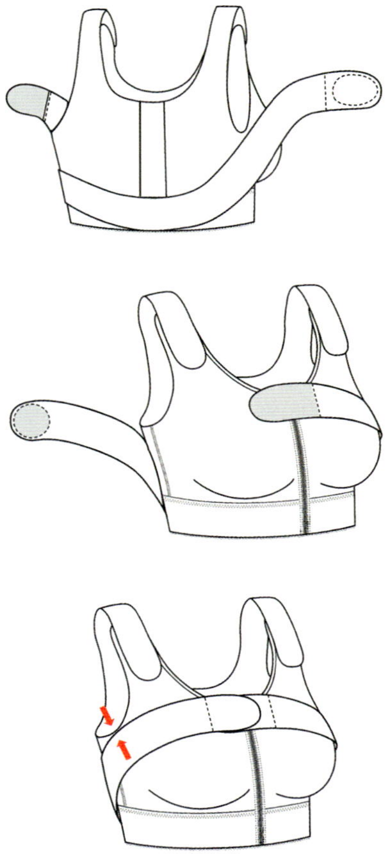

Abb. 6.3 Anziehen eines Post-OP-BHs. [V463]

Beachte

Epithesen nicht auf der Heizung oder durch Föhnen trocknen!

HILFSMITTELNUMMERN

- 05.11.04.0xxx Epithesen-BHs
- 24.35.01.–08.xxxx Epithesen [9]

KAPITEL

7 Rollstühle

7.1 Grundlagen

Rollstühle werden industriell als Serienprodukte vorgefertigt. Sie können anschließend gemäß den gestellten Anforderungen konfiguriert werden. Die Auswahl des Rollstuhls orientiert sich am Aktivitätsgrad des Patienten und muss im Einzelnen durch den Arzt, Therapeuten und Techniker erarbeitet werden. Die Einstellungen werden zusammen mit dem Patienten vorgenommen, um eine optimale Passform und Funktion zu gewährleisten. Es gibt unterschiedlichste Ausstattungsmerkmale, darunter auch verschiedene **Antriebsarten:** Greifreifenantrieb (➢ Abb. 7.19a), Trippel-Antrieb, Schiebeantrieb, Hebel- und Handkurbelantrieb und Elektroantrieb (➢ 7.3).

Nur ein korrekt auf den Nutzer abgestimmter Rollstuhl kann alle technischen Eigenschaften des Hilfsmittels nutzbar machen, um das Fahren und Steuern zu ermöglichen, die Sitzpositionierung komfortabel und den Gebrauch alltagstauglich zu gestalten.

Komfortables Sitzen im Rollstuhl ist eine wesentliche Grundlage für Handhabung und Akzeptanz beim Nutzer. Es entscheidet u. U. über die Möglichkeit, den Rollstuhl eigenhändig zu bewegen, Stürzen sowie ggf. Strecktonus oder auch Druckulzera vorzubeugen.

Zu berücksichtigende Faktoren:

- Sitzpolster
- Gestaltung der Rückenlehne
- Sitzbreite, Sitzhöhe und Sitztiefe (➢ Abb. 7.1, ➢ Abb. 7.2, ➢ Abb. 7.3)
- Positionierung der Greifreifen.

Bleiben einzelne Faktoren unberücksichtigt, kann aus dem Hilfsmittel schnell ein „Verhinderungsmittel" werden, da die gewünschte Aktivität, im besten Fall die Autonomie des Patienten, nicht erreicht wird.

Beachte

Ein Rollstuhl für alle?

In Pflegeheimen und Krankenhäusern werden vielfach Rollstühle ohne Berücksichtigung der unterschiedlichen körperlichen und aktivitätsbestimmenden Voraussetzungen für mehrere Nutzer verwandt.

Da die Rollstühle dann in den seltensten Fällen an den Nutzer technisch angepasst werden, kann nicht erwartet werden, dass die Funktionen in vollem Umfang nutzbar sind. Im Gegenteil: Die Benutzung birgt mitunter verschiedenste Verletzungs- und Dekubitusrisiken, was ggf. zu einer zusätzlichen Immobilisierung führt.

7.1.1 Größenauswahl

Die notwendigen **Größen zur Auswahl des Rollstuhls** werden am aufrecht sitzenden Nutzer in 90° Hüftbeuge, 90° Kniebeuge und flächig aufstehenden Füßen gemessen.

Sitzbreite

Die **Sitzbreite** (➤ Abb. 7.1) beeinflusst zum einen wesentlich den seitlichen Halt des Patienten im Rollstuhl, zum anderen die Durchfahrtsbreite, z. B. durch Türen. Je mehr Platz zwischen Körper und Seitenteil verbleibt, desto problematischer wird der eigenständige Antrieb der Greifreifen, und die seitliche Rumpfstabilität im Rollstuhl geht verloren. Ist die Sitzbreite zu eng gewählt, können Druckstellen und Fehlpositionierung die Folge sein.

Die Sitzbreite wird im Rollstuhl von Innenseite Seitenteil zu Innenseite Seitenteil gemessen, am Nutzer die Beckenbreite zuzüglich je Seite 1 bis 2 cm. [17]

Sitztiefe

Die **Sitztiefe** (➤ Abb. 7.2) wird am Nutzer von der anliegenden Rückenlehne bis in die Kniekehle bestimmt. Davon werden 3–6 cm Länge abgezogen, um Druck in der Kniekehle und ein Ausweichen des Körpers zu vermeiden. Am Rollstuhl bemisst sich die Sitztiefe von der Vorderkante des Rückenrohrs bis zur Vorderkante der Sitzbespannung. [17]

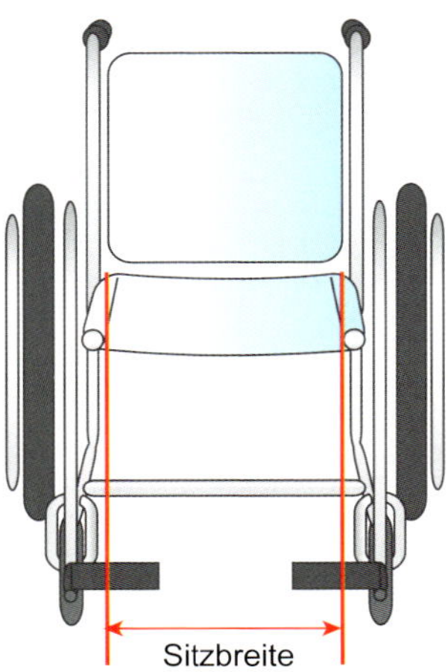

Abb. 7.1 Sitzbreite im Rollstuhl. [L138]

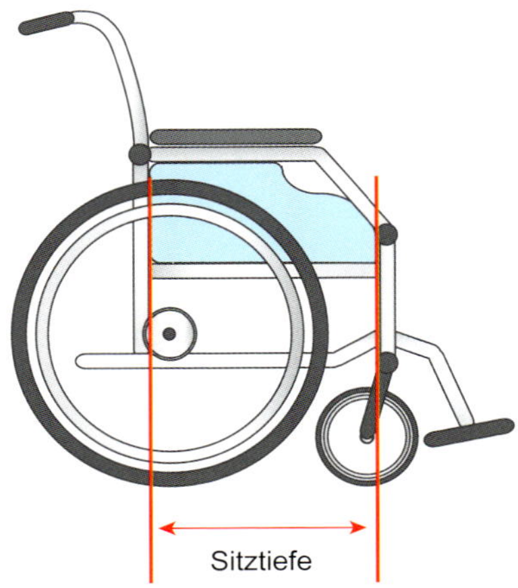

Abb. 7.2 Sitztiefe im Rollstuhl. [L138]

Rückenhöhe

Die **Rückenhöhe** (➤ Abb. 7.3) wird von der Oberkante des Sitzkissens bis Oberkante Rückenbespannung bestimmt; am Nutzer von der Oberkante Sitzfläche bis ca. 2 cm unterhalb des Schulterblattes. Mit der Reduzierung der Rückenhöhe am Rollstuhl kann die Aktivität des Nutzers ausgeweitet werden.

Beachte

Jede Reduzierung der Rückenhöhe ist vom Bild der Behinderung und der Fähigkeit zur aktiven Stabilisierung abhängig! [17]

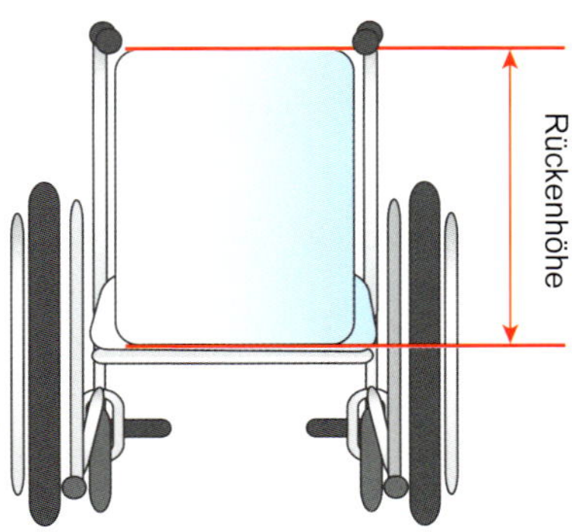

Abb. 7.3 Rückenhöhe im Rollstuhl. [L138]

7

Sitzhöhe vorne und hinten

Das Verhältnis der vorderen zur hinteren **Sitzhöhe** ist abhängig von der Fähigkeit zur aktiven Rumpfstabilisierung. Keinesfalls darf die vordere Höhe niedriger als die hintere sein, da der Patient sonst nach vorne aus dem Rollstuhl kippen oder rutschen würde. Die Sitz- und Antriebsstabilität würde so herabgesetzt.

Die vordere Höhe bemisst sich aus der Länge des Unterschenkels beginnend in der Kniekehle bis Fußbrett, plus Bodenfreiheit unter dem Fußbrett von mindestens 3 cm. Die hintere Höhe bestimmt die Position der Handinnenflächen über der Radnabe. Am Rollstuhl kann die vordere Höhe von der vorderen Oberkante des Rahmensitzrohrs zum Boden ermittelt werden, die hintere Höhe von der hinteren Oberkante des Rahmensitzrohrs zum Boden. [17]

Unterschenkellänge

Die **Unterschenkellänge** (➤ Abb. 7.4) wird von der Kniekehle bis zur Oberkante des Fußbretts gemessen. Ihre korrekte Ermittlung ist der Garant für die Lastübernahme der Füße beim Antrieb und sichert den Nutzer gegen ein Nachvornerutschen auf der Sitzfläche.

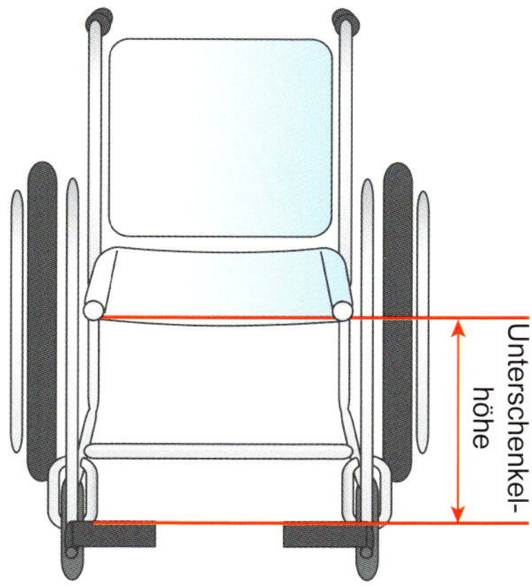

Abb. 7.4 Bestimmen der Unterschenkellänge. [L138]

7.1.2 Ausstattung eines Rollstuhls und Zubehör

Rollstühle werden mit einer **Grundausstattung** (➤ Tab. 7.1) geliefert, die einen Normalbetrieb ermöglicht. Besondere Anforderungen, die aufgrund der Art der Behinderung notwendig sind, können über **Zubehör** und individuelle Ergänzungen abgedeckt werden (➤ Tab. 7.2).

Zusätzlich können Ausstattungsdetails (➤ Tab. 7.2) ergänzt werden, wenn dies zum Erhalt oder zur Verbesserung der Aktivität und Autonomie des Patienten führt.

Tab. 7.1 Rollstuhlausstattung und Funktion. [16]

Ausstattung	Funktion
Rahmen mit Rückenteil	• Ggf. individuell verstellbar im Winkel zur Sitzfläche • Abstimmung auf die Aktivität des Nutzers und das Lähmungsniveau
Unterschenkel-/Fußstützen	• Nach Bedarf winkelverstellbar ausgerüstet • Dienen dem Positionieren der Füße und bieten einen Gegenhalt beim Handantrieb • Durchgehendes Fußbrett bietet mehr Stabilität für den Rollstuhl und kann eine enge Rahmenführung nach vorne gewährleisten • Getrennte Stützen für Unterschenkel und Füße ermöglichen einen einfacheren Ausstieg aus dem Rollstuhl
Schiebegriffe	• U. U. auf die Begleitperson höheneinstellbar • Erleichtern die Mobilität durch Einsatz einer Begleitperson

Tab. 7.1 Rollstuhlausstattung und Funktion. [16] *(Forts.)*

Ausstattung	Funktion
Seitenteile	• Schützen vor Verschmutzung • Stabilisieren den Körper seitlich • Dienen als Armauflage zur Unterstützung und Positionierung von Unterarmen und Händen
Anpassbare Rückenbespannung	• Verbessert die Sitzsituation • Kann auch genutzt werden, um den Sitzwinkel geringfügig zu verändern
Greifringe	Unterschiedliche Geometrien der Querschnitte verbessern die Zug- und Druckumsetzung der Hand
Kniehebelbremse	Ermöglicht durch gelenkige Konstruktion ein Feststellen der Bremse bei geringem Kraftaufwand
Steckachsen	Erleichtern das Abnehmen der Räder zum Transport

Tab. 7.2 Individuelle Ausstattungsmöglichkeiten eines Rollstuhls.

Ergänzende Ausstattung	Funktion
Ankipphilfe	Für das Überfahren z. B. von Bordsteinkanten mit Begleitperson
Kippschutz	Vermeidet rückwärtiges Umschlagen des Rollstuhls bei wenig geübten Selbstfahrern
Stockhalter	Für Gehstützen
Speichenschutz	Zur Vermeidung von Handverletzungen durch rotierende Speichen
Bremshebelverlängerung	Zur Erleichterung der Bedienung der Kniehebelbremse (Bremshebel) durch Verlängerung des Hebelarmes an der Bremse
Transferrollen	Ermöglichen das Durchfahren enger Öffnungen (Türen, Gänge) mit Begleitperson durch Abnehmen der Antriebsräder
Radsturz (➤ Abb. 7.5)	Verbessert den Antrieb auf festen und ebenen Untergründen bei leicht erhöhtem Reibungswiderstand

7.1.3 Positionierung im Rollstuhl

Die Fahreigenschaften eines Rollstuhls werden im Wesentlichen durch die **Sitzsituation des Patienten** im Rollstuhl bestimmt. Die Biomechanik des aktiven Fahrers (bei einer passgenauen Anpassung) wird beeinflusst durch

- Sitzwinkel,
- Fußauflage und
- Haltemechanismen.

Ausgangsposition

Für den durchschnittlichen Rollstuhlfahrer kann die **Ausgangspositionierung** von 90° Flexion in der Hüfte, 90° Flexion Beuge in den Knien und 0° im oberen Sprunggelenk angenommen werden. Der Hüftwinkel sorgt für eine hohe Stabilität gegen das Kippen nach vorne und er reduziert die Streckspannung der Muskulatur. Die Knie- und Sprunggelenkswinkel haben ebenso eine tonusmindernde Wirkung.

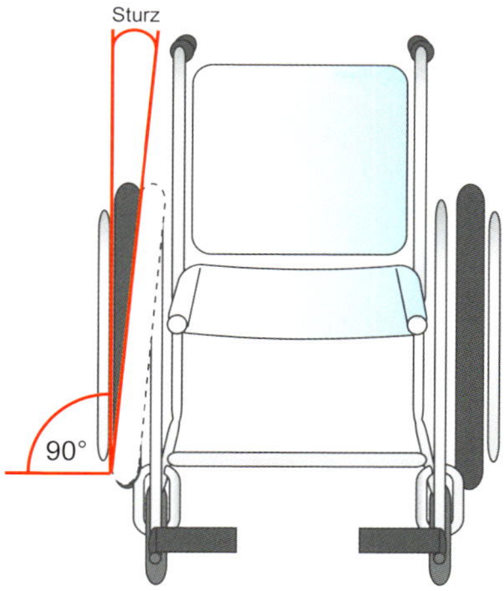

Abb. 7.5 Radsturz: beide Räder werden gleichmäßig angekippt, der Antrieb dadurch in der Handhabung einfacher, jedoch der Rollstuhl breiter und der Verschleiß an den Raddecken (Mantel) erhöht. [L138]

Des Weiteren sorgen sie für die statische Einleitung der Kräfte, die beim Greifreifenantrieb oder jeder anderen Aktivität in Rumpf und oberen Extremitäten entstehen, in das Fußbrett. Eine plane und flächige Auflage der Füße in neutraler Stellung sorgt für die notwendige Sicherheit.

Je spitzer der Sitzwinkel in der Hüfte gestellt wird, desto mehr wird die Oberkörperaktivität beansprucht, jedoch auch die Gefahr des nach vorne Kippens mit dem Oberkörper erhöht. In jedem Fall sollte der Sitzwinkel 90° nicht übersteigen, ein stumpfer Winkel führt zwingend zu einem langsamen Gleiten des Gesäßes nach vorne, eine stabilisierende Position kann so nicht eingehalten werden. [24]

Merke

Sitzposition im Rollstuhl

Für die Winkelpositionen in Hüfte, Knien und oberem Sprunggelenk gilt: Winkel größer 90° sollten grundsätzlich vermieden werden. Sie führen zu statischen Problemen bei der Krafteinleitung und zu einer instabilen Sitzposition sowie zur Steigerung der Muskelspannung der Streckmuskulatur (➤ Abb. 7.6, ➤ Abb. 7.7).

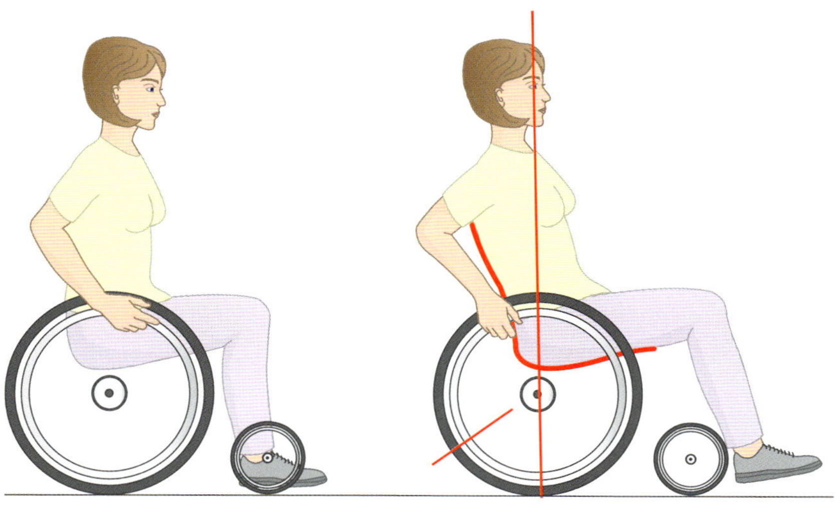

Abb. 7.6 Sitzpositionierung im Rollstuhl: links in aufgerichteter und stabil aktiver Position, rechts in ungünstiger Position. [L138]

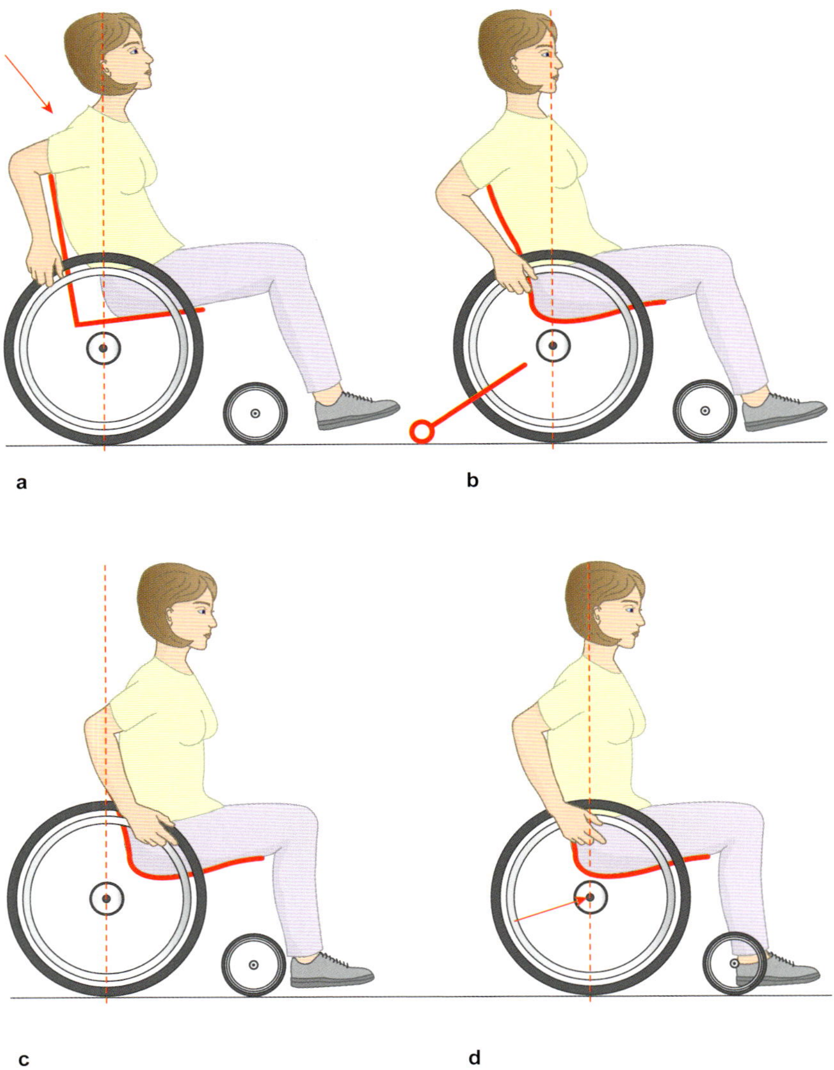

Abb. 7.7 Sitzen im Rollstuhl. [L138]
a) Sitzposition und -ergonomie sind unzulänglich, effizientes Greifen und Antreiben sind so nicht möglich, Becken und Rumpf sind nicht ausreichend aufgerichtet und der Antriebsbereich auf dem Greifreifen zu kurz.
b) Eine Sitzposition, die für tetraplegische Patienten hohe Sicherheit und Stabilität ermöglicht, jedoch zwingend eines Kippschutzes bedarf
c) Die Sitzposition liegt zu weit vor der Achse, hohe Stabilität wird mit einem großen Wendekreis, Schwergängigkeit und einem zu kurzen Antriebsbereich auf dem Greifreifen bezahlt
d) Die Positionierung ermöglicht Paraplegikern einen stabilen und effizienten Antrieb mit Rumpfunterstützung, Hüftwinkel, Kniewinkel und Sprunggelenkswinkel sind auf 90° eingestellt.

Umsetzen in den Rollstuhl

Soweit die Mobilität des Patienten es zulässt, sollten seine Aktivität und seine Ressourcen für das **Umsetzen und Aufstehen** genutzt und gefördert werden. Unterschiedliche technische Hilfen, z. B. Lifter, Bettstrickleiter, Drehteller, können bei Bedarf den Aufwand für den Patienten und für Hilfspersonen minimieren. Da jede Behinderung ihre eigene Ausprägung besitzt, ist es sinnvoll, der empfohlenen Benutzung eines Hilfsmittels soweit wie möglich zu folgen und dort flexibel auf individuelle Bedürfnisse einzugehen, wo Defizite erkennbar werden.

Merke

Nicht die Vielzahl der eingesetzten Hilfen führt zum besten Ergebnis, vielmehr der gezielte Einsatz der einen oder anderen Unterstützung.

Die Auswahl per Katalog kann die individuellen Anforderungen und Ressourcen eines Patienten nicht berücksichtigen. Deshalb sollte ein ausgiebiger Test der unterschiedlichen Hilfen im Pflegealltag sowie ggf. eine fachliche Beratung zur endgültigen Auswahl führen. Es ist sinnvoll, die Hilfen im klinisch-therapeutischen Umfeld auszuprobieren und den Umgang mit dem Patienten und den Pflegenden einzuüben.

Umsetzen mit Lifter

Vorgehen beim Umsetzen (➢ Abb. 7.8):

- Patienten im Liegen auf die flache Lifterbespannung rollen; jeweils hälftig, sodass ein Anheben des Patienten nicht notwendig wird
- Lifter über dem Patienten positionieren, dann erst die Aufnahme herablassen
- Aufnahme einhaken und hydraulisch oder elektrisch anheben
- Lifter mit dem Patienten verfahren, positionieren und bremsen
- Aufnahme soweit absenken, bis keine Zugspannung mehr besteht
- Lifterbespannung aushaken und entweder
  - im Rollstuhl belassen oder
  - mit Unterstützung einer weiteren Person durch Anheben von Gesäß und Rumpf sowie Gegenstützen an den Knien kopfwärts nach hinten herausziehen.

Umsetz- und Hebehilfen

Umsetz- und Hebehilfen (➢ Abb. 7.9a, ➢ Abb. 7.9b) sind in der Regel textil gefertigt und gleitfähig.

Vorgehen beim Umsetzen:

- Hilfe zur Hälfte zusammenlegen
- Im Bett unter den Patienten schieben
- Patienten zur Seite kippen
- Hilfe auf der richtigen Höhe positionieren
- Patienten zurückrollen, bis er auf der anderen Seite liegt
- Unten liegende Hälfte unter dem Patienten durchziehen
- Patienten wieder in symmetrischer Position einrichten und mit der Umsetzhilfe verfahren
- Textile Umsetzhilfe entweder
  - im Rollstuhl unter dem Gesäß belassen (dies birgt aber ein erhöhtes Dekubitusrisiko und darf daher nur als kurzzeitige Ausnahme gelten) oder
  - unter den gestreckten Knien von vorne langsam in Richtung Gesäß symmetrisch und faltenfrei durchziehen. Eine gute Position ist erreicht, wenn von der Hinterkante der Umsetzhilfe bis zur Stuhllehne noch ca. eine Handbreit Platz bleibt, so übernimmt die gesamte Oberfläche der Umsetzhilfe die Lastaufnahme und ein Abrutschen wird vermieden.

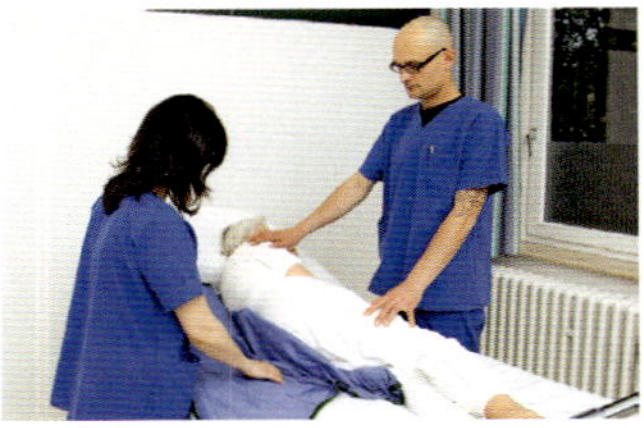

a Nachdem der passende Gurt ausgewählt ist, den Patienten bitten, sich auf die Seite zu drehen und den Gurt einlegen.

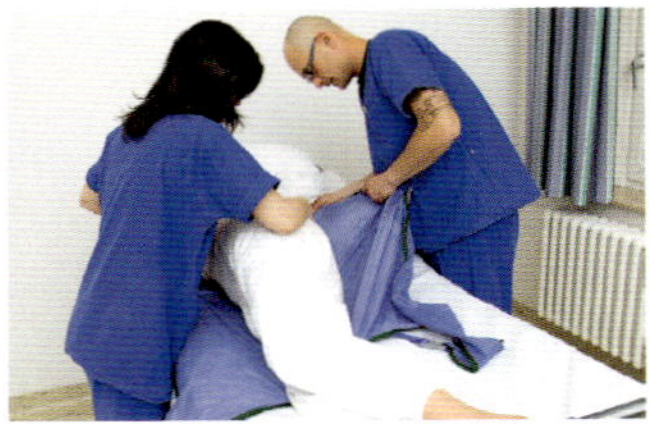

b Beim Drehen auf die andere Seite darauf achten, dass durch die Schlaufen keine Verletzungen entstehen. Nun den Gurt auf der anderen Seite herausziehen.

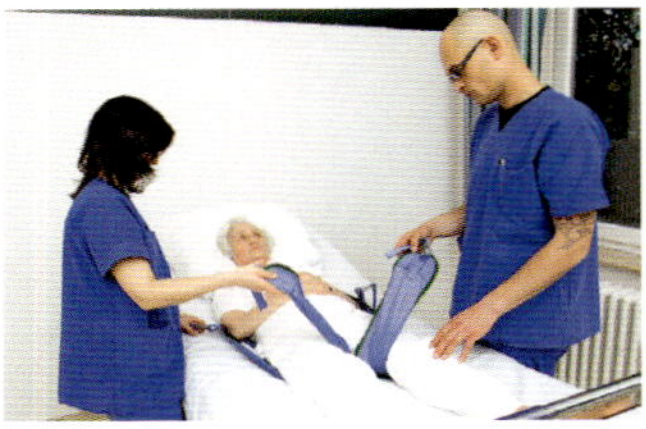

c Die Beingurte unter die Oberschenkel führen, anschließend die Position der Gurte überprüfen.

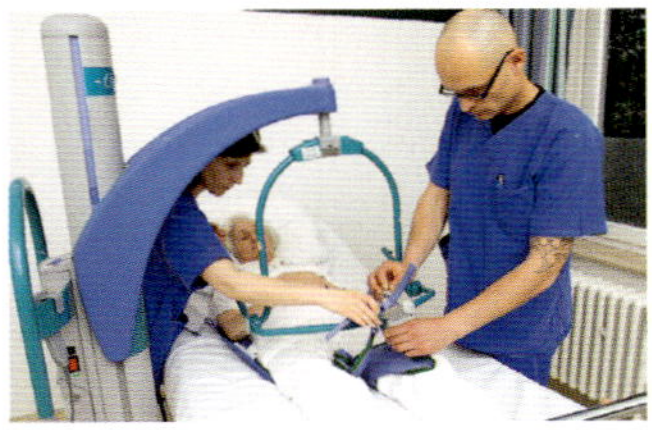

d Lifter in richtige Position bringen, Hebearm vorsichtig absenken und Gurte an den Haltevorrichtungen einhaken.

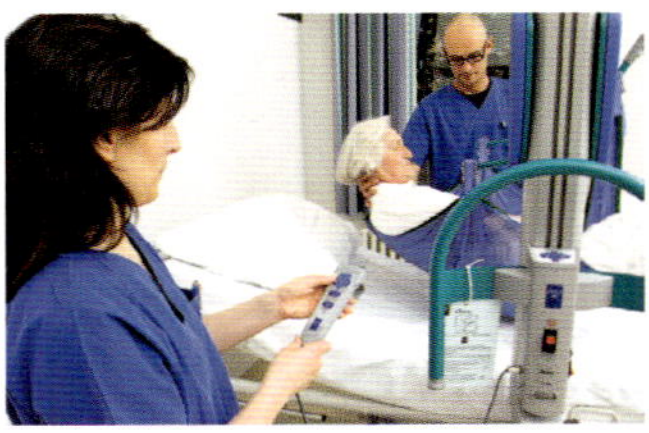

e Über die Fernbedienung Hebearm zunächst ein kleines Stück nach oben bewegen, Position des Patienten überprüfen. Patienten weiter nach oben fahren, während der „Fahrt" beim Patienten bleiben, ggf. am Kopf unterstützen.

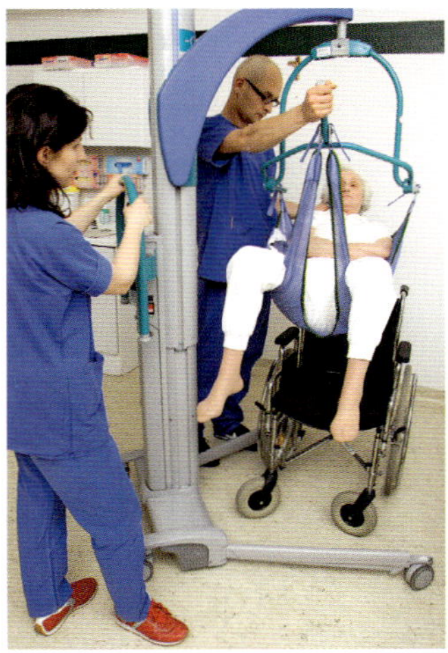

f Patienten durch Griff am Drehbügel in Richtung Stuhl dirigieren. Über dem Stuhl Lifter langsam absenken.

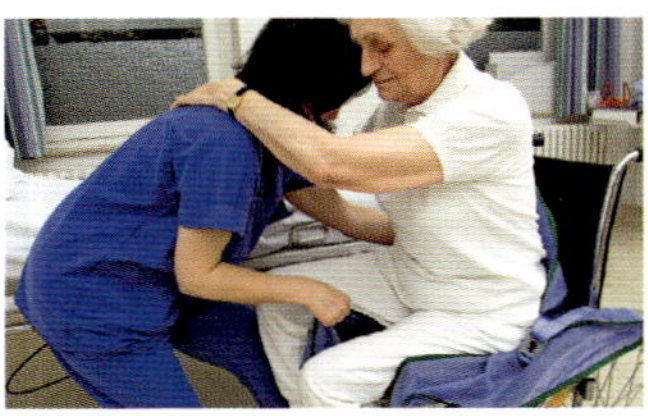

g Sitzt der Patient im Stuhl, kann der Gurt entfernt werden. Dafür das Gewicht des Patienten zur Seite verlagern, den Oberschenkel anheben und den Gurt bis auf die Höhe des Gesäßes zur Seite entfernen. Dann lehnt sich der Patient nach vorn und der Gurt kann hinter dem Rücken vollständig entfernt werden. Das Wiederanlegen des Gurts für den Rücktransport erfolgt in umgekehrter Reihenfolge.

Abb. 7.8 Umsetzen mit Lifter. [K115]

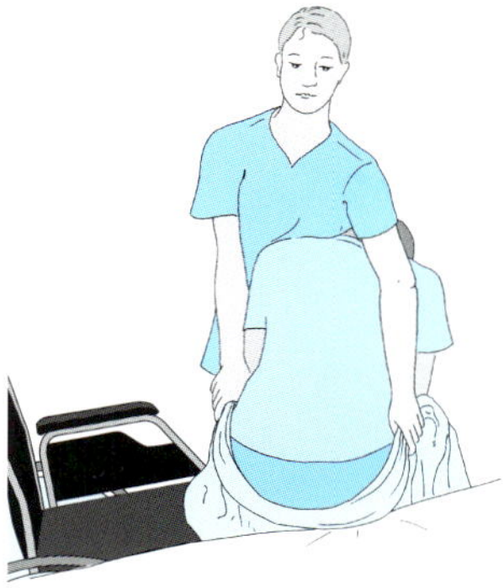

Abb. 7.9a Umsetzen mit Umsetzhilfe: Knie des Patienten mit den Knien der Hilfsperson unterstützen. [L190]

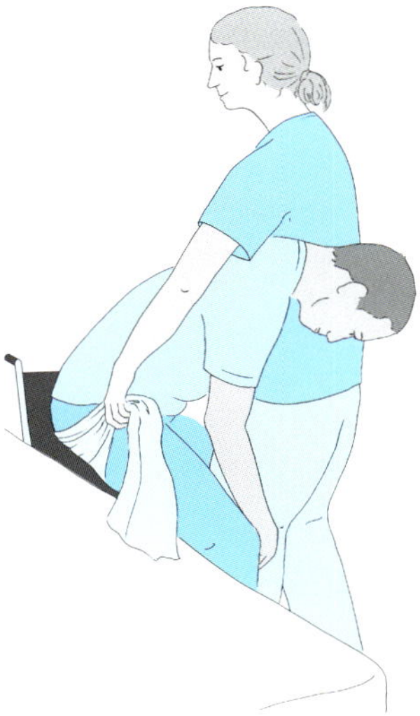

Abb. 7.9b Patienten aus den Knien anheben und umsetzen. [L190]

HILFSMITTELNUMMER
22.29.01.2xxx Umsetzhilfe [9]

Durch die Verwendung einer **Bettstrickleiter** (➤ Abb. 7.10) wird es für Patienten mit eingeschränkter Muskelkraft möglich, zu einer aktiven Aufrichtposition im Bett zu gelangen und dabei aktiv die Wirbelsäule zu unterstützen. Das alternierende „Klettern" bietet z. B. hemiparetischen Patienten die Möglichkeit, frühzeitig die stärker betroffene Seite zu nutzen und einzusetzen. Es wirkt sich außerdem günstig auf den Tonus aus.

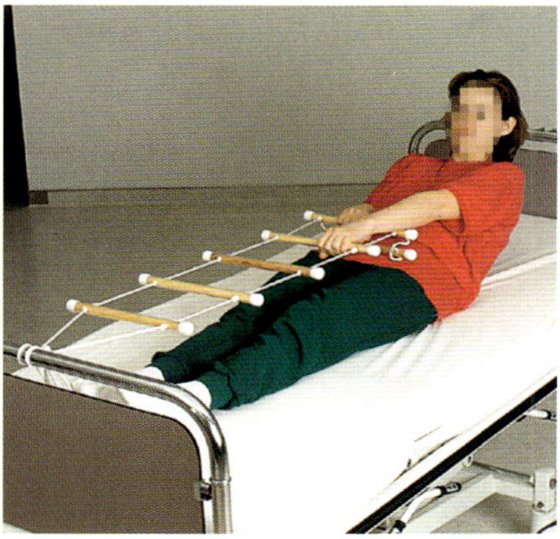

Abb. 7.10 Aufstehen mit Bettleiter entlastet die Wirbelsäule und reduziert den Kraftaufwand für den Benutzer. [K183]

HILFSMITTELNUMMER
19.40.02.30xx Bettleiter [9]

Mit der **Rutschhilfe** (➤ Abb. 7.11) kann der Weg von Sitzfläche zu Bett oder Stuhl überbrückt und z. B. die Bedienteile des Rollstuhls (Bremshebel, Greifreifen) und das Rad überdeckt werden.
Vorgehen beim Umsetzen:

- Seitenteil des Rollstuhls entfernen
- Rollstuhl leicht schräg zur Ausgangsposition stellen
- Bremsen arretieren
- Fußbretter hochklappen oder die Fußstützen komplett entfernen
- Rutschhilfe teilweise unter dem Gesäß positionieren
- Patient manövriert sich nun eigenständig auf der Rutschhilfe bis in die Endposition
- Rutschhilfe unter dem Gesäß herausziehen
- Fußauflagen und Seitenteil wieder arretieren und Bremsen lösen.

7

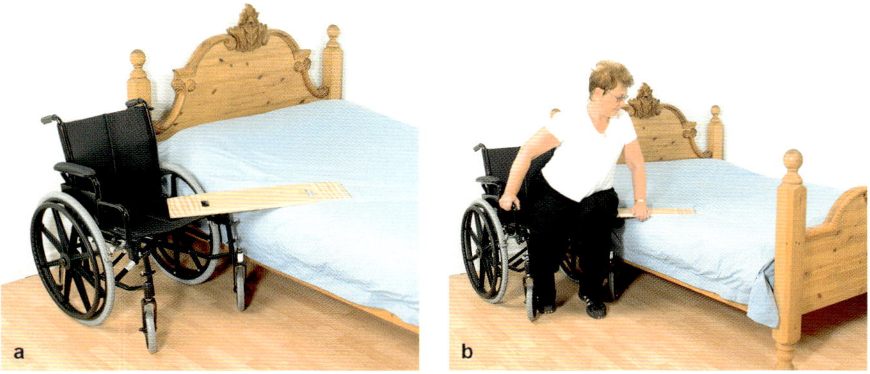

Abb. 7.11 Die Rutschhilfe überbrückt die Distanz zwischen Sitzfläche des Rollstuhls und Bett. [V143]

TIPPS UND TRICKS

Auf das Rad des Rollstuhls kann noch ein zusätzlicher Kleiderschutz aufgesteckt werden („Banane").

HILFSMITTELNUMMER

22.29.01.0xxx Rutschhilfe [9]

Drehteller (➤ Abb. 7.12) haben sich dort bewährt, wo Patienten eigenständig oder mit nur geringer Unterstützung ihre Position wechseln, z. B. vom Bett in den Rollstuhl. Der Drehteller unter den Füßen sichert im Umsetzen die Lastübernahme der Füße bei gleichzeitiger aufrechter Positionierung der Füße gegen das Umknicken → reduziertes Sturzrisiko.

Vorgehen beim Umsetzen:

- Seitenteil und Fußstützen abnehmen
- Bremsen feststellen

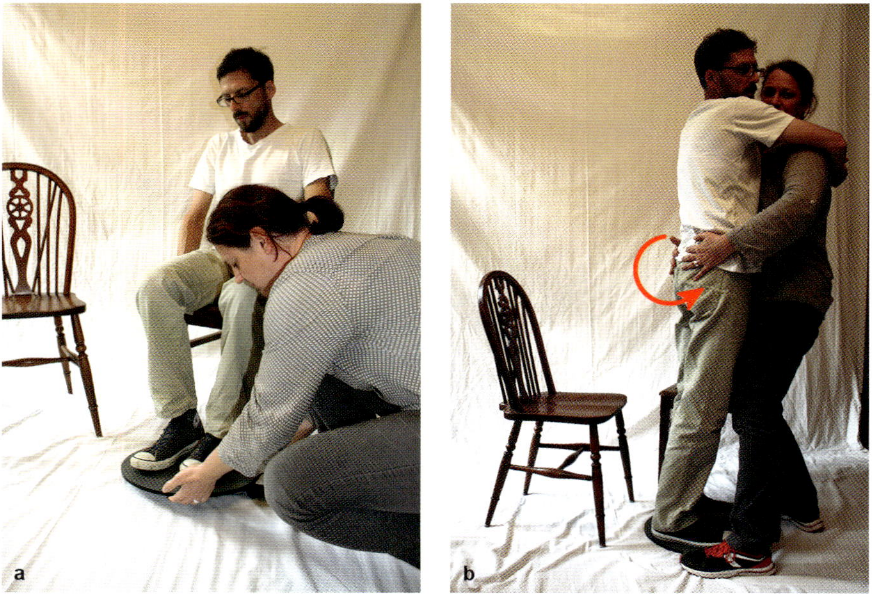

Abb. 7.12 Drehteller unter den Füßen mittig zwischen Ausgangsposition und Endposition rutschfest angelegt. [P111]

- Bei enger mittiger Ausrichtung zwischen Ausgangs- und Endposition können die Füße am günstigsten mit stabilen rutschsicheren Schuhen auf dem Drehteller ausgerichtet werden
- Socken sind unsicher und erhöhen die Gefahr des Abrutschens
- Aus dem Armstütz wechselt der Patient in die Endposition, ohne die Füße nachsetzen zu müssen
- Nur standsichere Patienten über die Hüfte drehen; alternativ gegen seitliches Wegrutschen Patienten an der Fessel fassen und sicher auf der Scheibe drehen.

Für die Benutzung z.B. zum Ein- und Aussteigen ins bzw. aus dem Auto können Drehteller unter dem Gesäß eingesetzt werden. Sie ermöglichen das Rotieren in einer Position bei geringem Platzangebot. Vorgehen beim Umsetzen:

- Rollstuhl schräg und so nah als möglich zur Ausgangsposition stellen
- Seitenteil entfernen und Bremsen feststellen
- Drehteller auf dem Sitz im Auto positionieren und das Gesäß hinübersetzen
- Rumpf über dem Teller mit den Beinen drehen
- Im Auto wird der Drehteller nach Erreichen der endgültigen Sitzposition wieder unter dem Gesäß entfernt, um das Dekubitusrisiko zu minimieren.

HILFSMITTELNUMMER

22.29.01.0xxx Drehteller [9]

Um Risiken in der Sitzposition im Rollstuhl zu reduzieren, werden unterschiedliche Hilfen angeboten, die aktiv unterstützen, wie z.B. angepasste Sitz- und Rückeneinheiten und Schalen, oder passive Elemente, wie Gurte und Westen (➤ Abb. 7.13).

Haltemechanismen, wie Sitzhosen (➤ Abb. 7.13c), Brustgurte (➤ Abb. 7.13a) und Westen (➤ Abb. 7.13b), sichern den Patienten gegen das unbeabsichtigte Herauskippen aus dem Rollstuhl. Das Rutschen nach vorne aus dem Rollstuhl verhindern sie in keiner Weise.

Beachte

Ein Abduktionskeil darf nicht als Haltemechanismus verwendet werden. Er dient ausschließlich der Abduktion der Beine! Das Abgleiten gegen den Abduktionskeil ist für den Patienten schmerzhaft und nicht tolerabel.

Passive Haltemechanismen sind grundsätzlich nicht dazu geeignet, Spastiken zu unterbinden. Tonusstarke Patienten profitieren von Lagerungssystemen, die an ihre Behinderung und individuelle Situation anpasst gefertigt sind und tonusreduzierend wirken. Durch passives „Festgurten" wird der Tonus erhöht und es besteht eine erhebliche Verletzungsgefahr. Die Patienten werden zudem in ihrer Selbstbestimmung und ihrer Aktivität beschnitten. Dies ist nur in Fällen drohender Selbstgefährdung und unter Beachtung der gesetz-

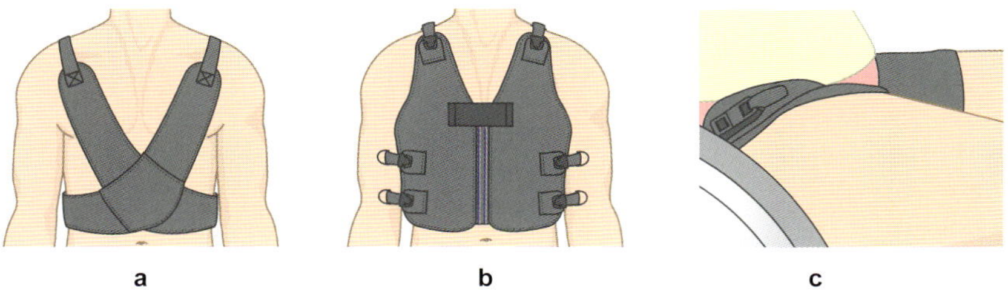

Abb. 7.13 Unterschiedliche Haltemechanismen schützen vor dem Herauskippen aus dem Rollstuhl. [L138]

lichen Vorgaben (Art. 2 GG; Art. 104 GG; § 1906 BGB; § 223 Abs. 1 StGB; § 224 Abs. 1 StGB; § 225 StGB; §§ 234 bis 241a StGB) zumutbar.

Beachte

Beim Einsatz von freiheitseinschränkenden Mechanismen müssen gesetzliche Vorgaben berücksichtigt werden (z. B. ärztliche Anordnung sowie Einholen eines richterlichen Beschlusses).

7.2 Handrollstühle aktiv und passiv fahrend

Handrollstühle werden in ihrer Grundversion per Hand über den Greifreifen oder die Schiebegriffe angetrieben. Zusätzlich können Schiebehilfen oder Radnabenmotoren nachgerüstet werden, um bei abnehmender Griff- und Schubkraft oder im Gelände mit Steigungen und Gefällen die Fortbewegung zu unterstützen.

Faktoren, die die Qualität beeinflussen:
- Möglichkeit der Unterstützung durch Antriebshilfen
- Gewicht von Rollstuhl und Patient
- Sitz- und Radposition
- Konfiguration des Rollstuhls
- Grad der körperlichen Einschränkung
- Qualität der Räder und Bereifung.

Mit steigendem Körpergewicht des Patienten wird auch eine zunehmend stabilere Rollstuhlkonstruktion mit steigendem Eigengewicht notwendig. Dieses Gewicht macht sich bemerkbar, wenn Steigungen und Gefälle bewältigt werden müssen. Erhöhte Muskelkraft in Rumpf und oberen Extremitäten sowie zur Umsetzung des Schubes auch erhöhte Griffkraft wird dann unabdingbar. Diese Anforderungen stehen oft in direktem Widerspruch zu den Möglichkeiten adipöser Patienten. Hier können technische Hilfen sinnvoll sein.

Bereifung und Reifendruck

Die richtige Bereifung und Luftbefüllung wirkt sich auf eine gute Rollleistung mit geringem Abrollwiderstand aus.

Merke

Die Bereifung sollte im Innenbereich härter und schmaler, draußen weicher und breiter gewählt werden.

Der **Reifendruck** von Luftreifen (Herstellervorgaben befolgen):
- An den Lenkrädern meist 2,5 bar
- An den Antriebsreifen zwischen 4,0 und 6,5 bar.

Ungleichmäßig befüllte Reifen verursachen neben einem hohen Widerstand eine Spuruntreue, d. h. der Rollstuhl lässt sich nur schwer geradeaus lenken. Sie erhöhen überdies das Risiko der Beschädigung von Rad und Felge.

Vor dem Antritt einer Fahrt ist neben dem Reifendruck auch die **Funktionsfähigkeit der Bremsen** zu prüfen. Mit dem Festsetzen der Bremsen darf ein Bewegen des Rollstuhls unter normalen Umständen nicht mehr möglich sein. Ist dies dennoch möglich, können unterschiedliche Ursachen zugrunde liegen:
- Reifendruck zu gering
- Bremseinstellung fehlerhaft (muss vom Techniker behoben werden).

Beachte

Ist das Arretieren der Bremsen nicht sichergestellt, darf der Rollstuhl nicht betrieben werden!

Handhabung

Entfalten des Rollstuhls (➤ Abb. 7.14):
- Auf eines der Sitzrohre Druck von oben ausüben
- Die andere Seite mit dem Rad leicht vom Boden abheben.

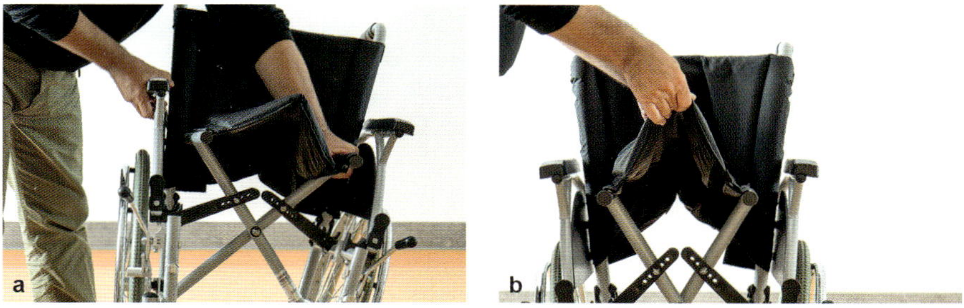

Abb. 7.14 Faltrollstuhl. [K115]
a) Entfalten
b) Falten

Zusammenfalten des Rollstuhls (➤ Abb. 7.14):

- Alle Sitzauflagen entfernen
- Eine Seite mit dem Rad leicht vom Boden abheben
- Rollstuhl von dieser Seite aus zusammenschieben.

Zur Sicherung kann ein Gurt vorinstalliert sein, der geschlossen die beiden Sitzrohre umfasst und so vor unbeabsichtigtem Entfalten schützt.

Die Sitzfläche des Rollstuhls sollte durch eine geeignete Sitzauflage gepolstert werden. Die Auflage kann aus einem Schaumkissen oder einem Mehrkammer Luft- oder Gelkissen bestehen und sollte in jedem Fall auf den Patienten abgestimmt sein.

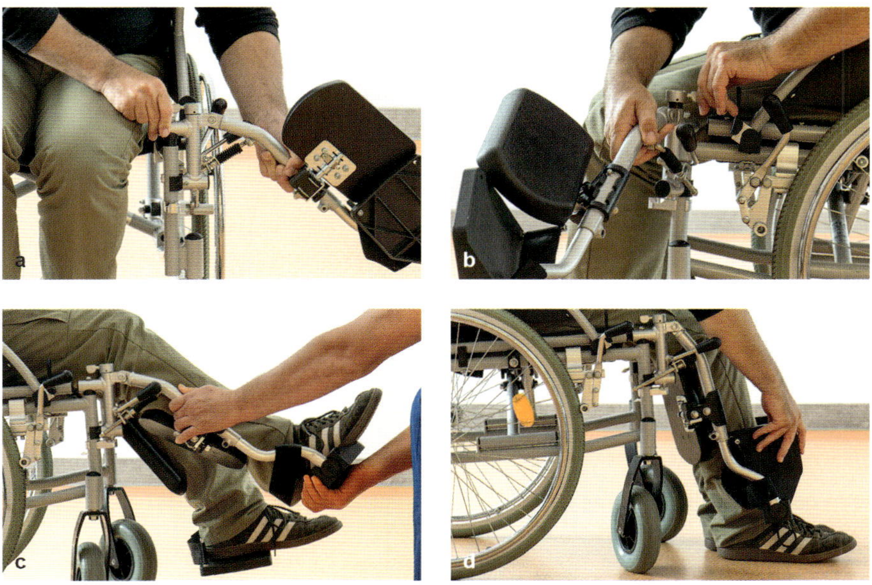

Abb. 7.15 Fußstützen anbauen und schwenken. [K115]
a) Fußstützen in die Aufnahmen am Rahmen in nach außen geschwenkter Position einführen
b) Fußstützen nach innen schwenken, bis ein Einrasten zu hören ist
c) Unterschenkellänge über das Seitenrohr anpassen
d) Fußbretter können nach oben geklappt werden, wenn der Fuß nicht darauf steht (vorher Fußschalen abnehmen)

Beachte

Die Höhe der Sitzauflage muss bei der Einstellung der Unterschenkellänge einbezogen werden, um am Ende die ganzsohlige Auflage des Fußes auf dem Fußbrett zu gewährleisten. [20]

Abnehmen der Beinstützen (➤ Abb. 7.15):
- Durchgehenden Fußgurt entfernen
- Entriegelungshebel im oberen Bereich des Beinstützenrahmens gezogen halten
- Stütze nach außen drehen und nach oben wegziehen.

An- und Abbauen der Fußstützen (➤ Abb. 7.15):
- Fußbretter nach oben gegen die Fußstützen klappen, so können sie leichter bewegt werden und sie behindern sich nicht gegenseitig
- Nach dem Einsetzen der Fußstützen in die Aufnahmen diese so weit nach vorne schwenken, bis sie einrasten
- Fußbrett wieder absenken
- Füße darauf in Position bringen.

Beachte

Vor dem Montieren oder Demontieren der Räder unbedingt die Bremsen lösen, immer mit leerem Rollstuhl arbeiten!

Für den **Transport** des Rollstuhls, z. B. im Auto, empfiehlt sich neben der Demontage der Fußstützen auch das Abziehen der Räder (➤ Abb. 7.16). So kann der Rollstuhl im Auto leicht im Kofferraum oder vor dem Rücksitz verstaut werden. Um die Handhabung für den Transport zu vereinfachen, sind heute nahezu alle handbetriebenen Rollstühle mit Steckachsen ausgerüstet. Diese werden mit dem Rad in die dafür vorgesehene Achsaufnahme eingeführt und arretieren dort von selbst.

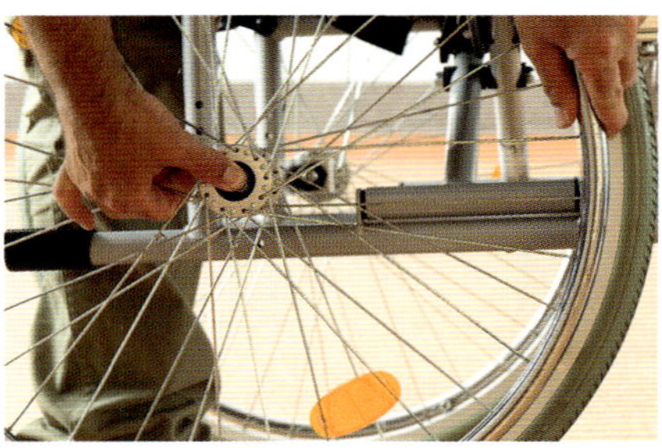

Abb. 7.16 Durch Druck mit einem Finger auf den Knopf, der sich auf der Achse befindet, wird die Verriegelung entsichert; gedrückt gehalten kann das Rad vom Rollstuhl weg abgezogen werden. [K115]

Beachte

Vor dem Benutzen des Rollstuhls immer durch Ziehen des Rades weg vom Rollstuhl überprüfen, ob die Arretierung greift.

Beachte

Mögliche Ursachen, falls sich die Steckachse nicht verriegeln lässt
- Achse nicht weit genug eingeschoben → Achse weiter einschieben
- Mechanik behindert durch Verschmutzung → Reinigung von Achse und Aufnahme mit einem trockenen Tuch.

Aufsetzen des Rades: mit einem Finger den Entriegelungsknopf gedrückt halten und dann die Steckachse in die Achsaufnahme einführen, Entriegelung loslassen und durch Ziehen am Rad Arretierung überprüfen.

Zum Umsetzen in und aus dem Rollstuhl muss zumindest ein **Seitenteil** entfernt werden. Die meisten Rollstühle sind so eingerichtet, dass die Seitenteile am Rollstuhl verbleiben und nach hinten in Richtung Rückenlehne geschwenkt werden. Dazu findet sich am Vorderholm des Seitenteils an der Unterkante ein Zug- oder Druckknopf, über den die Arretierung gelöst werden kann. Nach dem Zurückschwenken in die Aufnahme verriegelt der Mechanismus selbsttätig.

Der gleiche Mechanismus steht auch für abnehmbare Seitenteile zur Verfügung. Sportrollstühle verfügen aus Gründen der Gewichtsersparnis oftmals über fest montierte Seiten, die jedoch niedrig genug angesetzt sind, sodass ein Übersetzen leicht möglich ist.

Die **Ergonomie des Greifreifenrollstuhls** einstellen:

- Arme des Nutzers hängen über das Rad
- Position der Handgelenke kurz über der und ein wenig hinter der Achse.

Beachte

Je weiter die Achse vor dem Verlauf der Arme liegt, desto höher die Kippgefahr, je weiter dahinter, desto kippsicherer steht der Rollstuhl.

Einstellen und fixieren der **Fußauflagen** mittels Inbusschlüssel (➤ Abb. 7.17, ➤ Abb. 7.18).

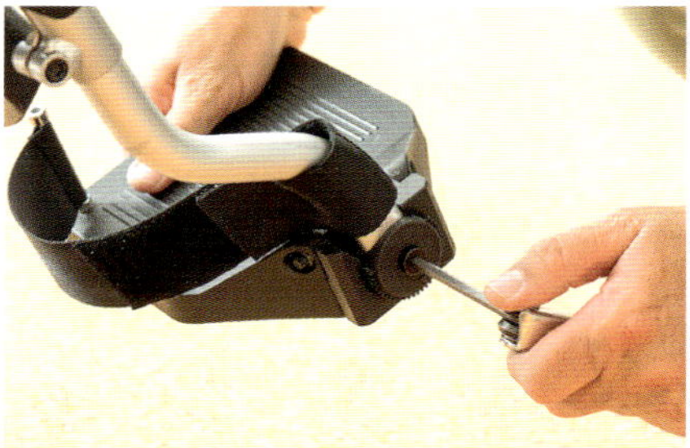

Abb. 7.17 Über die Fixierung der Fußauflage/des Fußbretts den Aufstandswinkel des Fußes und den Winkel im oberen Sprunggelenk des Benutzers einstellen. [K115]

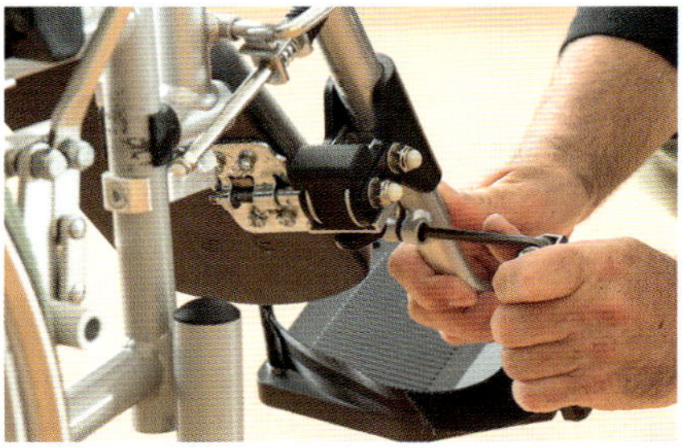

Abb. 7.18 Unterschenkellänge einstellen und fixieren. [K115]

Antrieb

Der **Antrieb** wird idealerweise über beide Hände gesteuert. Die Hände setzen am Greifreifen auf Rückenhöhe an und bewegen sie mit Schwung bis zur Kniehöhe, um dann wieder nachzufassen (➤ Abb. 7.19a). Die Dynamik der fließenden Bewegung regelt den Krafteinsatz (➤ Abb. 7.19b). Je kürzer und abgesetzter die Bewegung, desto höher der Aufwand für den Antrieb.
Eine Kurvenfahrt wird durch den ungleichmäßigen Greifreifeneinsatz gesteuert: Die Seite, die auf dem Außenradius der Kurve liegt, treibt dabei mit größerem Schwung als die Innenradiusseite an.

Das **Abbremsen** kann ausschließlich über die Reibung der Hände gegen die Greifreifen gesteuert werden, hoher Druck mit den Handinnenflächen gegen die Greifreifen hat eine hohe Bremswirkung zur Folge, bis hin zum Halten. Die Feststellbremsen dienen ausschließlich dem Arretieren in der Parkposition.

Sogenannte „Hemi-Antriebe", also **einseitige Handantriebe,** sind so angelegt, dass beide Greifreifen mit nur einer Hand angetrieben werden können. Dies setzt ausreichend Kraft und kognitive Fähigkeit zur Steuerung und zum Antrieb voraus. Bei tonusstarken Patienten fördert dieser Antrieb ein tonusbetontes Bewegungsbild.

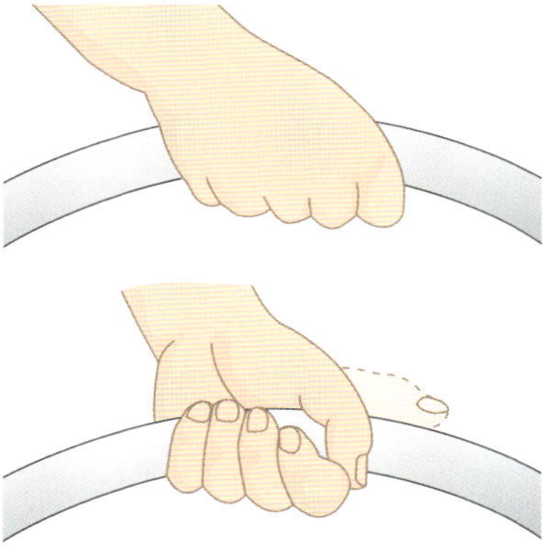

Abb. 7.19a Greifreifenantrieb. [L138]

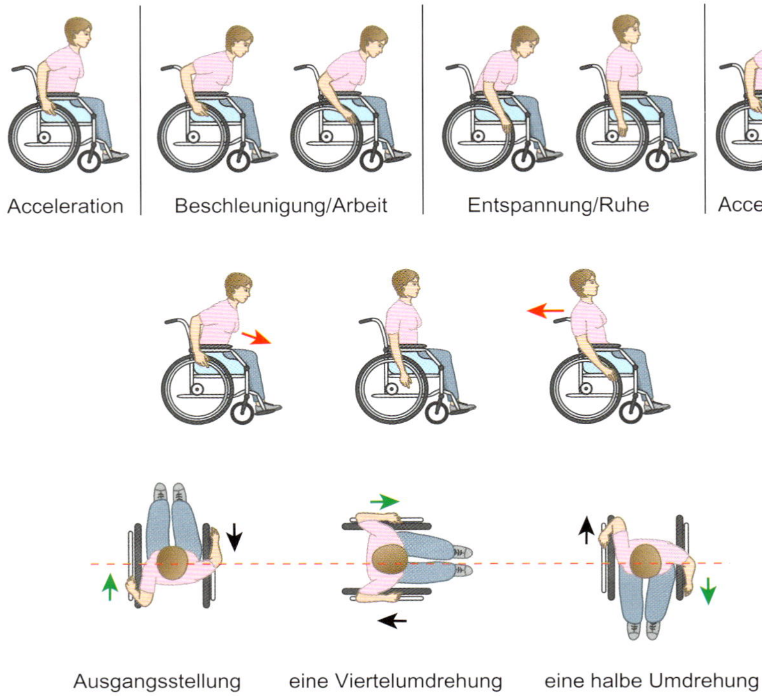

Abb. 7.19b Greifreifenantrieb: Lange Bewegungen machen ein kraftsparendes und dynamisches Fahren möglich. [L138]

7

Passiv getriebene Rollstühle, also durch Hilfspersonen geschobene, sind in der Regel mit Zubehör zur besseren Manövrierbarkeit ausgestattet:

- Schiebegriffe, die in ihrer Höhe passend für die Hilfsperson einstellbar sind
- Hebel-/Trommelbremsen an den Schiebgriffen, die ein Abbremsen und Feststellen möglich machen
- Kipphilfe.

Überwinden von Hindernissen, Treppen und Gefälle

Bordsteine oder **Unebenheiten des Bodens** können leichter überwunden werden, wenn der Rollstuhl leicht nach hinten gekippt wird (➤ Abb. 7.20, ➤ Abb. 7.21). Dies geschieht über den verlängerten Basis-Holm am Rollstuhl. Die Hilfsperson tritt hierzu auf den Basis-Holm und kippt den Rollstuhl leicht zu sich. Zum Herablassen bleibt sie auf der Verlängerung stehen und reduziert langsam die Kraft.

TIPPS UND TRICKS

Bevor Sie einen Patienten mit dem Rollstuhl bewegen, lassen Sie sich von einem Kollegen selbst mit einem Rollstuhl durch verschiedene Alltagssituationen manövrieren, z. B. Treppen überwinden und eine vielbefahrene Straße überqueren. So erkennen Sie, worauf Sie im Umgang mit Ihrem Patienten achten müssen!

Da der Patient die Kontrolle über die Bewegung mit dem Rollstuhl der schiebenden Person überlässt, bringt er sich in die Situation des Ausgeliefertseins. Das unvermittelte, unangekündigte Ankippen sollte deshalb vermieden werden.

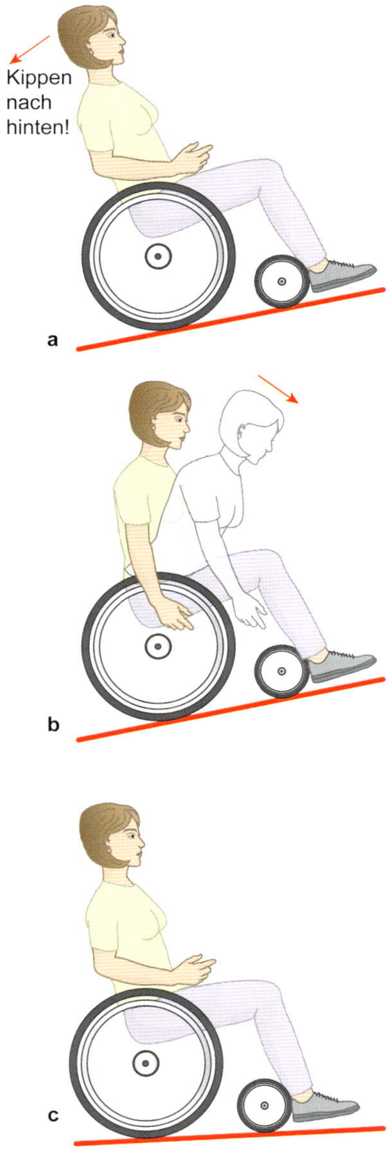

Abb. 7.20 Steigung und Balance. [L138]
a) Bei geradem Rücken ohne Balance-Ausgleich droht auf der Schräge ein Überkipp-Risiko
b) Dynamischer Balance-Ausgleich sichert gegen das Kippen
c) Rampensteigungen sollten 6 % nicht übersteigen, in Ausnahmefällen 8 %

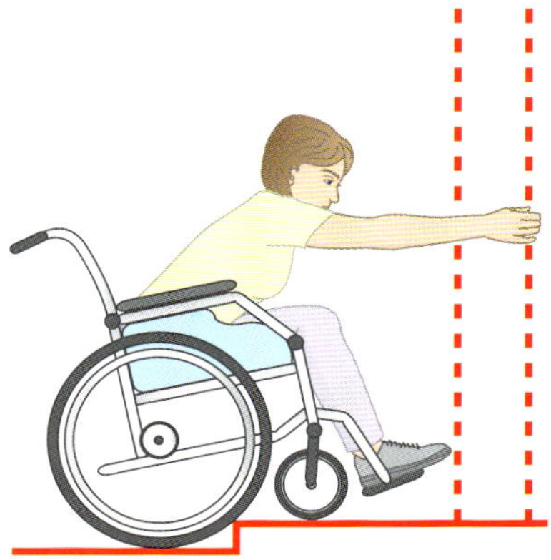

Abb. 7.21 Überfahren von Hindernissen: Türschwelle. [L138]

Merke

Jegliches Ankippen wie Absenken des Rollstuhls kündigt die schiebende Person rechtzeitig und verständlich an.

Das Überwinden von **Treppen** (➤ Abb. 7.22, ➤ Abb. 7.23a, ➤ Abb. 7.23b, ➤ Abb. 7.24) mit mehr als einer Stufe sollte nur von geübten Begleitpersonen allein umgesetzt werden. Sicherer und für den Patienten vertrauenserweckender ist ein Überwinden mit zwei Hilfspersonen. Dabei übernimmt eine Person die Haltegriffe, die andere den unteren Holm der Seitenteile.

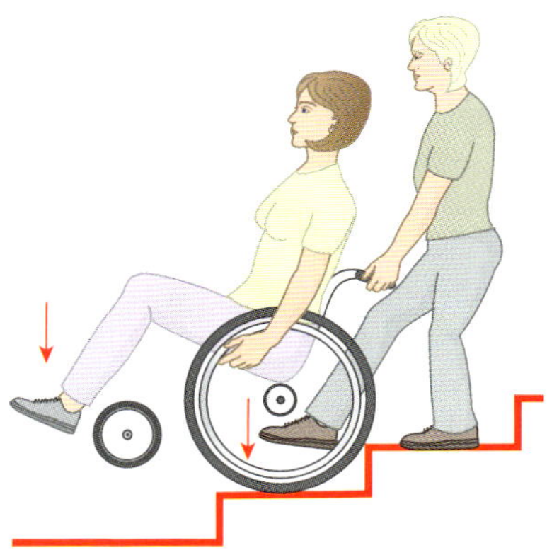

Abb. 7.22 Treppe nach unten überwinden mit einer Begleitperson. [L138]

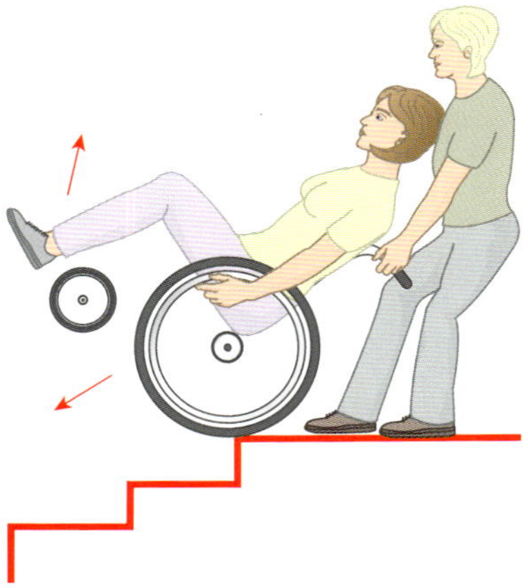

Abb. 7.23a Treppe nach unten: Ankippen des Rollstuhls. [L138]

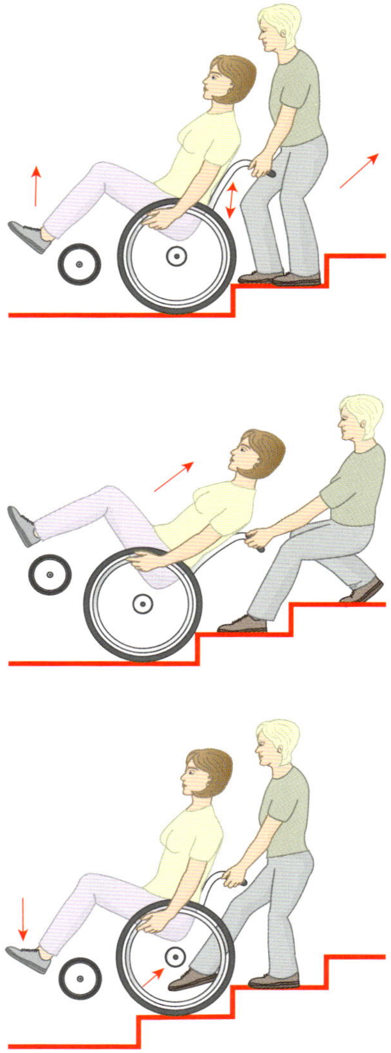

Abb. 7.23b Treppe nach oben überwinden mit einer Begleitperson. [L138]

Merke

Der Einsatz einer zweiten Hilfsperson sorgt für zusätzliche Sicherheit. Die Hilfsperson (vorne) hebt den Rollstuhl nicht an den Fußstützen an. Deren Stabilität reicht nicht aus, um das Gewicht eines Patienten zu tragen, es besteht Bruchgefahr! Unter Umständen entriegelt die Fixierung der Fußstützen und diese lösen sich aus der Verankerung.

Der Transfer wird von Stufe zu Stufe in leicht nach hinten angekippter Position vorgenommen, um ein Herauskippen des Patienten aus dem Rollstuhl zu vermeiden.

Das Fahren auf **Gefälle** mit dem Rollstuhl bedarf einiger Übung (➤ Abb. 7.25). Die Fähigkeit gegen eine Steigung zu schieben oder zu fahren ist in erster Linie von der Kraft abhängig. Bergab ist nicht nur gegen die zunehmende Geschwindigkeit anzuhalten, sondern auch die Sitzposition im Rollstuhl sicherzustellen. Hier können sichernde Westen oder Gurte sinnvoll eingesetzt werden (➤ Abb. 7.13).

Bei seitlichem Gefälle muss dauerhaft bergan gegen die Steigung gearbeitet werden (➤ Abb. 7.25). Es reduziert sich hier sowohl die Spurtreue des Rollstuhls, als auch dessen Steuerbarkeit → möglichst nach ebenem Terrain suchen und ggf. einen Umweg in Kauf nehmen.

Auf Gehwegen ist ein seitliches Gefälle jedoch naturgemäß durchgängig üblich. Je näher sich der Rollstuhlfahrer jedoch an der straßenfernen Kante, also auf der Fas-

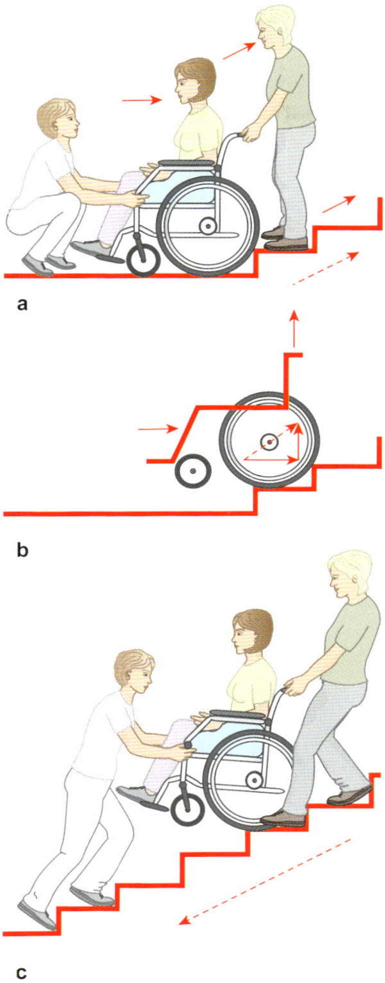

Abb. 7.24 Treppe nach oben/unten überwinden mit zwei Begleitpersonen. [L138]

sadenseite bewegt, desto geringer sind das Gefälle und dessen Auswirkung.

Um vom Rollstuhl aus nach einem Gegenstand zu greifen, fährt der Nutzer so nah wie möglich an den Gegenstand heran und nimmt eine sichere Sitzposition ein (➤ Abb. 7.26). [22]

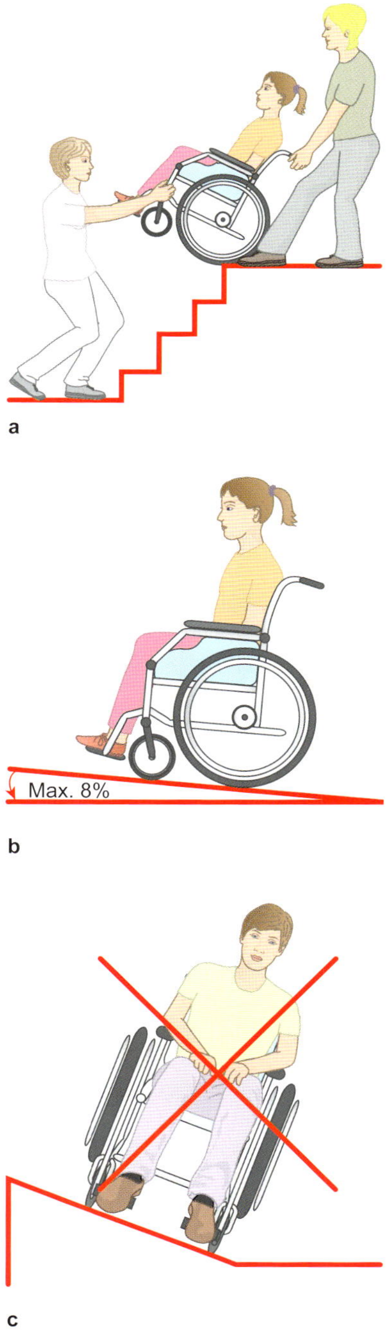

Abb. 7.25 Hindernisse und schwierige Situationen
a) Steile Treppe überwinden mit zwei Begleitpersonen
b) Gefälle
c) Seitneigung vermeiden. [L138]

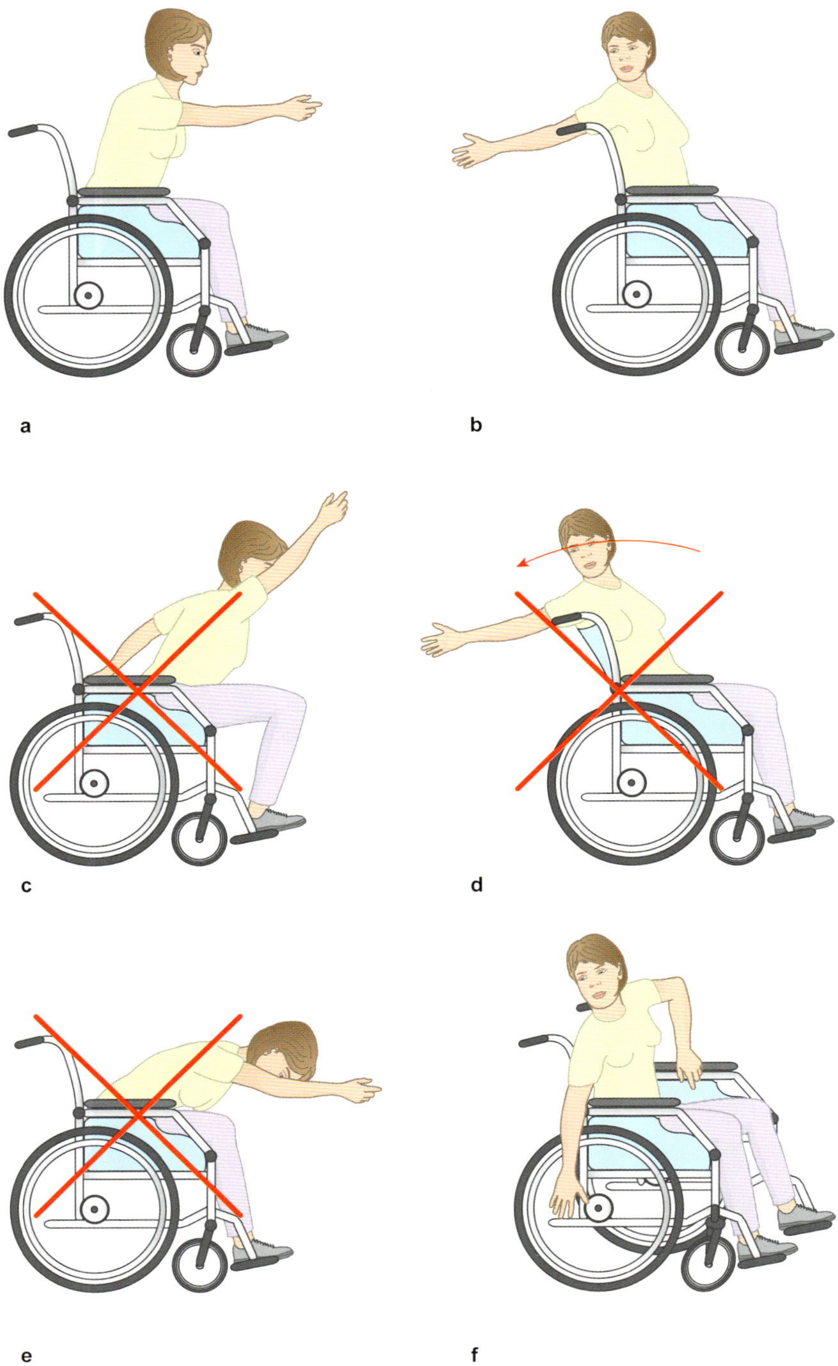

Abb. 7.26 Greifen nach Gegenständen aus dem Rollstuhl heraus: Sicherheit ist gewährleistet, wenn sich nur die Arme über den Sitzbereich hinaus bewegen (richtiges Verhalten: a, b; falsche Positionierung: c–e). Beim seitlichen Hinüberbeugen kann der Rollstuhl leicht seitlich umkippen (f). [L138]

HILFSMITTELNUMMERN

- 18.46.02 Toilettenstuhl: Seitenteile, Fußstützen, Eimer
- 18.46.03 Duschstuhl: Seitenteile, Fußstützen, Intimausschnitt
- 18.51.01.0xxx Rollstühle mit Hebelantrieb
- 18.46.04.0xxx Rollstühle mit Einarmantrieb
- 18.50.02.0xxx Rollstühle mit Greifreifenantrieb
- 18.99.02.0xxx Kinderrollstühle
- 18.50.03.0xxx Aktivrollstuhl
- 18.50.01.0xxx Schieberollstühle
- 18.51.04.0xxx Rollstühle für den Handkurbel-Fahrradantrieb [9]

7.3 Elektrorollstühle

Elektrorollstühle werden ausschließlich individuell angepasst, d.h. sie sind immer einem Nutzer zugeordnet. Der Nutzer muss i.d.R. vorab seine Fahrtauglichkeit unter Beweis stellen. Er erhält eine detaillierte Einweisung in den Umgang mit dem Rollstuhl. Die Konstruktion eines Elektrorollstuhls ist technisch sehr anspruchsvoll. Änderungen und Anpassungen dürfen ausschließlich durch den Techniker vorgenommen werden, insbesondere um Defekte und eine Gefährdung des Nutzers auszuschließen. Denn jeder Fehler im Betrieb kann lebensbedrohliche Konsequenzen haben, sollte z.B. die Elektronik im Straßenverkehr außer Kontrolle geraten.

Hilfspersonen können alle wesentlichen Funktionen in der Handhabung, z.B. von den Fußstützen, aus dem Bereich der Handrollstühle ableiten. Die einzelnen Bedienelemente verschiedener Konfigurationen von Elektrorollstühlen sind sehr unterschiedlich und variantenreich. Eine Einweisung sollte daher grundsätzlich vom Techniker eingefordert werden.

Merke

Bedienen Sie niemals einen Elektrorollstuhl, in dessen Handhabung Sie nicht eingewiesen wurden. Es droht Gefahr für Leib und Leben durch Fehlfunktion!

Eine Besonderheit der Elektroantriebe sind **Schiebe- oder Zughilfen und Radnabenantriebe** (➤ Abb. 7.27, ➤ Abb. 7.28), die an reguläre Handrollstühle adaptiert werden können. Der Umbau eines Handrollstuhls zur Nutzung der Zusatzantriebe wird vom Fachhandel vorgenommen. Die Antriebe lassen sich zum Transport oder zur Benutzung des Rollstuhls ohne Antrieb abnehmen und wieder adaptieren.

Die Schiebehilfen und Zusatzantriebe können durch Einschübe am Rollstuhl positioniert werden. Durch Klett- bzw. Knebelverschlüsse oder Verschraubung werden sie gesichert und mit der Steuerung verkabelt.

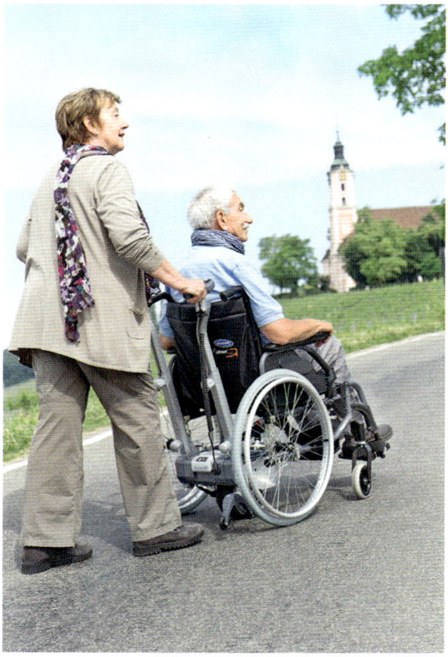

Abb. 7.27 Zug- und Schiebehilfe. [V201]

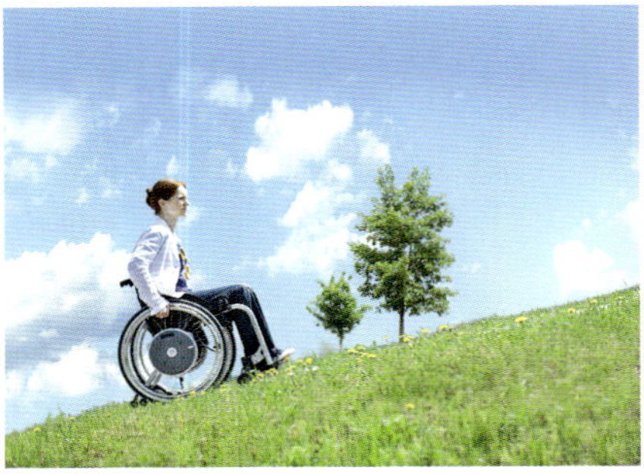

Abb. 7.28 Radnabenantrieb. [V201]

Ebenso können die Radnabenantriebe meist einfach aufgesteckt und in Betrieb genommen werden.

TIPPS UND TRICKS

Die Systeme sind allesamt sehr unterschiedlich in ihrer Handhabung, deshalb wird immer nach Bedienungsanleitung verfahren.

HILFSMITTELNUMMERN

- 18.46.05.0xxx Elektrorollstuhl für den Innenraum
- 18.50.04.0xxx Elektrorollstühle für den Innenraum und Außenbereich
- 18.50.05.0xxx Kinder-Elektrorollstühle
- 18.51.02.0xxx Elektrorollstühle für den Außenbereich
- 18.99.05.0xxx Aufsteckbare Radnabenantriebe
- 18.99.05.0xxx Rollstühle mit Hebevorrichtung [9]

KAPITEL

8 Rollatoren, Delta-Räder und Gehgestelle

Rollatoren sind aus dem Alltag nicht mehr wegzudenken. Ihre zunehmende Beliebtheit verdanken sie der Vielfalt des Sortiments und ihrer einfachen Handhabung. Rollatoren, Delta-Räder, Gehböcke und Gehgestelle (➤ 8.3) eignen sich für die Versorgung bei Gangunsicherheiten, neurologischen Erkrankungen, postoperativen oder posttraumatischen Zuständen und der Mobilisation von geriatrischen Patienten.

Rollatoren

- dienen dem sicheren Abstützen beim Gehen,
- gleichen Gleichgewichtsdefizite, Gangunsicherheiten und leichte orthopädische Einschränkungen an den unteren Extremitäten oder im Rumpf aus,
- ermöglichen ein kurzes Rasten auf der vorhandenen Sitzfläche,
- erleichtern den Transport von Gegenständen oder Einkäufen in einem abnehmbaren Korb oder Tablett.

Beachte

Die Griffhöhe muss immer richtig eingestellt sein. Zum Bewegen darf der Nutzer nicht hinter den Rollator zurücktreten. Die sichere Position des Nutzers befindet sich zwischen den beiden gleich hoch eingestellten Griffen.

Rollatoren und Delta-Räder werden in Standardgrößen gefertigt und an die Körpergröße des Patienten durch Einstellung der Handgriffhöhe angepasst. Dabei werden die Handgriffe symmetrisch auf Höhe des Handgelenks am frei hängenden Arm des Patienten arretiert. Die Rotation der Griffe kann nach Bedarf individualisiert werden. Für übergewichtige Patienten können in Einzelfällen Sonderbauten gefertigt werden.

8.1 Ausstattung von Rollatoren

Zur üblichen **Ausstattung** von Rollatoren und Delta-Rädern gehören:

- Alle Rollatoren und Delta-Räder verfügen über „Loop"-Bremsen, die mit Fahrrad-Handbremsen vergleichbar sind (➤ 8.2.1)
- Rollatoren können mit Einhandbremsen oder auch mithilfe von Unterarmauflagen an individuelle Bedürfnisse (z. B. für Patienten mit Hemiplegie oder nach Schlaganfall) angepasst werden
- Rollatoren verfügen über vier Räder. Sie erhalten dadurch eine große Bodenunterstützungsfläche (➤ 1.3.1) und hohe Kippsicherheit, die jedoch auf unebenem Gelände und Bordsteinkanten eingebüßt wird
- Delta-Räder sind mit drei Rädern ausgestattet, was sie in der Bodenunterstützungsfläche sehr eingeschränkt. Sie tragen dadurch ein stark erhöhtes Sturzrisiko. Delta-Räder sind nicht geeignet für das Überfahren von Bodenunebenheiten, Schwellen oder im öffentlichen Straßenverkehr.

HILFSMITTELNUMMER

10.46.01.2xxx Rollator [9]

Rollatoren leisten einen wertvollen Beitrag zur **Erhaltung der Mobilität** von Patienten mit den unterschiedlichsten Anforderungen. Die Konstruktionen sind dabei ebenso unterschiedlich wie die Nutzer und können nahezu alle Ansprüche abdecken. Im Handel befinden sich z. B. Rollatoren mit einfachen Stahlrohrrahmen und einem Gewicht von bis zu 10 kg, ebenso wie ultraleichte Wohnungs-Rollatoren unter 5 kg. Verschiedenste Materialien und Bauprinzipien machen dies möglich. Zu beachten ist, dass die Bauweise u. U. die Nutzung eingrenzt: Sehr leichte, filigran gebaute Geräte lassen sich nicht außerhalb der Wohnung über Unebenheiten rollen. Ballonbereifte Rollatoren fahren zwar gut über gepflasterte Wege, nicht jedoch auf Teppichböden.

Bei der Auswahl und Anschaffung ist jeweils darauf zu achten, welcher Rollator für den geplanten Einsatz wirklich geeignet ist, um nicht zur zusätzlichen Behinderung zu werden.

Merke

Für die Räder von Rollatoren gilt:

- Im Außenbereich große, weichere und dicke Räder
- Drinnen schmale, harte und kleine Räder.

8.2 Handhabung von Rollatoren

Rollatoren sind „Wegbegleiter" im Alltag. Ihre einfache Mechanik macht sie technisch anspruchslos und ermöglicht es dem Nutzer, das Gerät schnell zusammenzufalten und z. B. im Taxi, Auto oder der Bahn zu verstauen und ebenso simpel wieder zu öffnen (➤ Abb. 8.1a, ➤ Abb. 8.1b). [21]

Bedienung der Faltschere (Klappmechanismus ➤ Abb. 8.2):

- Nur eine Person arbeitet am Rollator
- Hände nicht im Bereich der Faltschere bewegen, um ein Einklemmen bzw. Quetschen zu vermeiden
- Sicherung der Faltschere nach dem Aufklappen zwingend fixieren, um ein unbeabsichtigtes Zusammenklappen, z. B. an einem Bordstein oder einer Bodenschwelle zu verhindern

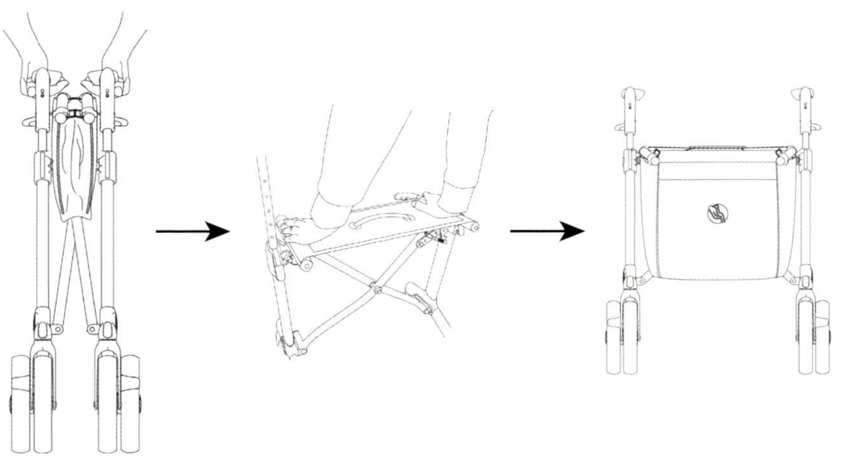

Abb. 8.1a Leichtgewichtsrollator mit frontaler Schere: Zum Öffnen des Rollators die Querholme nach unten drücken, bis die Sitzfläche komplett gespannt und eingerastet ist; nach Bedarf Korb unter der Sitzfläche einhängen und Tablett auf der Sitzfläche sicher positionieren, Sicherung arretieren! [V686]

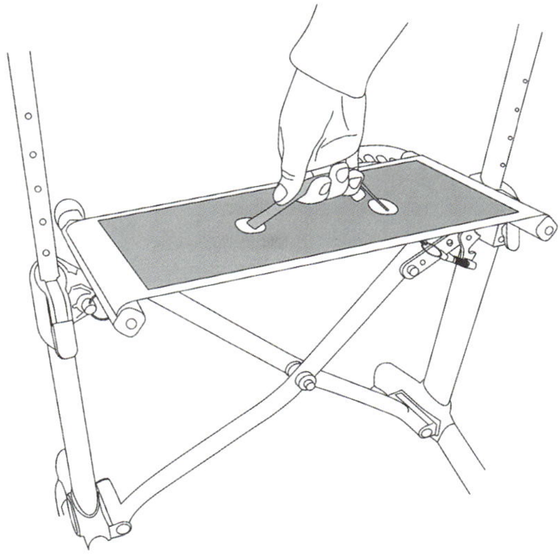

Abb. 8.1b Zum Zusammenklappen des Rollators Korb und Tablett entfernen, Sicherung an der Schere der Längsholme lösen, die Querholme der Sitzfläche von außen greifen und nach oben ziehen, bis der Rollator vollständig zusammengefaltet ist. Nie unterhalb der Holme hantieren, dort besteht Verletzungsgefahr! Gegebenenfalls Sicherungsband gegen unbeabsichtigtes Auseinanderfalten über die Querholme ziehen. [V686]

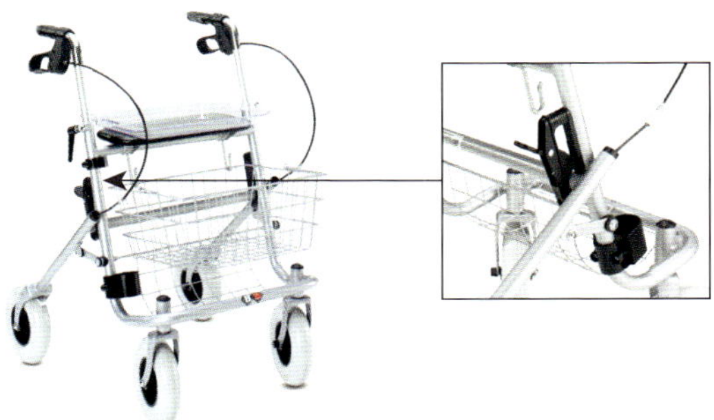

Abb. 8.2 Standard-Rollator mit sagittalem Klappmechanismus. [V687]

8

- Die Sicherung befindet sich am Rahmen der Schere und ist meist rot gekennzeichnet, meist rastet sie gut hörbar und eigenständig ein
- Zusätzliche visuelle Kontrolle ist immer erforderlich
- Zum Lösen wird die Sicherung bei den meisten Rollatoren durch Ziehen entriegelt, erst dann kann die Schere zusammengefahren werden.

8.2.1 Griffe und Bremsen

TIPPS UND TRICKS

Die sichere Funktion des Rollators und sein sinnvoller und kräfteschonender Einsatz werden durch die sorgfältige Einstellung der Griffe auf den Nutzer bestimmt (➤ Abb. 8.3). So kann die Lastübernahme kontrolliert, eine Entlastung des Nutzers gesichert und ein risikoarmes Gehen gewährleistet werden.

Die **Einstellung der Griffe** wird durch Knebelschrauben oder Klemmhebel gesichert. Sie muss immer symmetrisch, d. h.

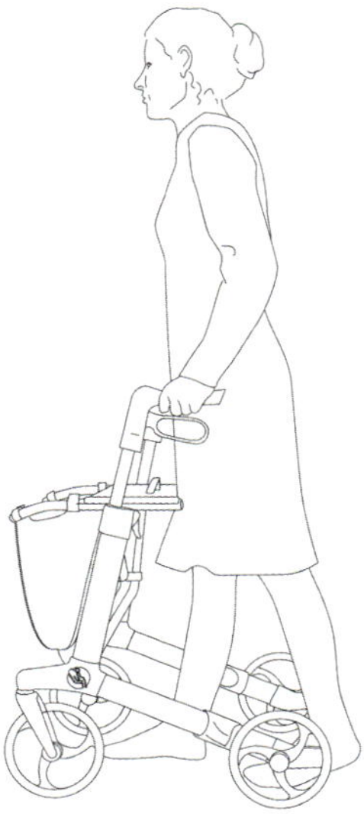

Abb. 8.3 Die korrekt eingestellte Griffhöhe stellt Ergonomie und Sicherheit im Umgang mit dem Rollator her. [V686]

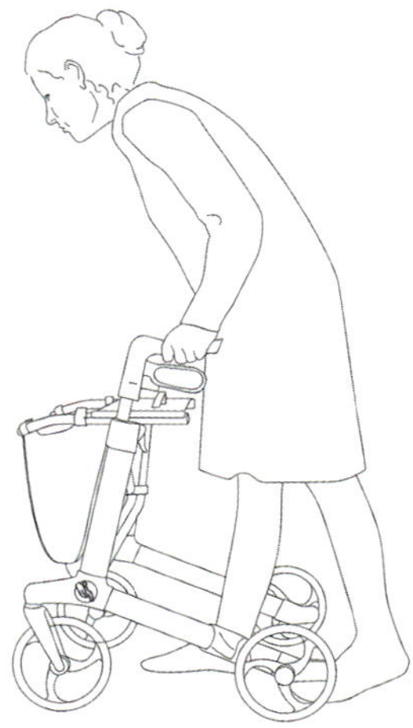

Abb. 8.4 Falsch eingestellte Griffhöhe. [V686]

links wie rechts gleich hoch, angelegt werden, da sonst Kippgefahr besteht (➤ Abb. 8.4).

Beachte

Griffarretierungen zum Parken und Sitzen immer fest anziehen!

Über die Betätigung der **Feststellbremse** (Loop-Bremse) können folgende Funktionen ermöglicht werden:

- Nach oben ziehen, wie beim Fahrrad, lässt dosiertes Bremsen zu, um z. B. die Fahrt bergab zu verlangsamen (➤ Abb. 8.5)
- Drücken nach unten arretiert die Bremse dauerhaft, um zum Pausieren den Rollator gegen Wegrollen zu sichern.

Der Sitz ist so angelegt, dass sich der Nutzer zwischen den Griffen drehen und rückwärts auf die Sitzfläche setzen kann (➤ Abb. 8.6).

8.2.2 Hindernisse überwinden

Zum **Überfahren von Schwellen und Kanten** können die Vorderräder angehoben werden. Hierfür wird mit einem Fuß der einseitig am unteren Rahmenende an-

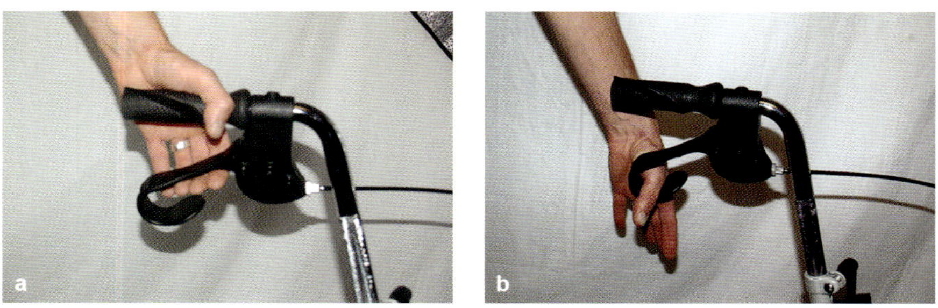

Abb. 8.5 Bremse nach oben ziehen (a) = dosiertes Bremsen an Schrägen und Gefällen, Bremse nach unten drücken (b) = Feststellen, um zu pausieren oder zu sitzen. [P111]

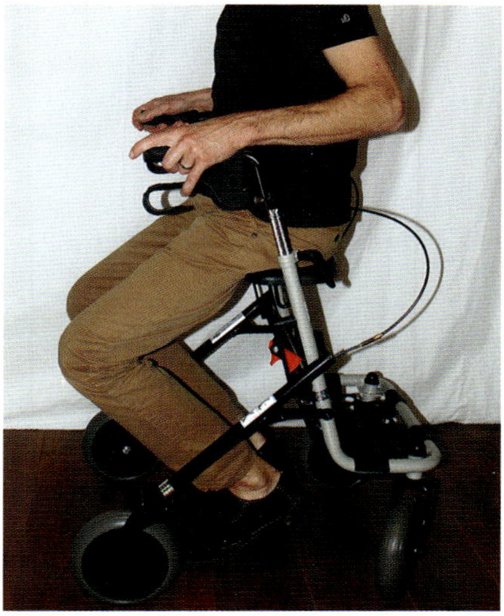

Abb. 8.6 Zum Sitzen drückt der Patient die Feststellbremse beidseits in die Arretierung und dreht sich zwischen den Griffen. Anschließend kommt er mit dem Rücken zur Fahrtrichtung zum Sitzen. [P111]

gebrachte Fußhebel gegen den Boden belastet (➤ Abb. 8.7). Die Hände müssen dabei die Griffe fest steuern und das stehende Bein muss so sicheren Halt und Stand haben, dass für den Moment des Ankippens die gesamte Körperlast vom Standbein übernommen werden kann.

Nutzer, die dies nicht leisten können, müssen diese Funktion vermeiden und Hindernisse umfahren oder sich Hilfe holen, um das Umkippen im Einbeinstand zu vermeiden.

Zuladung im Korb erschwert das Ankippen: je schwerer die Zuladung, desto problematischer das Ankippen. Tritt der Nutzer zu weit hinter die Griffe des Rollators, so erhöht sich das Sturzrisiko erheblich! Der Rollator kann so sehr leicht nach hinten überkippen!

Um das Gehen hinter dem Rollator zu vermeiden, sollte die Griffhöhe kontrolliert werden. Sie kann ggf. über der Normhöhe kurzfristig um 5–10 mm nach oben gestellt werden.

8.3 Gehgestelle

Besonders im klinischen Alltag kommen **Gehgestelle** (gebremst und ungebremst) sowie **reziproke Gehgestelle** zum Einsatz, z. B. um postoperative Unsicherheit zu minimieren. Mit Gehgestellen lässt sich Sicherheit vermitteln, da eine große Boden-

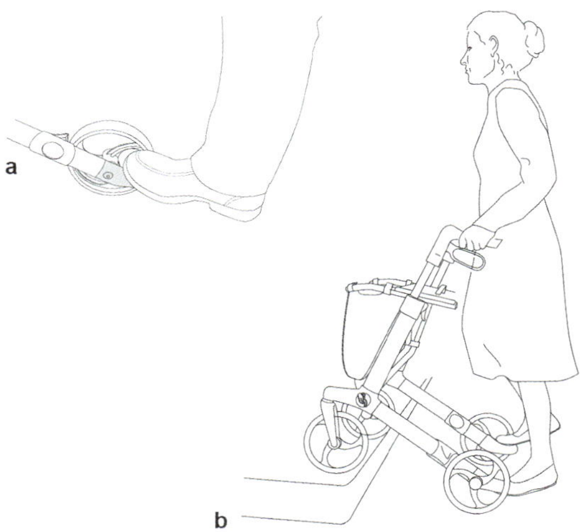

Abb. 8.7 Bei Erreichen des Hindernisses (Bordstein oder Schwelle) wird am Rahmenende der angebrachte Hebel mit dem Fuß nach unten gedrückt. So werden die Vorderräder angehoben und können über das Hindernis gefahren werden. [V686]

unterstützungsfläche die Stehfähigkeit erhält. Dies ist insbesondere bei Patienten, die eine reduzierte Raum-Lage-Wahrnehmung haben, vorteilhaft.

Gehgestelle können gut mit der therapeutischen Zielsetzung der Remobilisierung und des Einübens von Gangmustern eingesetzt werden (➤ Abb. 8.8). Dies kann nach Schlaganfall, TEP-Einsatz oder prothetischer Versorgung der Fall sein. Gangaktive Patienten werden durch diese Systeme jedoch weitestgehend „ausgebremst" und sollten eher Rollatoren nutzen.

Das reziproke Gehgestell ermöglicht einen relativ zügigen alternierenden Schrittablauf, erfordert allerdings auch entsprechende kognitive Fähigkeiten.

Für Patienten, die stark in ihrer Gehfähigkeit eingeschränkt sind, bietet der „Stop-and-go-Gang" mit Gehgestellen eine zusätzliche Vermittlung von Sicherheit. Dies gilt bei Patienten mit motorisch und mental eingeschränkten Möglichkeiten. Eine weitere mögliche Patientengruppe für den Einsatz sind Schmerzpatienten unter hohem Medikamenteneinfluss oder Patienten mit Parkinson.

Beachte

Die Benutzung der Gehgestelle setzt ebene Böden und barrierefreie Übergänge voraus. Teppich als Belag ist eher hinderlich, Schwellen und Teppichkanten sind nicht zu überwinden.

Kurven und Engstellen sind mit Gehgestellen nur schlecht zu bewältigen, daher ist die Anwendung der Gehgestelle im häuslichen Umfeld meist wenig sinnvoll. Hier bietet sich stattdessen der Einsatz von Rollatoren oder Delta-Rädern an.

HILFSMITTELNUMMERN

- 10.46.01.0xxx Gehgestelle, Gehböcke
- 23.12.03.0xxx reziproke Gehgestelle [9]

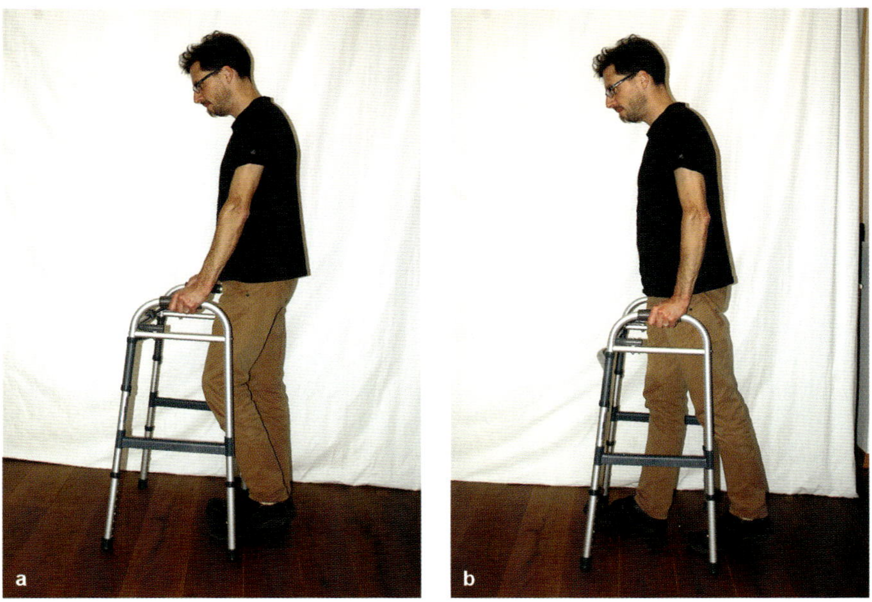

Abb. 8.8 Das Gehen mit Gehgestellen kann nur mit kurzen Schritten erfolgen. [P111]
a) Aus dem beidbeinigen Stand wird das Gehgestell entlastet und um eine Schrittlänge nach vorne geschoben.
b) Der Schritt wird bis zum erneuten beidbeinigen Stand vollzogen.

KAPITEL

9 Gehhilfen

Gehhilfen zählen wohl zu den ältesten Hilfsmitteln. Sie haben sich in Form und Funktion kaum verändert. In früheren Zeiten wurden sie mitunter als ein Zeichen von Weisheit und Macht gedeutet. Heute werden die Konstruktionen rein funktional eingesetzt als: Handgehstütze, Unterarmgehstütze, Achselgehstütze (➤ Abb. 9.1). Zu den Gehhilfen gehören neben den Gehstöcken und Unterarmgehstützen auch Mehrpunkt-Gehstützen, Gehgestelle und Gehböcke. [23]

Wirkungsweise

Ihre Wirkung erzielen sie durch die Vergrößerung der Bodenunterstützungsfläche (➤ 1.3.1, ➤ Abb. 1.7) und damit der Sicherung der Fortbewegung bei reduziertem Sturzrisiko. Ein sicherer Umgang mit bestmöglicher Gelenkentlastung wird bei ergonomischer Einstellung der Handaufnahmen erzielt. Die Handaufnahme wird – wie auch bei Rollatoren (➤ Kap. 8) – in Höhe des Handgelenks bei gestreckt hängendem Arm und aktiv aufgerichtetem Körper ermittelt und fixiert.

Eine Besonderheit sind sogenannte „Hirtenstöcke“ und „Anti-Freeze“-Stützen, die zum einen hemiparetischen Patienten die Aufrichtung und Stabilisierung ermöglichen. Zum anderen unterstützen sie Parkinson-Patienten beim Überwinden des „Freezing-Problems“, also des ungewollten Stehenbleibens vor einem Hindernis (z.B. einer Türschwelle). Bei beiden Systemen gilt, dass sie nicht der Lastübernahme dienen.

Handstöcke werden bei leichten Gangunsicherheiten eingesetzt. Eine geringe Lastübernahme ist möglich und kann durch einen anatomischen Griff verbessert werden. Für paretische Patienten und solche, die sich nur sehr unkontrolliert über der Bodenunterstützungsfläche bewegen können, z.B. auch Polio-Patienten, kann es sinnvoll sein, den Sicherheitsaspekt aus-

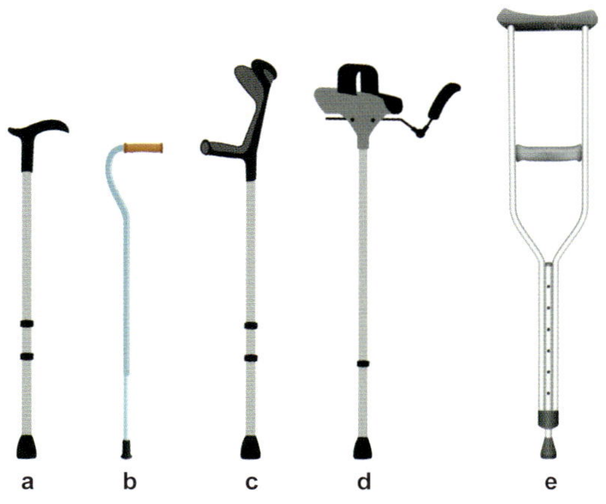

Abb. 9.1 Verschiedene Gehhilfen.
a) Handgehstock [G428]
b) Handgehstock mit Schwanenhalsgriff [J787]
c) Unterarmgehstütze [G428]
d) Unterarmgehstütze mit Armauflage [G428]
e) Achselgehstütze [J787]

zubauen und mit Fünf-Punkt-Stützen zu arbeiten. Diese sind zwar schwerer, vermitteln jedoch eine hohe Stabilität und Sicherheit und können unter Umständen auch beidseits genutzt werden.

Zur erhöhten Lastaufnahme eignen sich ergonomische **Unterarmgehstützen,** die einen Teil der Last nicht in das Handgelenk, sondern über den Unterarm ableiten. Der Effekt kann noch weiter ausgebaut werden, indem eine Unterarmauflage genutzt wird. Anatomisch optimierte Variationen (z. B. „Ganymed") lassen bei verbesserter Krafteinleitung und dynamischem Einsatz eine weitere Entlastung von Hand und Handgelenk zu.

Unterarmgehstützen können sinnvoll alternierend beidseits eingesetzt werden, in Ausnahmefällen ist die einseitige Nutzung möglich. [25]

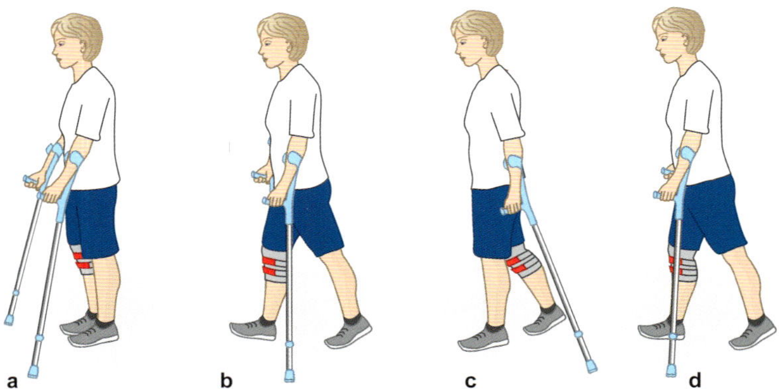

Abb. 9.2 Anleitung zum Gehen im Drei-Punkte-Gang. [L138]
a) Beide Gehhilfen einen Schritt nach vorne setzen
b) Das betroffene Bein dazwischen stellen
c) Mit dem gesunden Bein überholen
d) Beide Gehhilfen mit dem betroffenen Bein nach vorne bringen

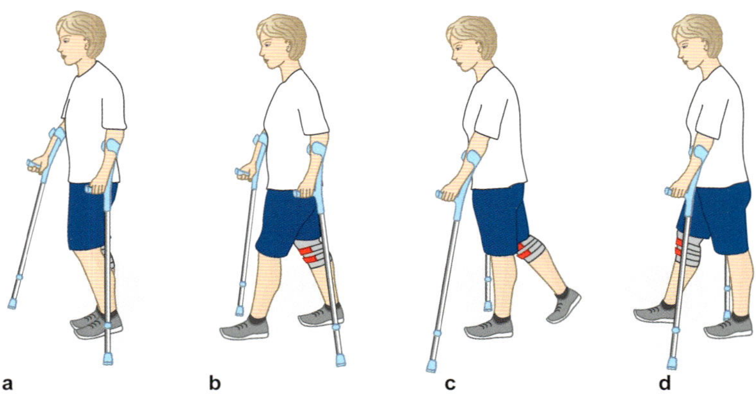

Abb. 9.3 Gehen im Vier-Punkte-Gang. [L138]
a) Eine Gehhilfe nach vorne setzen
b) Das gegenüberliegende Bein auf die Höhe der vorderen Gehhilfe bringen
c) Die zweite Gehhilfe einen Schritt nach vorne setzen
d) Das zweite Bein auf Höhe der zweiten Gehhilfe stellen

Verschiedene Gehprofile

Für Gehstöcke und Unterarmgehstützen lassen sich je nach Anforderung folgende **Gehprofile** einsetzen:

- Drei-Punkte-Gang (➤ Abb. 9.2)
- Vier-Punkte-Gang (➤ Abb. 9.3)
- Kreuzgang (➤ Abb. 9.4).

Um die Gelenkkette von Ellenbogen und Carpus (Handgelenk) nicht zu beanspruchen, kann auf **Achselgehstützen** umgestellt werden, die jedoch über die Hände gehalten und geführt werden müssen. Sie kommen zum Einsatz, wenn hohe Körperlasten abgefangen oder die oberen Extremitäten weitestgehend unbelastet bleiben sollen (➤ Abb. 9.5). Allerdings wird der Schultergürtel erheblich und in nicht ergonomischer Weise beansprucht. Schmerzen durch Überbeanspruchung sind bei länger andauernder Anwendung kaum zu vermeiden.

Bei **Gehböcken** und **Gehgestellen** (➤ 8.3) wird das Hilfsmittel aus dem sicheren Stand um eine Schrittlänge nach vorne versetzt (➤ Abb. 8.8). Anschließend führt der Patient den Schritt aus. Erst danach wird das Hilfsmittel um den nächsten Schritt nach vorne transportiert sowie der folgende Schritt getätigt.

HILFSMITTELNUMMERN

- 10.50.02.0xxx Unterarmgehstützen
- 10.50.01.1xxx Handstock
- 10.50.01.2xxx Handstock mit anatomischem Griff
- 10.50.01.3xxx Vierpunktgehstütze [9]

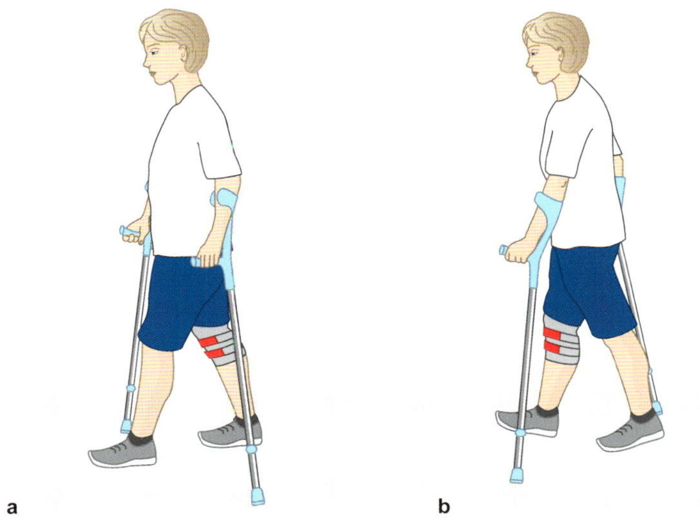

Abb. 9.4 Gehen im Kreuzgang. [L138]
a) Eine Gehhilfe und das gegenüberliegende Bein einen Schritt nach vorne bringen
b) Die andere Gehhilfe sowie das andere Bein nach vorne setzen

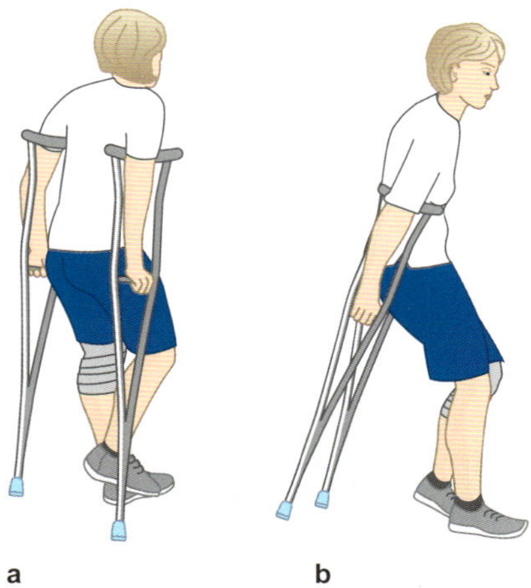

Abb. 9.5 Unterschiedliche Gangformen angepasst an die Achselgehstütze:
a) Komplette Entlastung eines Beines, ersatzweise Lastübernahme durch die Gehstützen beidseits
b) Durchschwingen beider Beine zwischen den parallel stehenden Stützen. [L138]

KAPITEL

10 Stehtrainer

Stehtrainer sowie **Patienten- und Aufrichtlifter** werden in der Prophylaxe von Kontrakturen, Thrombosen und Dekubitalulzera bei nicht geh- und stehfähigen Patienten eingesetzt.

Ziele der Behandlung

Der aufrechte Stand

- regt den Stoffwechsel an,
- schult das Gleichgewichtssystem und die Rumpfkontrolle,
- hat einen positiven Einfluss auf Spastiken,
- bereitet die temporäre Lastübernahme, z. B. auch ein anstehendes Gehtraining, vor.

Der Einsatz soll im Rahmen der individuellen Möglichkeiten des Patienten liegen und dessen Grenzen der Belastbarkeit nicht überschreiten. Vorhandene Kontrakturen können mit Stehtrainern und Liftern nicht passiv aufgedehnt werden. Das bedeutet, dass sich die verfügbaren Bewegungsumfänge des Patienten in der Aufrichtfunktion des Geräts wiederfinden müssen, um Risiken für die Strukturen des Bewegungsapparats zu vermeiden.

HILFSMITTELNUMMERN

- 22.29.01.1 Patienten- oder Aufrichtlifter
- 28.29.01.1999 Stehtrainer [9]

Eine hohe Nutzungsfrequenz mit eher kürzeren Stehintervallen ist einer geringen Frequenz mit langen Stehperioden vorzuziehen, um den Körper durch Lastwechsel in der Stoffwechseltätigkeit und Spannungsveränderung der Muskulatur anzuregen (➤ Abb. 10.1, ➤ Abb. 10.2).

Je mehr aktive Stabilisierung der Rumpf übernehmen kann, desto größer bleiben die Freiheitsgrade zum Beüben der Motorik an den oberen Extremitäten.

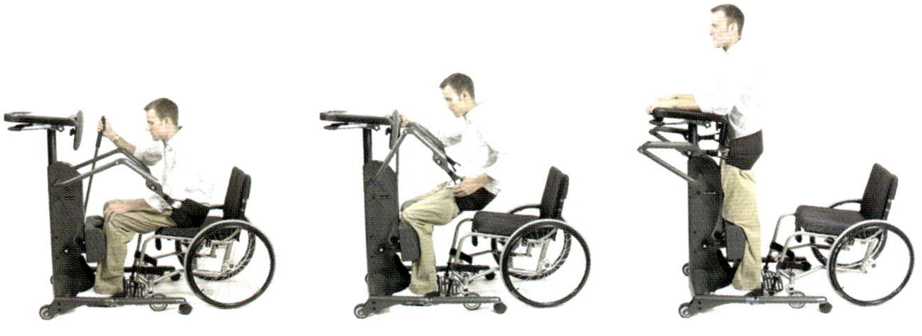

Abb. 10.1 Von der Sitzposition in den Stand. [V688]
a) Die Vergurtung ist angelegt und die Füße in stabilem Stand (plantigrad)
b) Anheben mit Unterstützung unter dem Gesäß
c) Stehen in aufrechtem Stand

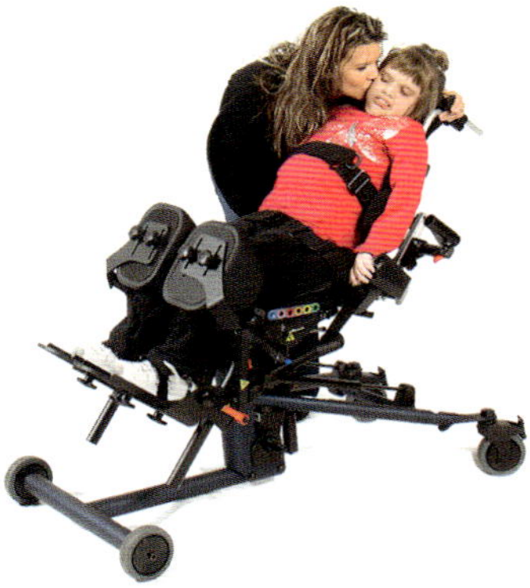

Abb. 10.2 Eine Kippfunktion kann zeitweilig zur Entlastung in Liegeposition genutzt werden. [V688]

Stehtrainer in Betrieb nehmen

- Stehtrainer oder Lifter zwingend individuell auf den Nutzer einstellen
- Die Ellenbogen liegen im Stand auf der Tischfläche angewinkelt auf und sind dabei möglichst lastfrei (Risiko von Dekubitalulzera am Unterarm!)
- Die Knie sind in 0°–5° Beuge positioniert (Überstreckung vermeiden!)
- Das Becken ist aufgerichtet
- Die hintere Anlage unterstützt das Gesäß
- Die vordere Anlage hält das Schambein gegen Verkippen des Beckens
- Im geraden Verlauf stehen die Füße in leichter Außenrotation (5°–10°) schulterbreit gespreizt, um einen stabilen Stand zu ermöglichen.

Der Patient soll in jedem Fall eine möglichst **aufrechte Position** einnehmen, auch wenn die idealen Vorgaben nicht erreicht werden können, weil Kontrakturen dies einschränken (➤ Abb. 10.3). Eine Standposition, in welcher der Patient mit dem Oberkörper auf dem Tisch liegt, ist nicht sinnvoll und somit zu vermeiden. In einer solchen Situation sollte mehr Last auf das Gesäß gegeben werden. Die Freiheitsgrade können in der Stehsituation so genutzt werden, dass eine Rumpfaufrichtung erlangt wird.

Das Stehen hängt maßgeblich vom **Stand der Füße** ab. Kontrakte Spitzfüße eines Patienten führen häufig dazu, dass eine Stehposition gar nicht erst eingenommen werden kann. Orthesen können in solchen Fällen die Fehlstellung ausgleichen. Stehtrainer verfügen über keine adäquate Adaption.

Die **Lastübernahme am Unterschenkel** erfolgt möglichst unterhalb der Knie auf Höhe des Tibiaplateaus. Sie findet möglichst nicht über die Patella statt, da weder Patella noch das Patellagleitlager für diese Beanspruchung gerüstet sind.

Die Benutzung der Steh- und Aufrichtgeräte ist unterschiedlich, Gurt und Verriegelungssysteme sind herstellerabhängig. Eine **gerätespezifische Einweisung** ist deshalb immer erforderlich.

Beachte

Alle Hilfspersonen, die das Gerät bedienen, erhalten eine persönliche Anleitung und Einweisung, um Fehler im Umgang und Folgeschäden für den Patienten zu vermeiden.

Bei fehlerhafter Handhabung besteht die Gefahr, dass der Patient unkontrolliert zusammensackt oder aus dem Gerät stürzt. Hierbei kann es zur Verletzung von sich verhakenden Gliedmaßen an Teilen des Geräts kommen.

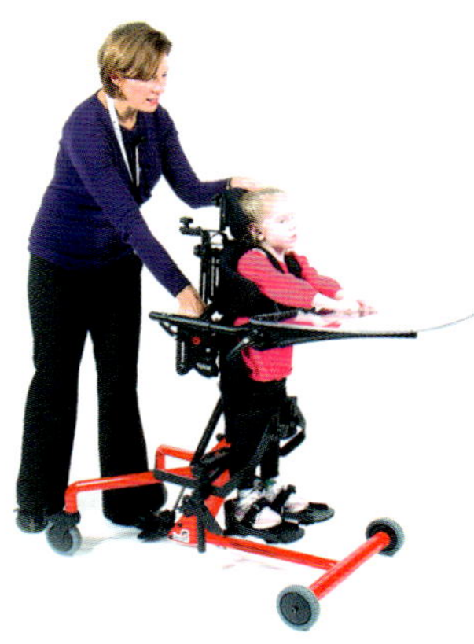

Abb. 10.3 Hochthorakale Einfassung. [V688]

Generell gilt:

- Benutzung nur auf ebenen Böden und mit komplett gebremstem Gerät
- Gerät nicht fahren, solange ein Patient darin fixiert ist.

Ergänzend zu den Geräten können Pelotten, Gurtsysteme oder Rückenteile zur Stabilisierung und sicheren Fixierung eingesetzt werden. Eine Fernbedienung ermöglicht es, die Funktionen aktiv und direkt zu lenken. Zusätzlich kann ein Buzzer als Notfallelement adaptiert werden.

10

KAPITEL

11 Therapeutische Bewegungsgeräte

11.1 Grundlagen

Therapeutische Bewegungsgeräte haben primär die Funktion, ein Gelenk (oder auch mehrere Gelenke) einer Extremität durch Fremdkraft zu bewegen. Sie sind auf die Anforderungen und Körperparameter des Patienten eingestellt. Der Patient wird im Bewegungsgerät positioniert, und die Motorbewegung überträgt sich über den Geräteaufbau auf die Extremität, ohne dass der Patient eigene Kraft mit einbringen soll oder muss.

Ziele der passiven Führung

- Erhalt oder Ausbau von Bewegungsumfängen, z. B. postoperativ
- Erlernen von Bewegungsmustern, z. B. bei Hemiplegie nach Schlaganfall.

Voraussetzungen für die Anwendung

- Befundung durch den Arzt oder Therapeuten; dabei werden die Bewegungsparameter festgelegt (➤ Kap. 1)
- Programmierung des Geräts in Abstimmung auf die körperlichen Voraussetzungen durch den Techniker. Die einzige durch den Anwender zu verstellende Größe ist die Geschwindigkeit.

Beachte

Die Programmierung darf nur durch den Techniker, Arzt oder Therapeuten verändert werden, um Schäden durch Überbeanspruchung von Gelenkstrukturen zu vermeiden!

Bewegungsgerät in Betrieb nehmen

- Vor jedem Start die Position des Patienten im und vor dem Gerät sowie die Fixierungen auf Position und Sitz überprüfen
- Geschwindigkeit auf ein geringes Maß einstellen; sie sollte unterhalb der Endgeschwindigkeit aus dem letzten abgeschlossenen Durchgang liegen
- Geschwindigkeit allmählich und in Abstimmung mit dem Patienten anheben.

Beachte

- Nie über den Willen des Patienten hinwegsetzen, u. U. droht Verletzungsgefahr!
- Der Not-Aus-Schalter muss für den Patienten immer erreichbar sein!

Um **Patientensicherheit** zu gewährleisten, sollte bei Problemen, Fragen und Unklarheiten immer der technische Service kontaktiert werden. Auf jedem Bewegungsgerät befindet sich eine Hotline-Telefonnummer, die Unterstützung sicherstellt.

11.2 Kniebewegungsschiene

Passive Kniebewegungsschienen werden häufig zur Frühmobilisation in der postoperativen Nachsorge von Arthroskopien, nach Gelenkimmobilisationen, Knie- und Hüft-Totalendoprothesen, Kreuzbandersatzplastiken, Umstellungsosteotomien und unterschiedlichen Knieoperationen eingesetzt.

Ziele der Behandlung

- Geringere Schmerzen
- Verkürzte Liege- und Krankenhausverweildauer
- Reduziertes Thromboserisiko
- Verbesserte Funktion des Gelenks nach Abschluss der Heilungsphase.

Das Training arbeitet in Flexion und Extension in Knie und Hüftgelenk.

Kniebewegungsschiene in Betrieb nehmen

Vor dem Einsatz der Kniebewegungsschiene (➤ Abb. 11.1) wird eine körpergerechte Einstellung der Gelenkachsen vorgenommen, um eine Schädigung von Knie und Hüfte zu vermeiden. Ober- und Unterschenkellänge müssen in den Aufnahmen am Gerät passgenau abgebildet werden, damit die Drehachsen im Knie und in der Hüfte, die plantigrade bewegungsfreie Auflage des Fußes und die flächige vollbelastete Auflage des Gesäßes sicherstellen.

- Vor der Inbetriebnahme das Übungsprogramm festlegen
- Die medizinisch-therapeutisch indizierten Bewegungsumfänge gibt der Operateur vor

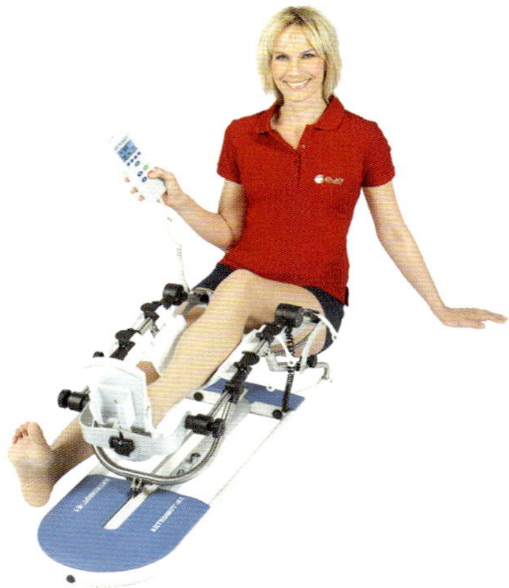

Abb. 11.1 Positionierung einer Kniebewegungsschiene: Das Gesäß liegt flächig auf, die Drehachsen von Knie und Schienensystem stimmen überein und der Fuß steht plantigrad und druckfrei in der Fußschale. Eine leicht erhöhte Rumpfposition verbessert die Kontrolle durch den Nutzer. [U108]

- Die Geschwindigkeit anfangs bewusst niedrig ansetzen und erst nach mehreren positiven Trainingsabläufen langsam erhöhen
- Nach jedem Zyklus folgt eine Pause
- Diese Pausen werden zu Beginn lang angesetzt und erst allmählich verkürzt.

Merke

Eine höhere Anzahl an langsamen und pausenreichen Zyklen ist in der Regel einer kurzen Extrembelastung vorzuziehen. Auf keinen Fall dürfen medizinisch vorgegebene Limitierungen eigenmächtig verändert werden, da sonst die Gefahr der Schädigung des OP-Ergebnisses besteht.

HILFSMITTELNUMMER

32.04.01.0xxx [9]

11.3 Bein- und Armbewegungsgeräte

Mit einem **Bewegungstrainer** lassen sich obere und untere Extremität getrennt voneinander oder zeitgleich passiv bewegen. Unterschiedliche Programme lassen spezifische Patientenmodi zu, die physiotherapeutisch oder ärztlich begleitet werden sollten. Die Mobilisation mit dem Bewegungstrainer sollte häufig durchgeführt werden, um relevante Erfolge zu erzielen. Intensität und Dauer wird dabei mit dem Arzt abgestimmt.

Ziele der fremdkraftgetriebenen Bewegung

- Bewegungsumfänge an Beinen und Armen erhalten und verbessern
- Kontrakturengefahr herabsetzen
- Beginnende Bewegungseinschränkungen aufdehnen und passiv mobil halten
- Kreislauffunktion und Verdauung indirekt fördern.

Bewegungstrainer in Betrieb nehmen

Mit dem Bewegungstrainer werden entweder

- beide Arme oder
- beide Beine oder
- beide Arme und beide Beine gleichzeitig bewegt.

Dies geschieht immer parallel; niemals wird z. B. nur eine Körperseite oder die Extremitäten über Kreuz bewegt.

Die heute gängigen Bewegungstrainer sind digital gesteuert und verfügen über unterschiedliche Betriebsmodi. So lassen sich die Aufnahmen für Hände und Füße automatisch in eine „Einstiegsposition" manövrieren und anschließend startet ein voreingestelltes Programm. Geschwindigkeit und Pausen zwischen den Zyklen und die Gesamtdauer können beeinflusst werden und eine Not-Aus-Funktion trägt zur Sicherheit des Nutzers bei. Die Bedienelemente sind so angeordnet, dass der Benutzer die Übersicht behält und ggf. in das Menü eingreifen kann.

Um den Verlauf der Therapie validieren zu können, ist es möglich, während der Einheiten Blutdruck- und Pulsmessungen vorzunehmen, die gespeichert und zu Verlaufskontrollen abgerufen werden können.

Merke

Einstellungen und Programmierung der Modi sollten regelmäßig durch den Arzt oder Physiotherapeuten kontrolliert werden, um den Erfolg der Therapie sicherzustellen und ggf. Modifikationen vorzunehmen.

- Bewegungstrainer zur sicheren Positionierung mit dem großen Gerätestandfuß direkt gegen die Wand stellen
- Patienten im Rollstuhl oder auf einem stabilen Stuhl dicht vor dem Bewegungstrainer in Sitzposition bringen → die Kniegelenke sollen beim Training nicht in eine vollständige Streckung kommen (➤ Abb. 11.2)
- Sicherstellen, dass der Rollstuhl bzw. Stuhl nicht kippen oder wegrutschen kann
- Für das Armtraining den Sitzabstand bzw. die horizontale Einstellung der Motorkonsole so wählen, dass die Arme nie in eine vollständige Streckung kommen, sondern immer leicht gebeugt bleiben. Dabei den Armtrainer so einstellen, dass sich die Arme auf Brusthöhe oder leicht darunter befinden
- Das Beüben aus der Start-Position erst beginnen, wenn Füße und Hände in den Führungsschalen positioniert und mit Gurten gesichert sind. Ungesicherte Extremitäten können während des Trainingsdurchgangs aus der Schale rutschen und durch die Bewegung des Geräts erheblich verletzt werden.

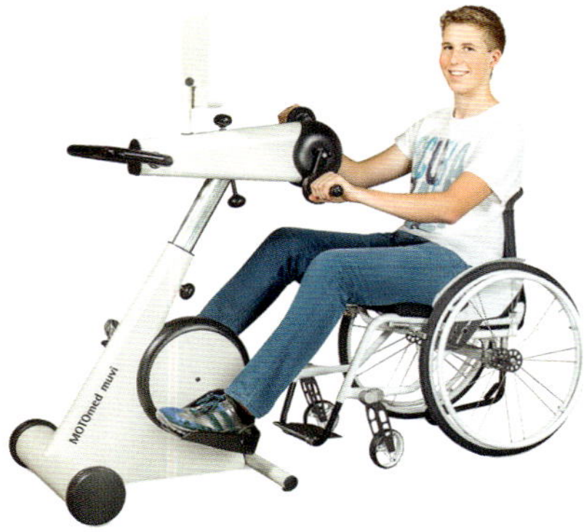

Abb. 11.2 Bewegungstrainer: Hände und Füße werden in den vorgesehenen Schalen fixiert, Stuhl oder Rollstuhl stehen gegen Wegrutschen oder Kippen gesichert. [V689]

Bewegungstrainer sind darauf abgestimmt, die aktive Kraft des Nutzers zu fördern und die passive Bewegung erst dann einzuleiten, wenn die Krafteinleitung reduziert wird. Ebenso gibt das System bei überschießendem Tonus (Spastik) den Widerstand frei und führt so zum Nachlassen der Spannung.

HILFSMITTELNUMMERN

- 32.06.01.0xxx Beinbewegungsgerät
- 32.10.01.0xxx Armbewegungsgerät
- 32.29.01.0xxx Kombiniertes Bein-/Armbewegungsgerät [9]

11.4 Schulterbewegungsschiene

Passive Schulterbewegungsschienen werden häufig zur Frühmobilisation in der postoperativen Nachsorge von Arthroskopien, nach Gelenkimmobilisationen, Totalendoprothesen, Dekompressionsoperationen, operativ versorgten Frakturen, Rekonstruktion der Rotatorenmanschette und Acromionplastiken zum Einsatz gebracht.

Ziele der Behandlung

- Geringere Schmerzen
- Verkürzte Liege- und Krankenhausverweildauer
- Reduziertes Thromboserisiko
- Verbesserte Funktion des Gelenks nach dem Ausheilen.

Schulterbewegungsschiene in Betrieb nehmen

Für den Einsatz des **Schulterbewegungsstuhls** (➤ Abb. 11.3) ist eine körpergerechte Einstellung der Gelenkachsen sicherzustellen, um eine Schädigung von Ellenbogen und Schultergelenk zu vermeiden. So müssen Ober- und Unterarmlänge und die Schulterhöhe in den Aufnahmen am Gerät passgenau abgebildet werden, um die Bewegungsachsen der Gelenke nicht negativ zu beeinflussen.

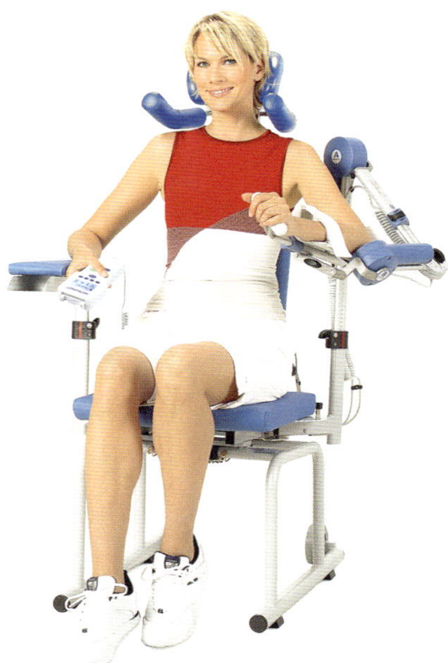

Abb. 11.3 Positionierung eines Schulterbewegungsstuhls. Die Sitzposition ist aufrecht und in Teilbelastung der Füße gewählt, der Schultergürtel ist in der Ausgangsposition ausgeglichen und ohne Zwangsstellung. [U108]

Beübt werden können Adduktion und Abduktion, Elevation sowie Innen- und Außenrotation des Schultergelenks.

- Vor der Inbetriebnahme das Übungsprogramm festlegen
- Die medizinisch-therapeutisch indizierten Bewegungsumfänge gibt der Operateur vor
- Die Geschwindigkeit anfangs bewusst niedrig ansetzen und erst nach mehreren positiven Trainingsabläufen langsam erhöhen
- Nach jedem Zyklus folgt eine Pause
- Diese Pausen werden zu Beginn lang angesetzt und erst allmählich verkürzt.

Merke

Eine höhere Anzahl an langsamen und pausenreichen Zyklen ist in der Regel einer kurzen Extrembelastung vorzuziehen. Auf keinen Fall dürfen medizinisch vorgegebene Limitierungen eigenmächtig verändert werden, da sonst die Gefahr der Schädigung des OP-Ergebnisses besteht.

HILFSMITTELNUMMER

32.09.01.0xxx [9]

Glossar

A	
Absorption	Aufnahme von Substanzen, z. B. Medikamenten
Agraffe	zu einer Seite offener Schnürhaken
Anästhetisch	den Schmerz ausschaltend, taub, gefühllos
Anterior	vorne gelegen
Antimykotikum	Arzneistoff gegen Mykosen (Pilze)
Adaption, adaptieren	Anpassung, anpassen
Arthritis	entzündlicher Gelenkverschleiß
Arthrose	Gelenkverschleiß
B	
BG	Berufsgenossenschaft
Bisgaard-Kulisse	Bereich zwischen Malleoli und Achillessehne
C	
Calcaneus	Fersenbein
Caput	Kopf
Caput fibulae	Wadenbeinköpfchen
Carpus, carpal	Handgelenk
Clavicula	Schlüsselbein
cranio-	den Kopf betreffend
Crista illiaca	Beckenkamm, Darmbeinkamm
D	
Deviation	Abweichung
Digitus, Digiti	Finger (Digitus manus), Zeh (Digitus pedis), siehe auch Phalangen
distal	entfernt gelegen (von der Körpermitte oder einem Organ aus betrachtet)
dorsal	rückenseitig
Dorsalextension	Streckung in Richtung Rücken, z. B. vom Fuß zum Fußrücken („Fußspitze nach oben bewegen“)
Dynamik	(in) Bewegung
E	
Elongation, elongieren	Verlängerung, verlängern
Extension, extendieren	Strecken, strecken
F	
Femur (Os~), femoral	Oberschenkelknochen
Fibula (Os~), fibular	Wadenbein
Flexion, flektieren	Beuge, beugen
frontal	stirnwärts
G	
GKV	Gesetzliche Krankenversicherung
Glutaeus, Musculus glutеus (maximus)	Gesäßmuskel
H	
Hilfsmittelverzeichnis	Verzeichnis zur Leistungspflicht der gesetzlichen Krankenkassen über Hilfsmittel sowie über deren Art und Qualität (folgt § 139 SGB V)
I	
Indikation, indiziert	Grund für eine therapeutische oder diagnostische Maßnahme („Diagnose“)
ischämisch	nicht bzw. nicht ausreichend durchblutet
K	
Kompression, komprimieren	Ausübung von Druck auf ein Gewebe
Kontraindikation, kontraindiziert	Grund, der den Einsatz einer therapeutischen/diagnostischen Maßnahme verbietet, z. B. Vorerkrankung, Alter, Schwangerschaft
kaudal	fußwärts
kranial	kopfwärts
L	
lateral	seitlich
Lip-	Fett(gewebe) betreffend
Lumbo-, lumbal	Lendenwirbelsäule betreffend
Lymph-	Lymphsystem betreffend
M	
Malleolus	Knöchel
Mamille, Mamilla	Brustwarze
Mandibula, mandibulär	Unterkiefer
Maxilla, maxillar	Oberkiefer

MCP Metacarpophalangealgelenk, Fingergrundgelenk
medial mittlere Struktur, in der Mitte gelegen, zur Körpermitte hin
Metatarsale, metatarsal (Os~) Mittelfußknochen
Mohrenheimsche Grube Fossa infraclavicularis, Vertiefung unterhalb des Schlüsselbeins (Calvicula)

N

Naviculare (Os~) Kahnbein
Nekrose, nekrotisch Absterben/Zerfallen von Zellen am lebenden Organismus, z. B. durch akuten Sauerstoffmangel in einem Gewebe

O

Obstruktion Stauung
Ödem Ansammlung, Einlagerung (z. B. Lymph- oder Lipödem)
Orthoprothese Hilfsmittel, die Konstruktionselemente von Prothesen und Orthesen aufweisen
Os Knochen

P

palmar hohlhandseitig
Palpation, palpieren Ertasten (mit den Fingerkuppen)
Patella Kniescheibe
paravertebral seitlich der Wirbel gelegen (meint die Weichteilstrukturen seitlich der Dornfortsätze)
Pedo-, pedal Fuß betreffend
Pelotte Erhebung (zur Korrektur)
Peronaeus (Nervus~), peroneal zum Wadenbein gehörig
Phalange Finger, Zehe
Phlebo- die Venen betreffend
PKV Private Krankenversicherung
plantar fußsohlenwärts
Poplitea, popliteal Kniekehle
posterior rückenwärts
Processus, processi Fortsatz, hervorspringende Struktur (meist) eines Knochens
prominent hervorragen (z. B. Knochenvorsprünge)
Propriozeption Wahrnehmung Tiefensensibilität

R

Radius, radial Elle
Redression, redressieren Zurückdrängen, „Quengeln“
Reposition, reponieren Zurückhalten
rigide, rigides Material steif, wenig nachgiebig
Rotation, rotieren Drehung um eine Achse

S

Scapula, scapulae Schulterblatt
Skoliose dreidimensionale Verwringung der Wirbelsäule
Spina iliaca anterior superior, Spina illiaca posterior superior vorderer oberer Darmbeinstachel, hinterer oberer Darmbeinstachel
Statik Kräfte am ruhenden Körper
Sternocleidomastoideus dorsolateraler Halsmuskel
Styloideus griffelförmig, z. B. Processus styloideus ulnar und radial am Handgelenk
sulcus Graben, Furche
super- über
supra- oberhalb, über

T

thermoplastisch unter Wärmezufuhr dauerhaft verformbar
Thorako-, thorakal Brustwirbelsäule betreffend
Tibia (Os~), tibial Schienbein
Topografie Oberflächenbeschaffenheit
Torsion, torquieren Verwringung
Trauma, traumatisch (Unfall-)Ereignis
Triceps surae dreiköpfiger Wadenmuskel aus Mm. gastrocnemius medialis und lateralis und M. soleus
Trochanter major großer Rollhügel/tastbarer Teil des Femur
Truncus Rumpf
Tuberositas Rauigkeit

U

Ulna, ulnar Speiche
UV Unfallversicherung

V

Vertebra, vertebral Wirbelkörper, *siehe* paravertebral
volar hohlhandseitig

Literatur

[1] Rohen J. W. Funktionelle Anatomie des Menschen. Lehrbuch der makroskopischen Anatomie nach funktionellen Gesichtspunkten. 8. Auflage. Stuttgart: Schattauer 1994.

[2] Baumgartner R., Möller M., Stinus H. Orthopädieschuhtechnik. 1. Auflage. Geislingen: C. Maurer Druck und Verlag 2011.

[3] Baumgartner R., Greitemann B. Grundkurs Technische Orthopädie. 2. Auflage. Stuttgart: Thieme 2007.

[4] Hohmann D., Uhlig R. Orthopädische Technik. 9. Auflage. Stuttgart: Thieme 2005.

[5] Walhalla. Das gesamte Sozialgesetzbuch SGB I bis SGB XII. Mit Durchführungsverordnungen, Bundesversorgungsgesetz (BVG) und Sozialgerichtsgesetz (SGG).

[6] Näder M. (Hrsg.) Otto Bock Prothesen-Kompendium. Prothesen für die untere Extremität. 3. Auflage. Duderstadt: Otto Bock 2000.

[7] Gütezeichen medizinische Kompressionsstrümpfe. www.gzg-kompressionsstruempfe.de/index.php?id=326 (letzter Zugriff am 17.2.2014).

[8] RAL-GZ 387, aus: www.eurocom-info.de/fileadmin/user_upload/Fotodokumentation_Produktgruppe_17.pdf (letzter Zugriff am 17.2.2014).

[9] Rehadat Hilfsmittel. GKV Hilfsmittelverzeichnis. www.rehadat.de/gkv3/Gkv.KHS (letzter Zugriff am 31.12.2014).

[10] Bundesgesundheitsblatt – Gesundheitsforschung – Gesundheitsschutz 2001. · 44, 1115–1126. Springer-Verlag 2001 http://edoc.rki.de/documents/rki_ab/reKNpBgNk2 ng/PDF/21QbVTaV1tg.pdf (letzter Zugriff am 20.2.2014).

[11] Debrunner A. M. Orthopädie Orthopädische Chirurgie. Die Störungen des Bewegungsapparates in Klinik und Praxis. 3. Auflage. Bern: Hans Huber 1994.

[12] Niethard F. U., Pfeil J. Duale Reihe Orthopädie. 2. Auflage. Stuttgart: Hippokrates 1992.

[13] Möhlenkamp M. Hochwertige Versorgung nach Brustkrebs – Umfangreiches Epithesenprogramm für jede Frau. Orthopädie-Technik 9/2012, 50–54, Dortmund: Orthopädie-Technik 2012.

[14] Mensch G., Kaphingst W. Physiotherapie und Prothetik nach Amputation der unteren Extremität. Berlin: Springer 1998.

[15] Wilde B., Baumgartner R. Physiotherapie und Sport nach Beinamputation. 1. Auflage. Stuttgart 2000.

[16] Rabanda H. U. Bauweise, Funktion und Betrieb von Rollstühlen. Duderstadt 2008.

[17] Sunrise Medical. Kleiner Leitfaden. Malsch 2013.

[18] Rössler H., Rüther W. Orthopädie. 17. Auflage. München 1997.

[19] Näder H. G. (Hrsg.) Otto Bock Prothesenkompendium für die obere Extremität, 1. Auflage. Duderstadt: Otto Bock 2011.

[20] Uniroll Vertrieb und Montage GmbH, Bedienungsanleitung Standard-Faltrollstuhl Serie UF Modell 1.300 UF, Stand 30.5.2012. Maisch 2012.

[21] Handicare GmbH, Bedienungsanleitung Gemino MB4110-DE 2011.

[22] Invacare Bedienungsanleitung. Atlas Lite, ALAL0304.

[23] Stockmann N. Orthopädietechnik 04/15. Dortmund 2015.

[24] www.rollstuhlratgeber.de/versorgung/richtiges-sitzen (letzter Zugriff am 18.7.2015).

[25] Robert-Bosch-Krankenhaus Stuttgart/Robert-Bosch-Stiftung, Richtig bewegen mit Gehhilfen.

[26] Bekanntmachung der Spitzenverbände der Krankenkassen – Fortschreibung des Hilfsmittelverzeichnisses nach § 128 SGB V – Produktgruppe 17 „Hilfsmittel zur Kompressionstherapie" http://www.eurocom-info.de/fileadmin/user_upload/Produktgruppe_17.pdf (letzter Zugriff am 17.9.2015).

[27] Leitlinie der Deutschen Dermatologischen Gesellschaft: Therapie pathologischer Narben (hypertrophe Narben und Keloide). S. 28 f., AWMF online. http://www.awmf.org/uploads/tx_szleitlinien/013-030l_S1_Pathologische_Narben_2012-04.pdf (letzter Zugriff am 18.9.2015).

Herstellerverzeichnis (Stand 28.10.2015)

albrecht GmbH, Simser Weg 2, D-83071 Stephanskirchen, www.albrechtgmbh.com

Amoena Medizin-Orthopädie-Technik GmbH, Kapellenweg 36, D-83064 Raubling, www.amoena.de

ANITA Service GmbH, Grafenstraße 23, D-83098 Brannenburg, www.anita.com

BORT GmbH, Am Schweizerbach 1, D-71384 Weinstadt-Benzach, www.bort.com

Bösl Medizintechnik GmbH, Charlottenburger Allee 13, D-52068 Aachen, www.boesl-med.de

DJO Global, ORMED GmbH, Merzhauser Straße 112, D-79100 Freiburg, www.djoglobal.de

medi GmbH & Co. KG, Medicusstr. 1, D-95448 Bayreuth, www.medi.de

Össur Deutschland GmbH, Augustinusstraße 11A, D-50226 Frechen, www.ossur.de

Otto Bock HealthCare Deutschland GmbH, Max-Näder-Str. 15, D-37115 Duderstadt, www.ottobock.de

RECK-Technik GmbH & Co. KG, Reckstraße 1–5, D-88422 Betzenweiler, www.motomed.de

SPORLASTIC GMBH, Weberstr. 1, D-72622 Nürtingen, www.sporlastic.de

THUASNE Deutschland GmbH, Im Steinkamp 12, D-30938 Burgwedel, www.thuasne.de

Julius Zorn GmbH, Juliusplatz 1, D-86551 Aichach, www.juzo.com

BSN-JOBST GmbH, Beiersdorfstraße 1, D-46446 Emmerich am Rhein, www.jobst.de

Bauerfeind AG, Triebeser Straße 16, D-07937 Zeulenroda-Triebes, www.bauerfeind.com

Werkmeister GmbH + Co. KG, Eschweger Straße 10, D-37281 Wanfried, www.werkmeister-gmbh.de

Neatec GmbH, Dieselstr. 6, D-89231 Neu-Ulm, www.neatec.de

Basko Orthopädie Handelsgesellschaft mbH, Gasstraße 16, D-22761 Hamburg, www.basko.com

Uniroll Vertrieb und Montage GmbH, Daimlerstr. 12, D-76316 Malsch, www.uniroll.de

Handicare GmbH, Hausberger Straße 16, D-32457 Porta Westfalica, www.handicare.de

Invacare Portugal Lda. Rua Estrada Velha 949, P-4465–786 Leça do Balio, www.invacare.com

Sachregister